T0074330

Hippotherapie

Annette Soehnle
Sabine Lamprecht

Hippotherapie

Befunderhebung, Bewegungsanalyse, Therapie

2. Auflage

Das Buch wurde ursprünglich im Eigenverlag veröffentlicht (Books on demand, Erscheinungsjahr 2012, ISBN 978-3-8448-3150-4)

Mit Geleitworten von Prof. Dr. Ewald Isenbügel
und Tiziana L. Grillo

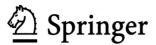 Springer

Annette Soehnle
Görwihl, Baden-Württemberg
Deutschland

Sabine Lamprecht
Holzmaden, Baden-Württemberg
Deutschland

ISBN 978-3-662-59233-5   ISBN 978-3-662-59234-2   (eBook)
https://doi.org/10.1007/978-3-662-59234-2

Die Deutsche Nationalbibliothek verzeichnet diese Publikation in der Deutschen Nationalbibliografie;
detaillierte bibliografische Daten sind im Internet über http://dnb.d-nb.de abrufbar.

Ursprünglich erschienen bei Books on Demand, 2012
© Springer-Verlag GmbH Deutschland, ein Teil von Springer Nature 2012, 2019

Fotonachweis Umschlag © Annette Soehnle/Sabine Lamprecht (Symbolbild mit Fotomodellen)
Umschlaggestaltung: deblik Berlin

Springer ist ein Imprint der eingetragenen Gesellschaft Springer-Verlag GmbH, DE und ist ein Teil von
Springer Nature.
Die Anschrift der Gesellschaft ist: Heidelberger Platz 3, 14197 Berlin, Germany

Grußwort von Prof. Dr. med. vet. Ewald Isenbügel

Therapiepartner Pferd

Pferde als Helfer in der Verbesserung und Wiederherstellung körperlicher und psychischer Gesundheit haben eine sehr alte Tradition und sind bereits von Hippokrates 450 v. Chr. und besonders wieder im 18. Jhd. beschrieben. Die helfende und heilende Wirkung der Ausstrahlung des Pferdes und seiner Bewegungsimpulse wurden dort bereits erkannt und zielgerichtet eingesetzt.

Seit fast 50 Jahren hat der Einsatz von Pferden als Co-Therapeuten in den verschiedensten Bereichen der Hippotherapie, des Heilpädagogischen Reitens und des rehabilitativen Behindertenreitens eine außerordentliche Entwicklung, Verbreitung und kassenrelevante Anerkennung erfahren. Zahlreiche Fachpublikationen, Bücher und eigene Fachzeitschriften sind erschienen, und das breite Thema wird in allen Aspekten auf Fachkongressen vorgetragen und diskutiert und ist in der Ausbildung von TherapeutInnen, HeilpädagogInnen und vielen weiteren Berufen der Physio- und Psychotherapie verankert. Pferde als Co-Therapeuten sind heute Bestandteil vieler Institutionen.

Pferde sind durch ihre motorische Induktion ihrer Bewegungsdynamik, vor allem aber auch durch ihre Ausstrahlung auf das Sensorium der PatientInnen massgeblich am Behandlungserfolg beteiligt.

Psychische und physische Beeinflussungen wirken synergistisch auf gestörte Funktionen des Körpers und der Psyche. In diesem vielseitigen Arbeitsgebiet sind Pferde spezialisierte Generalisten und erfüllen in geradezu idealer Weise die Forderungen einer ganzheitlichen Therapie.

Der fachkundige Einsatz der TherapeutInnen erfolgt nach genau reglementiertem Ausbildungs-, Prüfungs- und Weiterbildungsprogramm als anerkannter Therapieberuf, sowohl im physiotherapeutischen wie auch heilpädagogischen Bereich.

Die Anforderungen an den Therapiepartner Pferd unterliegen oftmals weit weniger strengen Anforderungen, sind aber für einen erfolgversprechenden Einsatz ebenso wichtig. Der Erfolg bei dem großen Aufwand auf der Seite der Therapie, der Haltung und Betreuung der Pferde setzt geeignete und sorgfältig ausgebildete Therapiepferde und deren ständiges körperliches und mentales Training voraus. Therapiepferde müssen sich neben den oft belastenden Einsätzen durch entspannende Reit- oder Longenübungen, Ausritte im Gelände und Haltungsart regenerieren können.

Die Betriebssicherheit eines ausgebildeten, gehwilligen und in sich ruhigen, ausgeglichenen Therapiepferdes kann neben den körperlichen und psychischen, von Rasse, Typ und Ausbildung mitbestimmten Voraussetzungen, durch Haltung und Handling stark beeinflusst werden.

Ein Pferd ist kein Therapiegerät, sondern ein hochdifferenziertes und sozialisiertes Lebewesen, welches zum Erfolg der heilpädagogischen und hippotherapeutischen Behandlung oder im Behindertenreitsport nur dann erfolgreich beitragen kann, wenn es in Exterieur, Interieur und Bewegungsablauf geeignet, sachgemäß ausgebildet, kenntnisreich und verständnisvoll eingesetzt und gesund und leistungsfähig ist.

Ich wünsche dem Buch einen weiten Widerhall für die sicher schönste Aufgabe des Pferdes, Menschen zu helfen, ihre physischen und psychischen Kräfte zu stärken und jungen Menschen mit besonderen Bedürfnissen ihren Lebensweg zu erleichtern mit dem Wegbegleiter Pferd.

Prof. Dr. Ewald Isenbügel
Greifensee
4. März 2019

Grußwort von Tiziana Grillo

Grüezi

Sie haben hiermit ein Buch gewählt, an dem bereits der Arzt Hippokrates seine Freude gehabt hätte. Schon damals war die heilsame Wirkung des Pferdes auf die Gesundheit des Menschen bekannt. Heute stellt die Hippotherapie eine Behandlungsmaßnahme mithilfe des Pferdes dar. Es gibt verschiedene, z. T. länderspezifische Formen der Hippotherapie. Allen Therapieformen ist gemeinsam, dass das Pferd den Menschen in seiner Heilung unterstützt, bei der Hippotherapie insbesondere durch die Unterstützung der Motorik. Alle Menschen v. a. mit einer sensomotorischen, neurologischen Beeinträchtigung können somit davon profitieren.

Bei der Hippotherapie stehen unterschiedliche Schrittformen des Pferdes im Hauptfokus dadurch wird die therapeutische Nutzung der Bewegung des Pferderückens in den Vordergrund gestellt. Genau dieser Form der Hippotherapie ist das aktuelle Buch gewidmet.

Die Namensgebung der Hippotherapie variiert je nach Land und den zugrundeliegenden Gedankenmodellen. Im deutschsprachigen Raum haben sich zwei Formen der Hippotherapie etabliert: jene, bei der eher reiterliche Aspekte und Voraussetzungen im Vordergrund stehen und jene, welche die funktionellen bewegungsanalytischen Gesichtspunkte betont. In der Schweiz wird siee Hippotherapie-K® genannt, welche das „K" von der Begründerin Frau Ursula Künzle übernommen hat. Diese Form der Hippotherapie wird im Buch dargestellt und auch in Deutschland von der DHA (Deutsche Hippotherapie Ausbildung) unterrichtet.

Hippotherapie ist stets als ein Zusammenwirken von Institution, Pferdebesitzer, Hippotherapeutinnen und Pferdeführpersonen zu betrachten. Nur fein aufeinander abgestimmte Teams mit entsprechend fundiertem Wissen ermöglichen eine gezielte Wirkung für die Patienten.

Bei der Entwicklung der Hippotherapie-K® in den 60er Jahren waren Frau Künzle und die Grundgedanken von Karel und Berta Bobath sowie die von Susanne Klein-Vogelbach (FBL) functional kinetics prägend. Ihre differenzierte Bewegungsanalyse sowohl des Pferderückens als auch der Bewegungs-Übertragung auf den Menschen, führte zu einer strukturierten Behandlungsmaßnahme. In der Schweiz wird heute die Behandlung mit Hippotherapie-K® von den Kostenträgern mit spezifischen Diagnosen bei Kindern und Erwachsenen mit neurologischen Beeinträchtigungen übernommen.

Das vor Ihnen liegende Buch beschreibt differenziert die funktionellen Grundlagen der Hippotherapie-K® sowohl beim auf dem Pferd sitzenden Menschen als auch der Auswirkung der Bewegung des Pferdrückens auf den Menschen. Die verschiedenen Faktoren der Ausgangsstellung „Hippotherapie-Sitz" sind zentral für den Effekt der nachfolgenden Bewegungsübertragung und werden genau analysiert. Wie das Pferd als „Therapiepartner" ausgewählt, trainiert und geführt wird, ist ein weiterer relevanter Baustein der Hippotherapie. Sowohl die Befundaufnahme als die Behandlung bei Kindern und Erwachsenen haben einige ähnliche Aspekte und dennoch unterscheiden sie sich deutlich voneinander. Dies wird auch bei der Behandlung und den auszuwählenden Hilfsmitteln und Pferden deutlich. Rahmenbedingungen wie Versicherungen, Pferdeführer und geeignetes Gelände sind von der Hippotherapie nicht wegzudenken und benötigen professionelle Betrachtung. Obige Aspekte sind wichtigfür eine gelingende Hippotherapie und werden fundiert in diesem Buch beschrieben.

Die Autorinnen haben die Ausbildung bei Frau Künzle vor vielen Jahren absolviert und setzen die Grundgedanken in ihrer täglichen Arbeit konsequent um. Die vor Ihnen liegende, überarbeitete Auflage integriert sowohl das aktuell erworbene Fachwissen aus dem CAS Hippotherapie plus als auch ihre langjährig Erfahrung mit der Hippotherapie. Es freut mich sehr, dass es in gemeinsamer Zusammenarbeit gelungen ist, dieses Buch mit aktueller Evidenz zu untermauern. Ich wünsche allen an Hippotherapie interessierten Therapeuten viel Neugierde und Erkenntnisse beim Lesen dieses Grundlagenbuches und gutes Gelingen bei der Umsetzung in die praktische Arbeit.

Tiziana L. Grillo
Instruktorin FBL functional kinetics
Hippotherapie-K® Lehrtherapeutin
Modulleiterin CAS Hippotherapie, ZHAW
Schweiz
Januar 2019

Vorwort

Als wir uns 1994 bei der Hippotherapie-Ausbildung in Basel kennenlernten war schnell klar, dass wir außer dem großen Interesse an der Hippotherapie noch viele weitere Gemeinsamkeiten haben: Wir sind nicht nur Physiotherapeutinnen mit neurologischem und funktionellem Interesse, wir sind auch beide mit Pferden aufgewachsen und bekennende Islandpferde-Fans, gleich alt, Großfamilienkinder, Linkshänder u. v. m.

Sabine Lamprecht hatte 1987 schon eine Hippotherapieausbildung beim Kuratorium für Therapeutisches Reiten (DKThR) in Bad Wildbad besucht. Zu dieser Ausbildung wurde damals Ursula Künzle als Gastreferentin eingeladen. Der Inhalt ihres Vortrages war für sie wegweisend. Deshalb kaufte sie als erstes Therapiepferd ein Islandpferd und beschloss 1994, noch die Schweizer Hippotherapie-Ausbildung zu absolvieren. Annette Soehnle hatte lange mit der Hippotherapie-Ausbildung gezögert, weil sie nicht sicher war, ob sie ihr Hobby zum Beruf machen sollte. Letzendlich überzeugte sie die einzigartige Wirkung der Pferdebewegung. Die Freundschaft und Zusammenarbeit zwischen Annette Soehnle und Sabine Lamprecht wurde in der 1995 in Baden-Württemberg gegründeten AG-Hippotherapie gefestigt. In dieser AG- Hippotherapie des ZVK Landesverband Baden- Württemberg stießen Ingrid Meier, Inge Henkelüdecke und Rainer Rebmann dazu und bald waren sie der harte Kern der AG Hippotherapie.

Als in der Schweiz die Hippotherapie ein verordungsfähiges Heilmittel wurde, war es für deutsche Physiotherapeuten kaum mehr möglich, in der Schweiz einen Ausbildungsplatz zum Hippotherapeuten zu bekommen. So entstand bei den sehr aktiven Mitgliedern der AG-Hippotherapie der Gedanke, eine eigene Ausbildung, die dem Schweizer Konzept von Frau Künzle naheliegt, anzubieten. Besonders Rainer Rebmann und der Justiziar des Landesverbandes Roland Hein bemühten sich, diese Ausbildung rechtlich auf sichere Beine zu stellen. So bieten wir seit 1999 in Kirchheim/Teck eine Ausbildung zum Hippotherapeuten an. Inzwischen haben wir als Träger dieser Hippotherapie-Ausbildung nicht nur den ZVK LV Baden-Württemberg, sondern auch den IFK (Interessensverband freiberuflicher Krankengymnasten/Physiotherpeuten) in Bochum und andere Fortbildungszentren von der Qualität der Ausbildungsinhalte überzeugen können.

Die Inhalte der Ausbildung sind in diesem Buch wiedergegeben. Die Bewegungsanalyse, der Befund und die Therapie auf dem Pferd lehnen sich an die Schweizer Hippotherapie-K® an. Außerdem beinhaltet es Themen wie evidenzbasierte Erkenntnisse, hippologische Themen rund um das Therapiepferd, Hilfsmittel und viel Wissenswertes zur praktischen Durchführung der Hippotherapie. Es soll ein Buch für Physiotherapeuten sein, die in der Hippotherapie tätig oder noch in der Ausbildung sind, aber auch für neurologisch interessierte Therapeuten, die ihren Horizont erweitern möchten.

Wir freuen uns, dass wir für verschiedene Themen Unterstützung von fachkundigen Kollegen und Kolleginnen bekommen haben, was uns die Arbeit sehr erleichtert hat: Ingrid Meier ist Westerntrainerin und als Voltigiertwart, Trainerassistenin und Berittführerin für viele hippologische Themen zuständig.

Inge Henkelüdecke ist Fachfrau für Islandpferde, sie ist Mitglied im Islandpferdezuchtverband (IPZV). Hans-Nikolaj Lamprecht kümmert sich um versicherungstechnische und rechtliche Fragen rund um die Hippotherapie und hat uns beim betriebswirtschaftlichen Teil beraten und unterstützt. Aus der Schweizer Gruppe für Hippotherapie-K durften wir Unterstützung von Corinne Almer und Mia Zeni für die kritische Durchsicht der Kapitel erfahren. Ihnen allen danken wir ganz herzlich für ihre Mitarbeit.

Ursula Kuenzle sind wir sehr dankbar für die Vermittlung ihres Wissens aus ihrer langjährigen Erfahrung.

Außerdem danken wir allen Patienten und Helfern, die sich für die Fotos und Fallbeispiele zur Verfügung gestellt haben sowie Mona von Winning für die professionelle Illustration des Buches.

Annette Soehnle
Sabine Lamprecht

Danksagung

Für die aufmerksame und sorgfältige Durchsicht der Manuskripte, wertvolle Hinweise, Anregungen und konstruktive Kritik danken wir ganz herzlich:

Ingrid Maier-Bärwald und Inge Henckelüdecke vorn der Deutschen Hippotherapieausbildung (DHA) e. V.

Corinne Almer, Mia Zeni und Tiziana Grillo von der Schweizer Gruppe für Hippotherapie-K.

Den Teilnehmern des CAS Hippotherapie für das Zur-Verfügung-Stellen der kritischen Würdigungen der Studien.

Allen Patienten und Mitarbeitern, die sich für die Fotos und Fallbeispiele zur Verfügung gestellt haben.

Für die Illustration des Buches:

Mona von Winning.

Annette Soehnle
Sabine Lamprecht
Görwihl/Holzmaden
im Mai 2019

Inhaltsverzeichnis

Allgemeines zur Hippotherapie

© Springer-Verlag GmbH Deutschland, ein Teil von Springer Nature 2019
A. Soehnle, S. Lamprecht, *Hippotherapie*, https://doi.org/10.1007/978-3-662-59234-2_1

1

1.1 Was ist Hippotherapie?

Der Begriff „Hippotherapie" setzt sich aus zwei Worten zusammen: „Hippos" = Pferd (griechisch) und „Therapie", ebenfalls aus dem Griechischen und bedeutet „Dienst, Heilung, Pflege".

Hippotherapie ist eine physiotherapeutische Therapieform, bei der das Pferd als Hilfsmittel eingesetzt wird (◘ Abb. 1.1).

Dabei dient das Pferd als Therapiemedium. Der Patient wirkt dabei nicht aktiv auf das Pferd ein, sondern die Bewegung des Pferderückens wirkt auf den Patienten. Diese dreidimensionalen Schwingungen des Pferderückens und der Rhythmus des Pferdeschritts werden genutzt, um physiologische Reaktionen beim Patienten zu erzielen.

Der Focus der spezifischen Wirkung der Hippotherapie ist auf den Körperabschnitt Becken (→ KA Becken) und den Körperabschnitt Brustkorb (→ KA Brustkorb) gerichtet. Dort werden dreidimensionale gangtypische Reaktionen erreicht, die in dieser Komplexität bei keiner anderen Therapieform erreicht werden können. Auch der Alltagstransfer zum verbesserten Gehen, stabileren Sitzen und selbst zum zielsicheren Greifen ist gegeben (▶ Abschn. 4.5, 4.6, und 4.7).

Hippotherapie wird nach spezifischer Befunderhebung (siehe ▶ Abschn. 4.1) und exakter Auswahl der Hilfsmittel wie z. B. Sattel (siehe ▶ Abschn. 5.1) und des entsprechenden Pferdes im Schritt durchgeführt.

Um eine symmetrische Bewegung zu erhalten, sollte auf einer möglichst geraden Wegstrecke therapiert werden (▶ Abschn. 5.3).

In Deutschland wird der Begriff Hippotherapie für viele therapeutische Anwendungen mit und auf dem Pferd benutzt – egal ob physiotherapeutische, pädagogische oder psychologische Ziele im Vordergrund stehen. Eine enge Indikationsstellung, eine genaue Befunderhebung, Benennung des funktionellen Hauptproblems des Patienten und der hippotherapeutischen Zielsetzung sind Voraussetzung für eine gezielte Anwendung der Hippotherapie. Ebenso muss eine exakte Bewegungsanalyse des Patienten und des Pferdes erfolgen. Nur dann kann davon ausgegangen werden, dass die gewünschte Wirkung auf den Patienten erfolgt. Außerdem ist eine Verlaufsdokumentation mit entsprechenden Vergleichsassessments wichtig.

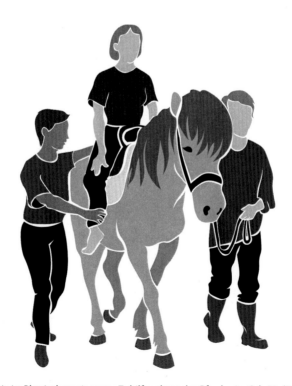

◘ **Abb. 1.1**   Hippotherapie ist Physiotherapie unter Zuhilfenahme des Pferdes im Schritt. (© Mona von Winning)

Dies sind Voraussetzungen für eine spezifische und klare Definition der Hippotherapie.

Um die Wirkung der Hippotherapie zu gewährleisten, sind ebenso klare Richtlinien für die Durchführung der Hippotherapie (siehe ▶ Abschn. 6.1.11) notwendig. Ganz bewusst möchten wir uns von heilpädagogischen und reittherapeutischen Zielsetzungen abgrenzen. Der Umgang mit dem Pferd wie z. B. Putzen, Führen etc. ist kein Bestandteil der Hippotherapie.

> ❯ Hippotherapie ist eine physiotherapeutische Therapieform auf dem Pferd und hat nichts mit aktivem Reiten zu tun! Dabei wirkt die Bewegung des Pferderückens auf den Patienten ein und nicht der Reiter auf das Pferd!

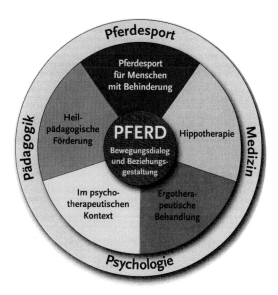

☐ **Abb. 1.2** Bereiche des Therapeutischen Reitens in Deutschland

1.2 Abgrenzung zu anderen Therapien mit dem Pferd

Neben der Hippotherapie als physiotherapeutische Maßnahme zur senso- und neuromotorischen Beeinflussung von Bewegungsstörungen, werden in **Deutschland** auch das heilpädagogische Reiten und Voltigieren sowie das Reiten als Sport für Behinderte unter dem Überbegriff **Therapeutisches Reiten** zusammengefasst. In den letzten Jahren kamen noch das ergotherapeutische und psychotherapeutische Reiten dazu, was je nach Grundausbildung des Therapeuten eine entsprechende Zielsetzung und Zielgruppe hat (siehe ☐ Abb. 1.2).

In der Schweiz stehen Hippotherapie und alle Bereiche des Therapeutischen Reitens als die zwei Hauptbereiche der Pferdetherapien nebeneinander. Damit ist die Hippotherapie deutlicher vom Bereich des aktiven „Reitens" abgegrenzt (☐ Tab. 1.1).

1.2.1 Heilpädagogisches Reiten/ Voltigieren (HPR)

Diese Therapieform wird von Erzieher/innen, Heilpädagogen/innen, Sozialpädagogen/innen, Lehrer/innen und Psychologen/innen mit einer entsprechenden Zusatzausbildung durchgeführt. Es handelt sich bei der Heilpädagogischen Förderung mit dem Pferd um pädagogische, psychologische, psychotherapeutische, rehabilitative und

☐ Tab. 1.1 Einteilung der Bereiche der Therapien mit dem Pferd in der Schweiz	
Therapeutischer Einsatz des Pferdes	
Vorwiegende Nutzung des sportlichen Elementes des **Reitens**	Vorwiegende Nutzung des kinematischen Elementes des **Pferdes**
Allgemein fördernde Wirkung – psychologische, soziotherapeutische und pädagogische Wirkung	Motorische Wirkung
Therapeutisches Reiten – Heilpädagogisches Reiten/Voltigieren – Behindertenreitsport	Hippotherapie

1

soziointegrative Angebote mit Hilfe des Pferdes bei Kindern, Jugendlichen und Erwachsenen mit verschiedenen Behinderungen oder Störungen.

Das Heilpädagogische Reiten/Voltigieren eignet sich dafür, positive Verhaltensänderungen einzuleiten oder zu unterstützen. Im HPR werden Ängste und Verunsicherungen abgebaut, Vertrauen und Selbstwertgefühl gesteigert, reale Selbsteinschätzung erlernt, Konzentration trainiert und sensomotorische Entwicklung gefördert.

Zielgruppen: Menschen, deren Probleme auf der emotionalen und/oder sozialen Entwicklung Defizite aufweisen, sowie der Schwerpunkt auf der Ebene des Lernens und der geistigen Entwicklung steht.

Dabei steht nicht die reit- oder voltigiersportliche Ausbildung, sondern die individuelle und ressourcenorientierte Förderung über das Medium Pferd im Vordergrund. Eine günstige Beeinflussung der Persönlichkeitsentwicklung gehört insbesondere in den Bereichen Motorik, Wahrnehmung, Lernen, Befindlichkeit und Verhalten zu den Zielsetzungen.

Das Bewegtwerden auf dem Pferderücken und die Gestaltung der Beziehung zum Therapiepferd und zum Pädagogen unterstützen den Klienten in der Auseinandersetzung mit seinen individuellen Schwierigkeiten. Kinder, Jugendliche und Erwachsene können aufgrund positiver Erfahrungen ihr Selbstwertgefühl stärken und eine angemessene Selbsteinschätzung erlernen. Die Konzentrations- und Lernfähigkeit sowie der angemessene Umgang mit Emotionen (z. B. Wut, Ärger, Trauer, Freude) stehen häufig im Vordergrund der Zusammenarbeit. Positive Lernerfahrungen im Bereich des sozialen Verhaltens werden nicht nur durch das Pferd und den Pädagogen, sondern auch durch die anderen Gruppenmitglieder ermöglicht.

Häufig werden heilpädagogische Maßnahmen in Reitvereinen, Heimeinrichtungen, Schulen, freien Praxen oder in stationären Behandlungsmaßnahmen (z. B. Kinder- und Jugendpsychotherapie) angeboten (◻ Abb. 1.3).

1.2.2 Reiten als Sport für Behinderte

Der Pferdesport ist durch die Entwicklung spezieller Hilfsmittel und besonders ausgebildeter

Pferde auch für schwerstbehinderte Menschen möglich. Unter dem Motto „auf dem Pferd hat Jeder vier gesunde Beine" erleben Menschen mit unterschiedlichen Behinderungen die kompensatorische Funktion des Pferdes: Das Pferd sieht für den Blinden, es geht für den Gehbehinderten. Trainiert werden Menschen mit Behinderungen von Reitausbildern mit spezieller Zusatzqualifikation.

Das Reiten als Sport für Behinderte (oder Reiten als Sport mit Handicap) gliedert sich in 3 Bereiche:

1. Freizeit-/Breitensport
   Der überwiegende Teil der Reiter betreibt das Reiten als Freizeitsport. Im Vordergrund stehen hierbei eine sinnvolle Freizeitgestaltung mit dem Pferd, die soziale Integration und Rehabilitation der Behinderten (z. B. in integrativen Reitgruppen mit Nichtbehinderten) sowie der Ausgleich von behinderungsbedingter Bewegungsarmut, um Folge- und Sekundärschäden entgegenzuwirken.

2. Leistungssport
   Im Leistungssport nehmen behinderte Reiter sowohl an Regelturnieren gemeinsam mit Nichtbehinderten als auch an speziellen nationalen und internationalen Behindertenturnieren teil – bis hin zu den Paralympics! Ähnlich wie in Rollstuhlsportarten (z. B. Rollstuhlbasketball) gibt es auch im Behinderten-Sport-Reiten eine Einteilung der Reiter aufgrund der Schwere der Behinderung in sogenannte „Grades". Hiermit soll sichergestellt werden, dass „vergleichbare" Einschränkungen zu „vergleichbaren" Leistungen führen.

3. Fahrsport für Behinderte
   Besonders Menschen mit Gehbehinderungen (z. B. bei Querschnittslähmung, MS, Amputation) finden im Fahrsport eine Möglichkeit der Freizeitgestaltung mit dem Pferd. Der behindertengerechte Umbau einer Kutsche gibt dem Fahrer weitgehend Selbständigkeit und Sicherheit und ermöglicht diesen Menschen das Erleben der Bewegung in der Natur.

❯ Hippotherapie ist nicht Reiten!

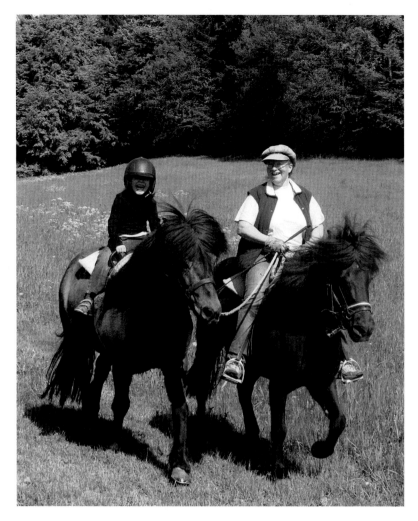

◻ **Abb. 1.3**   Das Reiten auf dem Handpferd ist für Kinder ein besonderes Erlebnis

1.3 Grenzgebiete der Hippotherapie

Bei der Durchführung der Hippotherapie muss erwogen werden, ob bzw. wann ein Patient noch von Hippotherapie profitiert. Dafür sind ein exakter Befund und eine klare Zielsetzung notwendig.

A) Es kann ein Patient motorisch *zu wenige* spezifische Defizite für die Hippotherapie mit deren Wirkungsweise und Zielen aufweisen.

B) Ein Patient kann auch mit allen Hilfsmitteln und Hilfen nicht mehr sinnvoll mit Hippotherapie therapiert werden, da er *zu viele* Defizite aufweist.

Es kann auch vorkommen, dass ein Patient nur für einige Zeit Hippotherapie durchführt, bis er irgendwann alle spezifischen Ziele der Hippotherapie erreicht hat. Dann muss der Therapeut sich überlegen, ob es sinnvoll ist, die Hippotherapie weiter durchzuführen, oder ob andere Therapieformen für das Erreichen der spezifischen Ziele effektiver sind.

1.3.1 Patienten mit zu wenigen spezifischen Defiziten für die Hippotherapie

Wann profitiert ein Patient nicht mehr von der Hippotherapie?

1

Wenn ein Patient alle 4 Übungsstufen der Hippotherapie selektiv aufnehmen und wiederlagern kann (▶ Abschn. 5.5), dann ist die spezifische Wirkung der Hippotherapie erreicht. Damit ist die Fähigkeit der selektiven Mobilität in Lateralflexion und Rotation des Körperabschnitts Beckens bei gleichzeitiger dynamischer Stabilisierung des Körperabschnitts Brustkorbs und eingeordneter Körperlängsachse.

Liegt gleichzeitig kein chronisches oder degeneratives Krankheitsbild vor, bei dem mit einer Verschlechterung der Erkrankung zu rechnen ist, sollte die Hippotherapie, zumindest vorübergehend, abgesetzt werden. Hippotherapie kann jedoch bei Patienten ohne chronische/degenerative Verschlechterung weiter durchgeführt werden, mit dem Ziel Sekundärschäden wie z. B. Skoliosen zu verringern bzw. im Wachstum Sitzbalance etc. zu erhalten.

1.3.2 Patienten mit zu vielen spezifischen Defiziten für die Hippotherapie

Wann ist ein Patient zu schwer betroffen für die Hippotherapie?

Bei schwer betroffenen Patienten sollte wiederum an Hand der Zielsetzung genau abgewogen werden, ob die spezifische Wirkungsweise der Hippotherapie für den jeweiligen Patienten dem Aufwand und auch dem Risiko entspricht. Nicht zuletzt ist es auch eine Frage der Infrastruktur. Welche Pferde stehen zur Verfügung? Könnte man auch bei Erwachsenen zu zweit aufs Pferd? Ist ein sicherer Transfer gewährleistet? Gerade bei schwerst betroffenen Patienten muss die Sicherheit durch absolut sichere Pferde, erfahrene Pferdeführer und entsprechende Therapeuten gewährleistet sein. Wenn sich Patienten im Laufe Ihrer Erkrankung weiter verschlechtern, muss die Balance zwischen Aufwand und Nutzen abgewogen werden. Die Ziele, die durch Hippotherapie erreicht werden können, sollten den großen Aufwand rechtfertigen.

Generell können schwer oder schwerstbehinderte Kinder eher auf das Pferd transferiert und therapiert werden als schwer behinderte Erwachsene. Der Transfer ist sehr viel risikoreicher und stellt oft ein großes Problem bei schwer betroffenen Patienten dar. Besonders der Transfer *auf* das Pferd (▶ Abschn. 5.4) muss vorher

genau überlegt und geplant werden. Außerdem ist es bei der Hippotherapie mit schwer betroffenen *erwachsenen* Patienten oft nicht möglich, dass das Pferd noch zusätzlich einen Therapeuten trägt.

❯ Patienten können zu wenige spezifische Defizite aufweisen oder zu stark betroffen sein, um von der Hippotherapie spezifisch zu profitieren! Die Beurteilung bzw. Entscheidung obliegt dem kompetenten Therapeuten unter fundierter Abwägung der spezifischen Ziele, die durch die Hippotherapie erreicht werden.

1.4 Hippotherapie im deutschsprachigen Raum

Hippotherapie wird selbst im deutschsprachigen Raum auf sehr unterschiedliche Weise gelehrt und durchgeführt, ganz zu schweigen von den großen internationalen Differenzen.

Eines haben aber alle gemeinsam: das Ziel der motorischen Förderung von bewegungsbehinderten Menschen.

Um die Unterschiede in Deutschland, der Schweiz und Österreich zu verdeutlichen, geben wir hier einen Überblick über die Ausbildungen zum Hippotherapeuten und Durchführungsrichtlinien bei der Hippotherapie.

Gegenübergestellt werden
- die Deutsche Gruppe für Hippotherapie-Ausbildung e. V. *(DHA)*
- das Deutsche Kuratorium für Therapeutisches Reiten e. V. *(DKThR)*
- die Schweizer Gruppe für Hippotherapie e. V. *(SGH)*
- das Österreichische Kuratorium für Therapeutisches Reiten e. V. *(ÖKTR)*

(Stand 2019)

1.4.1 Voraussetzungen für die Teilnahme am Ausbildungskurs „Hippotherapeut/in"

1.4.1.1 DHA
- abgeschlossene Ausbildung als Physiotherapeut/in

- mindestens 1 Jahr Berufserfahrung mit neurologischen Patienten
- Erfahrung im Umgang mit Pferden, speziell Führen/Bodenarbeit
- reiterliche Grundkenntnisse
- Praktikum (Hospitation) zwischen dem 1. und 2. Teil von mindestens 10 h

1.4.1.2 DKThR

Voraussetzungen für die Teilnahme an Teil 1
- Staatliche Anerkennung als Physiotherapeut/in oder Arzt
- Mindestens ein Jahr praktische Berufserfahrung als Physiotherapeut
- Reitabzeichen (RA) 5 (dressurspezifisch möglich) und Longierabzeichen (LA) 5, alternativ Westernreitabzeichen 4 und LA 5 oder IPZV-Reitabzeichen Bronze und IPZV-LZ 2 (alle APO 2014). Longier-Erfahrung auf Niveau des LA 4 wird erwartet.
- Erweitertes Führungszeugnis (nicht älter als 6 Monate)
- Für Ärzte: Beratungsgespräch mit der Lehrgangsleitung (individuell kann ein zusätzliches siebentägiges Praktikum in der Physiotherapie im Bereich der Neurologie bzw. Neuropädiatrie notwendig sein)

Voraussetzung für die Teilnahme an Teil 2 und 3
- Erfolgreiche Teilnahme an Teil 1
- 20-stündiges Hippotherapie – Praktikum unter Anleitung eines Hippotherapeuten (DKThR)
- Schriftliche Beobachtungsaufgabe (Abgabe 4 Wochen vor Beginn Teil 2)

1.4.1.3 SGH

Zulassung: Hochschulzulassung
- Physiotherapeutinnen und -therapeuten mit BSc-Abschluss oder NTE (nachträglichem Titelerwerb) und wissenschaftlich-methodologischen Kenntnissen
- Berufsangehörige mit einem ausländischen Diplom in Physiotherapie und einem Nachdiplomkurs mit 10 ECTS oder dem Nachweis einer gleichwertigen Ausbildung können sur Dossier aufgenommen werden
- Englischkenntnisse sind von Vorteil

■ **Fachliche Voraussetzungen zum Basismodul Hippologie (Modul 1)**
- gute Pferdekenntnisse und Reiterfahrung
- Erfahrung im Umgang mit dem Pferd, speziell führen/Arbeit an der Hand (Kurs in Bodenarbeit von Vorteil)

■ **Fachliche Voraussetzungen zum Aufbaumodul Erwachsene (Modul 2)**
- 2 Jahre Berufserfahrung
- Kenntnisse und Fertigkeiten zur Behandlung von MS-Betroffenen (CAS MS-Therapeut/in (Modul 1 und 3), Bobath-Konzept oder eine äquivalente Weiterbildung)

■ **Fachliche Voraussetzungen zum Aufbaumodul Kinder (Modul 3)**
- 2 Jahre Berufserfahrung
- Kenntnisse und Fertigkeiten zur Behandlung von CP-Kindern (CAS Klinische Expertise in Pädiatrischer Physiotherapie, CAS NDT Bobath, DAS Entwicklungsneurologische Therapien oder eine äquivalente Weiterbildung)

■ **Hippologische Voraussetzungen**
- gute Pferdekenntnisse und Reiterfahrung
- Erfahrung im Umgang mit Pferden, speziell Führen/Arbeit an der Hand.
- Bei ungenügenden Kenntnissen und Erfahrung muss mindestens ein Kurs in Pferdeführung und Bodenarbeit absolviert werden.

■ **Praktische Voraussetzungen**
Zulassungsbedingung zur Abschlussprüfung: In der Zeit zwischen dem ersten und zweiten klinischen Modul muss ein Praktikum in Form einer Mitwirkung in der Hippotherapie-K an zwei unterschiedlichen anerkannten HTK-Therapiestellen während mindestens je 3 Stunden absolviert werden.

1.4.1.4 ÖKTR

- abgeschlossene Physiotherapeutenausbildung
- zweijährige Tätigkeit in einem Team mit neurologischen Patienten oder Bobathkurs (Erwachsene oder Kinder)
- Grundkenntnisse in FBL
- Reiterpass
- Grundkenntnisse im Longieren

1

1.4.2 Ausbildungsinhalte

1.4.2.1 DHA

Teil 1 Physiotherapeutische und hippotherapeutische Grundlagen
- Grundlagen der Bewegungsanalyse
- Hippologische Grundlagen
- Hilfsmittel
- Infrastruktur
- Praktische Durchführung der Hippotherapie
- Indikationen/Kontraindikationen
- Abgrenzung zu anderen Therapien mit dem Pferd
- Hippotherapiespezifischer Befund
- Vortrag Pferde-Tierarzt
- Praktische Arbeit mit Pferden und Selbsterfahrung
- Reitersichtung
- Betriebswirtschaftliche Überlegungen

Teil 2 Praktische Anwendung der Hippotherapie
- Hippotherapiespezifischer Befund bei Erwachsenen und Kindern
- Behandlungsstrategien
- Ausweichmechanismen
- Therapeutische manipulative Hilfen
- Neurologische Symptome und ihre Konsequenzen in der Hippotherapie
- Praktische Durchführung der Hippotherapie
- Rechtliche Grundlagen
- Marketing
- Berufspolitik
- Neurologische und pädiatrische Arztvorträge

1.4.2.2 DKThR

Die Weiterbildung in der Hippotherapie baut auf den beruflichen Fähigkeiten und Kenntnissen der Physiotherapeuten/Ärzte auf und setzt die genannte pferdefachliche Vorbildung voraus. Die speziellen Fachkenntnisse zur Durchführung der Hippotherapie und zum Einsatz des Pferdes werden vermittelt, in der Praxis geschult und überprüft.
   Teil 1:
- Auswahl und Ausbildung eines geeigneten Pferdes für die Hippotherapie
- Langzügelarbeit und Longieren

- Ausgleichsarbeit, Tierschutz, Sicherheit
- Bodenarbeit
- Analyse des Bewegungsablaufs und Bewegungsdialogs Mensch – Pferd
- Kolloquium und praktische Überprüfung von Langzügelarbeit und Longieren am Ende von Teil 1

Teil 2 und 3:
- Beachtung medizinischer Grundlagen aus den Bereichen Neurologie, Innere Medizin und Orthopädie
- Umsetzung und Durchführung von Behandlungskonzepten in der Hippotherapie bei Erwachsenen und Kindern mit verschiedenen Krankheitsbildern
- Befunderhebung und Diagnostik bei Erwachsenen und Kindern
- Verlaufskontrolle und Dokumentation
- Indikationen und Kontraindikationen; Behandlungsgrenzen
- Hilfsmittel
- Gestaltung kindgerechter Behandlungseinheiten/Einbindung pädagogischer Elemente
- Transfer in andere Maßnahmen im Therapeutischen Reiten
- Recht und Versicherung
- Abschluss mit schriftlicher, mündlicher und praktischer Überprüfung zu den gesamten Kursinhalten nach Teil 3

1.4.2.3 SGH

Modul 1: Basismodul Hippologie
- Verhalten, Bedürfnisse und Gesundheit des Pferdes
- Pferdeanatomie
- Biomechanik des Pferderückens
- Analyse des Pferdeschritts
- Anforderungen an die Schrittbeurteilung
- Pferdeführung

Modul 2: Aufbaumodul Erwachsene
- Krankheitsbilder/Symptome
- Untersuchung/Befund/Problemanalyse/Zielformulierung/Behandlungsplan
- Ausgangsstellungen/Hilfegebung/Hilfsmittel
- Behandlung und praktische Arbeit
- Erfahrungsaustausch

Das Modul 2 kann nach erfolgreichem Abschluss von Modul 1 auch einzeln besucht werden und führt damit zum Abschluss CAS Hippotherapie Erwachsene.

Modul 3: Aufbaumodul Kinder
- Krankheitsbilder/Symptome
- Untersuchung/Befund/Problemanalyse/Zielformulierung/Behandlungsplan
- Ausgangsstellungen/Hilfegebung/Hilfsmittel
- Behandlung und praktische Arbeit
- Erfahrungsaustausch

Das Modul 3 kann nach erfolgreichem Abschluss von Modul 1 auch einzeln besucht werden und führt damit zum Abschluss CAS Hippotherapie Kinder.

1.4.2.4 ÖKTR

1. Teil
- Vermittlung der notwendigen Kenntnisse über das Pferd
- 1 Reitstunde täglich
- Sitzkorrektur
- sportliches Longieren, therapeutisches Führen, Langzügelarbeit
- Ausrüstung des Therapiepferdes
- Bewegungsanalyse von Pferd und Reiter
- physiotherapeutische Behandlungsplanung
- Indikationen/Kontraindikationen
- Assessments
- Patientendemonstration
- Gruppenarbeit, Selbsterfahrung, Filme

2. Teil
- Anwendung der Hippotherapie praktisch und durch theoretische Vorlesungen
- Reitunterricht
- verschiedene Arten des Longierens
- Auswahl und Ausbildung des Therapiepferdes
- Hilfsmittel
- unterschiedliche Therapiedurchführung (Theorie und Praxis)
- medizinische Grundlagen für die Hippotherapie
- das Therapieteam
- Versicherungsfragen
- psychologische Grundlagen für therapeutisches Arbeiten

1.4.3 **Prüfung**

1.4.3.1 **DHA**
- Schriftliche Abschlussarbeit mit Videodokumentation, die 4 Wochen vor dem Prüfungstag eingeschickt wird
- Mündliche Prüfung mit Besprechung der Abschlussarbeit
- Schriftliche Prüfung

1.4.3.2 **DKThR**
- Schriftliche, mündliche und praktische Überprüfung zu den gesamten Kursinhalten

1.4.3.3 **SGH**
Modul 1:
- Leistungsnachweis in Form eines Businessplans

Modul 2 und 3:
- schriftliche Abschlussarbeit mit Videodokumentation, die vorgängig vom Teilnehmer termingerecht eingeschickt wird
- Mündliche Beantwortung von Fragen zum klinischen Teil der schriftlichen Abschlussarbeit
- schriftliche Prüfung

1.4.3.4 **ÖKTR**
- Der 2. Teil endet mit einer Prüfung.

1.4.4 **Dauer der Ausbildung**

1.4.4.1 **DHA**
Kursteil 1 - 5 Tage
Kursteil 2 - 5 Tage
Prüfung - 1 Tag

1.4.4.2 **DKThR**
Teil 1 - 7 Tage
Teil 2 - 5 Tage
Teil 3 - 5 Tage

1.4.4.3 **SGH**
Modul 1 - 5 Tage Hippologie)
Modul 2 - 5 Tage (Aufbaumodul Erwachsene)
Modul 3 - 5 Tage (Aufbaumodul Kinder)

1

1.4.4.4 ÖKTR

1. Kursteil: 9 Tage
2. Kursteil: 9 Tage

1.4.5 Kosten der Ausbildung

1.4.5.1 DHA

Kursteil 1 - € 700.-
Kursteil 2 - € 700.-
Prüfungstag - € 150.-

1.4.5.2 DKThR

DKThR-Mitglieder - € 2350.- (bei Buchung bis 2 Monate vor Kursbeginn € 2250.-)
Nichtmitglieder - € 2600.- (bei Buchung bis 2 Monate vor Kursbeginn € 2500.-)

1.4.5.3 SGH

CAS Hippotherapie Plus (Erwachsene + Kinder) - 15 Tage CHF 5.250.-
CAS Hippotherapie Erwachsene - 10 Tage CHF 3.500.-
CAS Hippotherapie Kinder - 10 Tage CHF 3.500.-

1.4.5.4 ÖKThR

€ 960.- je Kursteil

Die Teilnahme an beiden Teilen ist verpflichtend. Die Mitgliedschaft beim Österreichischen Kuratorium für Therapeutisches Reiten ist verpflichtend.

1.4.6 Durchführungsrichtlinien

Die verschiedenen Ausbildungsstätten geben unterschiedliche Richtlinien zur Durchführung der Hippotherapie heraus, nach denen sich die dort Ausgebildeten zu richten haben (► Abschn. 6.1.11).

1.4.7 Kontaktadressen

- Deutsche Hippotherapie-Ausbildung (DHA) e. V.

c/o Praxis Lamprecht
  Limburgstr. 5

73230 Kirchheim
Tel:07021 – 5097265
info@hsh-lamprecht.de
► www.dha-ev.de

- HETI (Federation of Horses in Education and Therapy International)

Coolderrihy, Kilmichael,
  Co.Cork, Ireland
  P12 R234
  office@ hetifederation.org
Organisation zur Förderung der weltweiten Zusammenarbeit von Organisationen und Personen, die im Bereich der pferdegestützten Therapien im Dienst des Menschen wissenschaftlich und pädagogisch tätig sind.

- Österreichisches Kuratorium für Therapeutisches Reiten
► www.oktr.at
  Info-Telefon 0043 (0) 664/24 44 056
  Leiterin der Sektion Hippotherapie:
  Elke Molnar Mignon
  St. Veiter Anger 30
  A – 8046 Graz
  molnar_mignon1@hotmail.com

- Deutsches Kuratorium für Therapeutisches Reiten e. V. (DKThR)

Freiherr-von-Langen-Str. 8a
  48231 Warendorf
  Tel: 0 25 81/92 79 19 - 0
  Fax: 0 25 81/92 79 19 - 9
  DKThR@fn-dokr.de
► www.dkthr.de

- Schweizer Gruppe für Hippotherapie-K
► www.hippotherapie-k.org

Physiotherapeutische Grundlagen

© Springer-Verlag GmbH Deutschland, ein Teil von Springer Nature 2019
A. Soehnle, S. Lamprecht, *Hippotherapie,* https://doi.org/10.1007/978-3-662-59234-2_2

2

2.1 Die Funktionelle Bewegungslehre nach Klein-Vogelbach (FBL)

In der Physiotherapie und somit auch in der Hippotherapie ist es von entscheidender Bedeutung, dass genaue Bewegungs- und Haltungsbeschreibungen gemacht werden, um sie mit unserer Vorstellung des „Normalen" abzugleichen und bei Abweichungen eine Problemanalyse erstellen bzw. ein funktionelles Problem formulieren zu können.

Die Methode der Funktionellen Bewegungslehre (→ FBL) bietet eine hervorragende Möglichkeit, Stellungen und Bewegungen exakt zu beschreiben und zu analysieren.

Dies ist in der Hippotherapie sowohl bei der Befunderhebung als auch für die Beurteilung der Pferdebewegung und der Bewegungsübertragung in der Therapie unersetzlich. (Angehende) Hippotherapeuten sollten deshalb zumindest Grundkenntnisse der FBL besitzen.

2.2 Normale und abweichende Haltungs- und Gleichgewichtsreaktionen

Die drei funktionellen Körperabschnitte Kopf, Brustkorb und Becken sollten im Sitz und beim Gehen in der vertikal stehenden Körperlängsachse eingeordnet sein. Dies wird im Bobath-Konzept (→ Bobath-Konzept) „Alignement" oder „Postural Set" genannt. Voraussetzung für das Gelingen dieser Aufrichtung sind gut funktionierende Wahrnehmung und Gleichgewichtsreaktionen.

Eine normale Bewegung kann dann stattfinden, wenn die Brustwirbelsäule dynamisch stabilisiert wird und dabei das Becken und der Kopf frei beweglich sind.

Vor allem beim Gehen wird ein stabiler Brustkorb benötigt, der dem Becken die Möglichkeit zur selektiven Mobilität bietet, was wiederum Voraussetzung für funktionierende alternierende Beinbewegungen ist.

Im Sitz bleiben Kopf, Brustkorb und Becken in der Körperlängsachse eingeordnet und werden in den Hüftgelenken nach Bedarf vor, zurück oder zur Seite geneigt.

Bei *Patienten mit neurologischen Symptomen* wie Spastik, Parese oder Koordinationsstörungen geht immer zuerst das mobile Becken verloren, in Folge auch der stabile Brustkorb und somit die komplette Einordnung in die Körperlängsachse.

Beim Gehen kommt es durch das fixierte Becken zu einem mobilen Brustkorb (Umkehr von Punctum mobile und Punctum stabile) und in Folge zu unökonomischer Überbeanspruchung der Muskulatur des Brustkorbs mit vermehrter Rechts-Links-Verlagerung und pathologischer Aktivität der Arme (■ Abb. 2.1).

❯ Ein stabiler Brustkorb und ein mobiles Becken sind Voraussetzung für ein ökonomisches Gangbild!

Das Üben der Brustkorb-Becken-Differenzierung ist bei allen neurologischen Bewegungsstörungen von zentraler Bedeutung. Kinder stagnieren

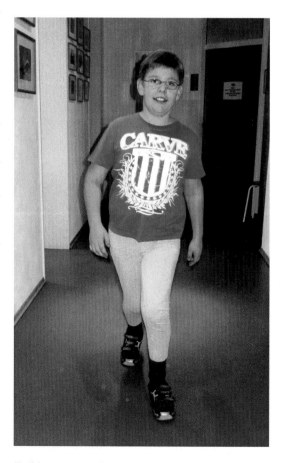

■ **Abb. 2.1** Typisches Gangbild bei einem Kind mit einem „Beckenblock"

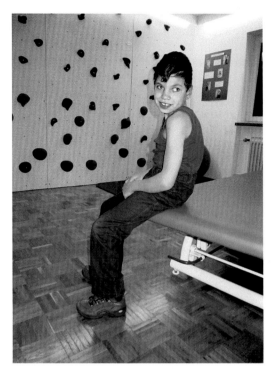

in ihrer Bewegungsentwicklung, wenn diese Selektivität nicht erarbeitet wird (◨ Abb. 2.2).

2.3 Funktionelles Rumpftraining

Das herkömmliche funktionelle Rumpftraining bei vertikaler Körperlängsachse baut sich folgendermaßen auf:

1. Stabilisation der BWS im aufrechten Sitz bei gut eingeordneter Körperlängsachse über längere Zeit bei entspannter Atmung ohne Verlust der Aufrichtung.
2. Stabilisation der BWS bei distalen Bewegungsimpulsen fördert die widerlagernden Muskelaktivitäten in der BWS durch das Armgewicht oder beschleunigte Armbewegungen.
3. Stabilisation der Körperlängsachse im Sinne der kontrollierten Vor- und Rückneigung im Sitz, wobei der Rumpf in den Hüftgelenken extensorisch oder flexorisch verankert werden muss, um die Bewegung des in sich stabilen Rumpfes außerhalb der Vertikalen zu gewährleisten.

4. Training selektiver Bewegungen des Beckens konzentrisch bzw. exzentrisch fallverhindernd bei stabilisierter BWS durch Gewichtsverschiebung nach vorne, hinten oder zur Seite (◨ Abb. 2.3).
5. Eine weitere Steigerungsmöglichkeit für ein funktionelles Rumpftraining ist der Sitz auf einer mobilen Unterlage:
    – Pezziball: Im Sitz auf dem Pezziball sind zwar Bewegungen in mehreren Richtungen möglich, aber durch die Rollbewegung des Balls kommt es zu einer gegenläufigen Bewegung des Beckens in den Hüftgelenken. Bei Patienten mit erhöhtem Tonus kann der Bodenkontakt der Füße eine weitere Tonuserhöhung auslösen, die zur Fixation im Becken führt. Durch die Rolltendenz des Balls und die kleine Kontaktfläche ist der Sitz auf dem Pezziball außerdem eine sehr unsichere Ausgangsstellung für bewegungs- und wahrnehmungsgestörte Menschen (◨ Abb. 2.4).

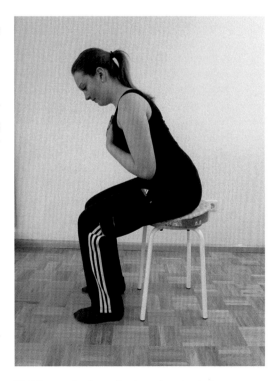

◨ Abb. 2.3 Funktionelles Rumpftraining in Form von Vorneigung der Körperlängsachse und extensorischer Verankerung des Rumpfes in den Hüftgelenken

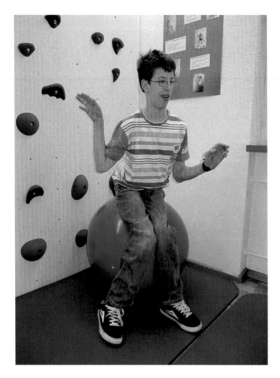

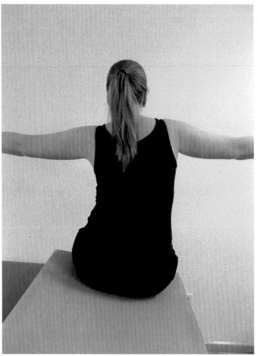

◻ **Abb. 2.4** Für Patienten mit neurologischen Symptomen ist der Sitz auf dem Pezziball eine sehr unsichere Ausgangsstellung

◻ **Abb. 2.5** Sitz-Schaukelbrett

— Sitz-Schaukelbrett: Beim Sitz auf einem Schaukelbrett ohne Bodenkontakt der Füße ist eine Bewegung des Beckens in der Frontalebene möglich. Wird das Schaukelbrett von einer anderen Person bewegt und ist der Patient in der Lage, den Brustkorb zu stabilisieren, kann zumindest in dieser einen Ebene ein *reaktives Becken mobile* geübt werden. Nachteile des Trainings auf dem Sitz-Schaukelbrett sind die horizontale Oberschenkelstellung, die das Halten des Beckens in der Vertikalen erschwert (wie im Stuhlsitz) und die Einschränkung der Bewegungsmöglichkeiten auf nur eine Bewegungsrichtung (◻ Abb. 2.5).

— Rolle: In der Ausgangsstellung „Sitz auf der Rolle ohne Bodenkontakt der Füße" sind die Kontaktflächen im Vergleich zum Sitz auf dem Schaukelbrett günstiger: Durch den medialen Kontakt der Oberschenkel ist die Sitzposition stabiler (▶ Abschn. 2.4 „Gesicherte Ebenen"), und aufgrund der Oberschenkelstellung in ca. 45 Grad fällt das Stabilisieren des Beckens in der Vertikalen leichter. Wird die Bewegung der

Rolle von einer anderen Person durchgeführt, wird dadurch eine *reaktive translatorische Aktivität* im Rumpf provoziert (◻ Abb. 2.6).

Die umfassendste Art des funktionellen Rumpftrainings findet allerdings im Sitz auf dem Pferd bei der *Hippotherapie* statt: Hier werden in der *Vorwärtsbewegung, rhythmisch im Gangtempo* des Menschen, *selektive Bewegungen* des Beckens *reaktiv* in *mehreren Dimensionen* gegen den *stabilen Brustkorb* provoziert (◻ Abb. 2.7).

❯ Die Einzigartigkeit der Hippotherapie besteht aus der mehrdimensionalen Bewegung, die in der Vorwärtsbewegung des Pferdes rhythmisch im Gangtempo des Menschen auf diesen wirken und selektive Reaktionen provoziert!

2.4 Gesicherte Ebenen

2.4.1 Sitz auf dem Stuhl

Im Sitz auf dem Stuhl sind durch die Kontaktflächen dorsal am Gesäß und Oberschenkel

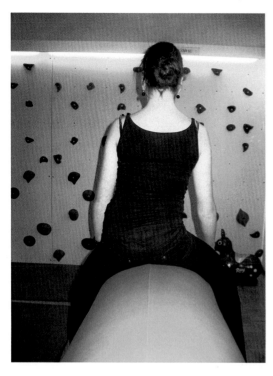

Abb. 2.6 Beim Sitz auf der Rolle wird beim Patienten durch die Rolltendenz eher eine translatorische Aktivität provoziert

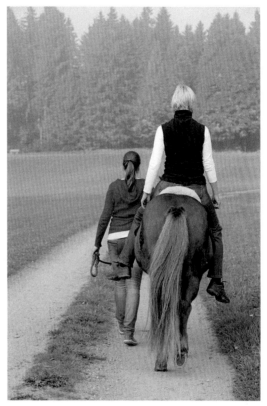

Abb. 2.7 Hippotherapie ist ein dreidimensionales funktionelles Rumpftraining

sowie durch die Fußsohlen am Boden die Bewegungen in der Sagittalebene abgesichert (■ Abb. 2.8).

Das bedeutet, dass eine Schwerpunktverlagerung nach vorne gut gelingen kann. Es kann aber auch leicht passieren, dass das Becken nach hinten kippt, die Lendenwirbelsäule in die Flexion mitnimmt und der Brustkorb seine Stabilität verliert, was eine Totalflexion der Brust- und Lendenwirbelsäule zur Folge hat. Diese Gewohnheitshaltung ist auch bei Bewegungsgesunden häufig zu beobachten (■ Abb. 2.9).

Bei Patienten mit neurologischen Erkrankungen und erhöhter Reflexaktivität können außerdem durch den Bodenkontakt der Fußsohlen pathologische Stoßmuster ausgelöst werden, was meist eine Totalflexion in Lenden- und Brustwirbelsäule zur Folge hat (■ Abb. 2.10).

2.4.2 Sitz auf dem Pferd

Im Therapiesitz auf dem Pferd befinden sich die Kontaktflächen an den Gesäß- und Oberschenkelinnenseiten, was eine Absicherung

von Bewegungen in der Frontal- und Transversalebene bedeutet. Das hat zur Folge, dass die Lateralflexion und Rotation des Beckens in der Lendenwirbelsäule erleichtert werden. Bewegungen in der Sagittalebene sind dagegen labiler (■ Abb. 2.11).

Der Sitz auf dem Pferd mit dem medialen Kontakt der Beine am Pferd bietet auch ein großes Sicherheitsgefühl für den Patienten (■ Abb. 2.12).

2.5 Besonderheiten des Hippotherapie-Sitzes

Im Vergleich zum *Sitz auf dem Stuhl* bestehen folgende Unterschiede:
- Stellung der Beine in Abduktion durch den Spreizsitz auf dem Pferd mit medialem Kontakt (Spastikhemmung)
- Stellung der Oberschenkellängsachse in ca. 45 Grad, dadurch ist nicht so viel Kraft zur flexorischen Verankerung des Beckens in den

2

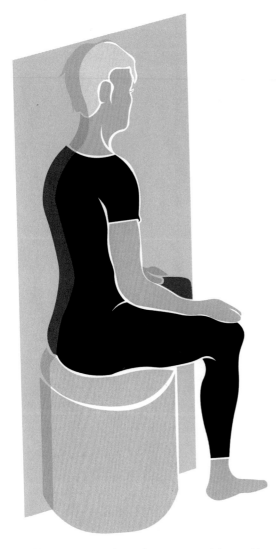

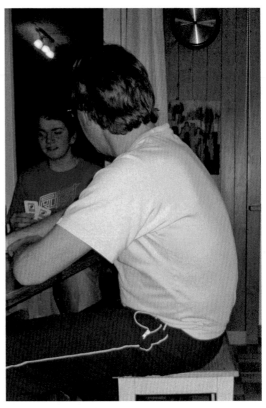

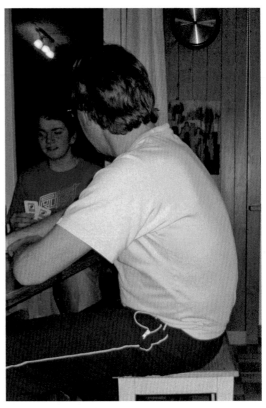

■ **Abb. 2.9** Totalflexion der Wirbelsäule als nachlässige Fehlhaltung bei Bewegungsgesunden

■ **Abb. 2.8** Die gesicherte Ebene im Sitz auf dem Stuhl ist die Sagittalebene. (© Mona von Winning)

Hüftgelenken nötig, um die Beckenlängs-achse vertikal zu halten
— Bei Erwachsenen befinden sich die Füße und die Unterschenkel im Zustand der Hänge-aktivität, bei ganz schmalen Pferden sogar die Oberschenkel. Stehen die Füße in den Bügeln, befinden sich die Beine in Parkier-funktion (Voraussetzung hierfür ist, dass der Aufhängepunkt der Bügel weit genug nach vorne gebracht wird, ansonsten kann es leicht zum Zustand der Stützfunktion kommen, die nicht erwünscht ist). Bei Kindern befinden sich meist nur die Füße in Hängeaktivität, da je nach Größe des Kindes und Breite des Pferdes die Unter- und Oberschenkel Kontakt

zum Pferdekörper haben und dadurch par-kiert sind.
— Bewegungen in der Frontal- und Trans-versalebene sind durch die veränderten Kontaktflächen besser abgesichert, die Bewegungen in der Sagittalebene sind labiler (▶ Abschn. 2.4 „Gesicherte Ebenen").
— Die veränderte Umschaltung der Bewegung bei vertikal stehendem Becken und ein-geordneten Körperabschnitten in der Körper-längsachse findet an der Kontaktstelle der Sitzbeinknochen am Sattel statt, dadurch kann die Primärbewegung des Pferdes direkt auf den Rumpf wirken und wird nicht durch pathologische Reaktionen der Beine gestört (■ Abb. 2.13).

Die Unterschiede zum *Reitsitz* bestehen grund-legend darin, dass bei der Hippotherapie kein aktiver Einfluss auf das Pferd genommen wird. Im Reitsitz stehen die Füße in den Bügeln, die direkt unterhalb des Hüftgelenks eingehängt sind und die Beine befinden sich meist im

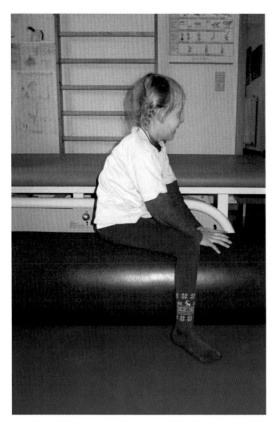

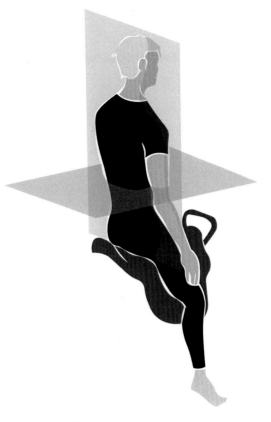

Abb. 2.10 Flexion der Lenden- und Brustwirbelsäule durch das Auslösen von pathologischem Tonus bei Fuß-Boden-Kontakt

Abb. 2.11 Die gesicherten Ebenen im Sitz auf dem Pferd sind die Frontal- und die Transversalebene. (© Mona von Winning)

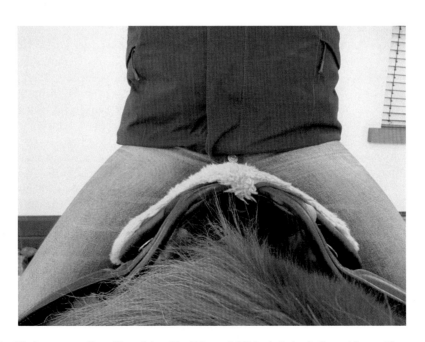

Abb. 2.12 Die Ausgangsstellung Sitz auf dem Pferd bietet viel Sicherheit durch die gesicherten Ebenen – deutlich mehr als der Sitz auf einem Pezziball!

2

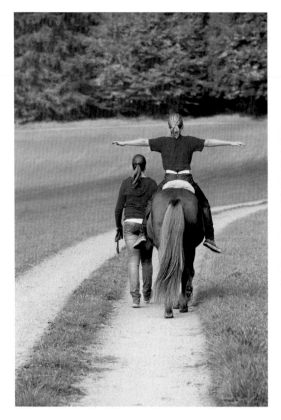

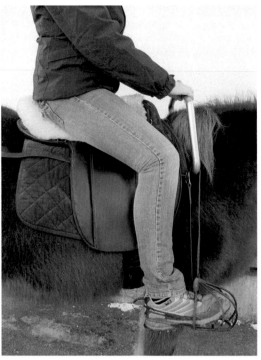

Abb. 2.14   Hippotherapiesitz

Abb. 2.13   Im Spreizsitz ist der pathologische Tonus der Beine ausgeschaltet

Aktivitätszustand der Stützfunktion. Für die aktive Einwirkung beim Reiten muss eine vermehrte adduktorische und extensorische Muskelaktivität erfolgen, was zu einer veränderten Beckenstellung führt (**Abb. 2.14 und 2.15**).

2.6 Bewegungsübertragung

Die Bewegungsanalyse der Primärbewegungen des Pferdes und der Reaktionen des Patienten erfolgt nach den Grundlagen der Hippotherapie-K® (Künzle 2000).

2.6.1 Bewegungen des Pferdes = Primärbewegungen

Die Bewegung des Pferdes im Schritt ist eine dreidimensionale Bewegung, die in einer Kombination aus Bewegungs- und Verschiebeebenen stattfindet.

Voraussetzung für eine optimale Bewegungsübertragung ist eine dem Patienten angepasste Schrittbewegung in Amplitude und Frequenz (**Abb. 2.16 und 2.17**).

<Bewegungs- und Verschiebeebenen des Pferdes>
- VW: In Richtung der Vorwärtsbewegung findet eine Standortveränderung statt.
- F: In der Frontalebene findet die Lateralflexion in der Wirbelsäule des Pferdes statt, in der frontalen Verschiebeebene kommt es zu einer räumlichen Verschiebung nach rechts und links.
- T: In der Transversalebene findet die Drehung des Pferdebrustkorbs um die eigene Achse statt, was an der seitlichen Kippbewegung der Sattellage nach rechts und links sichtbar wird.
- S: In der Symmetrieebene findet die Flexion und Extension in der Wirbelsäule des Pferdes statt, in der sagittalen Verschiebeebene kommt es zu einer räumlichen Verschiebung nach oben und unten.
- H: In der horizontalen Verschiebeebene kommt es durch die alternierende Schubbewegung aus der Hinterhand zu einem

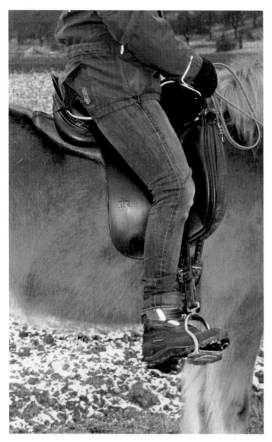

□ **Abb. 2.15** Reitsitz

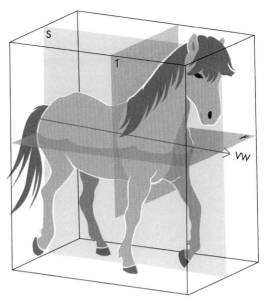

□ **Abb. 2.16** Bewegungs- und Verschiebeebenen der Pferdebewegungen:
VW Vorwärtsrichtung
F Frontalebene und frontale Verschiebeebene
T Transversalebene
S Symmetrieebene und sagittale Verschiebeebene.
(© Mona von Winning)

wechselseitigen Vorwärtsschub der rechten und linken Brustkorbseite des Pferdes.
(© Mona von Winning)

Die Primärbewegungen können unterteilt werden in
— Zwingende Primärbewegungen und
— Subtile Primärbewegungen

„Zwingende" Primärbewegungen sind jene Pferdebewegungen, die eine Standortveränderung zwingend mit sich bringen und gegen die sich der Patient nicht sperren kann. Dazu gehören:
— Schub des Pferdes nach vorne
— Verschiebung der Sitzfläche nach oben und unten
— Verschiebung der Sitzfläche nach rechts und links

❯ Die zwingenden Primärbewegungen können vom Patienten nicht unterdrückt werden!

Die *subtilen Primärbewegungen* sind die feinen Bewegungen des Pferderückens, die vom Patienten unterdrückt werden können, wenn dieser sich fixiert und steif macht. Es sind dies:
— Rotation des Pferdebrustkorbs
— homolaterales alternierendes Vorschieben der Sattellage des Pferdes

Können diese Bewegungen bei stabilem Brustkorb vom Patienten aufgenommen werden, dann schult man gangtypische Reaktionen im Brustkorb und gleichzeitig ein mobiles Becken in der Frontal- und Transversalebene.

❯ Die subtilen Primärbewegungen können vom Patienten leicht unterdrückt werden!

2.6.2 Zwingende Primärbewegungen

2.6.2.1 Schub nach vorne

Die wichtigste zwingende Primärbewegung ist der Schub des Pferdes in Verlängerung seiner Körperlängsachse in Vorwärtsrichtung. Diese Bewegung ist eine Resultante aus dem abwechselnden

2

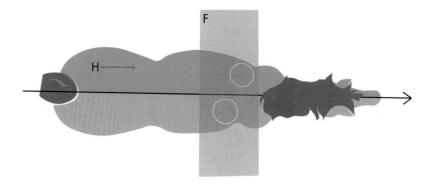

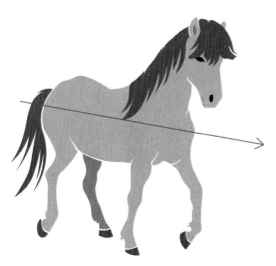

◼ Abb. 2.17   Bewegungs- und Verschiebeebenen der Pferdebewegungen:
VW Vorwärtsrichtung
F Frontalebene und frontale Verschiebeebene
H Horizontale Verschiebeebene.
(© Mona von Winning)

Abfußen der rechten/linken Hinterhand und bewirkt ein horizontales Verschieben des Beckens nach vorne. Die adäquate Reaktion des Patienten auf den Schub nach vorne ist ein sich bei jedem Schritt wiederholendes kurzzeitiges Zurückbleiben und wieder rhythmisches „Einsortieren" des Brustkorbs über dem Becken = *Horizontales Becken mobile* (◼ Abb. 2.18 und 2.19).

2.6.2.2 Verschiebung nach oben und unten

Abhängig von der Beinlänge und der Bewegungsintensität des Pferdes kommt es zu einer größeren oder kleineren Hoch-/Tiefbewegung der Sattellage,

◼ Abb. 2.18   Der Schub nach vorn ist die wichtigste zwingende Primärbewegung, da sie eine hochdifferenzierte Bewegungsantwort des Patienten verlangt. (© Mona von Winning)

die zu dezenten Kompressions- und Traktionseffekten auf die Wirbelsäule des Patienten führen. Den Bewegungsausschlag kann man an der Hoch-/Tiefbewegung des Scheitelpunktes erkennen.

Gegen diese zwingende Primärbewegung kann sich der Patient nicht sperren, sie erfordert aber auch keine differenzierte Haltungsreaktion (◼ Abb. 2.20). (© Mona von Winning).

2.6.2.3 Verschiebung nach rechts und links

Je nach Größe, Körperbau und Geschwindigkeit des Pferdes kommt es zu einer mehr oder weniger ausgeprägten Verschiebung der Sattellage nach rechts und links und fordert somit vom Patienten eine Haltungsreaktion in Form von lateralflexorischer Aktivität im Rumpf und adduktorischer Aktivität in den Hüftgelenken zur Stabilisation des aufgerichteten Rumpfes gegen die Gewichtsverschiebung (◼ Abb. 2.21).

Auch bei dieser zwingenden Primärbewegung wird der Patient unweigerlich mitgenommen, ob er will oder nicht.

Nicht verwechselt werden darf die Reaktion des Patienten auf diese Bewegung in der horizontal stehenden frontalen Verschiebeebene mit der Reaktion auf die Bewegung der subtilen Primärbewegung in der vertikal stehenden Transversalebene.

2.6.3 Subtile Primärbewegungen

2.6.3.1 Rotation des Pferdebrustkorbs

Diese Primärbewegung findet in der vertikal stehenden Transversalebene statt, dabei dreht sich

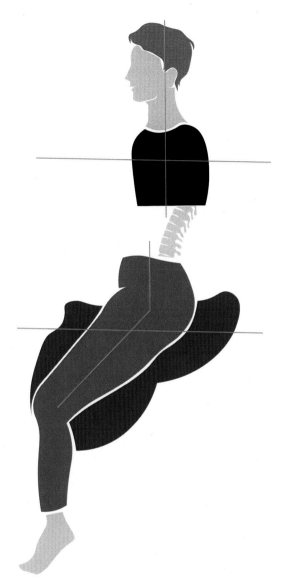

der Pferdebrustkorb um die eigene, horizontal stehende Achse.

Vom Abfußen der Hinterhand bis zum Auffußen dreht sich der Pferdebrustkorb auf der Seite des Schwungbeins nach unten und nimmt das Becken des Patienten in der Frontalebene mit. Dies geschieht alternierend rhythmisch im Gangtempo mit einer rechts-links-konkaven Lateralflexion in der Lendenwirbelsäule, die im Körperabschnitt Brustkorb aktiv widerlagert werden muss = *Frontales Becken mobile* (◻ Abb. 2.22 und 2.23).

2.6.3.2 alternierendes Vorschieben der Sitzfläche des Pferdes in der horizontalen Verschiebeebene

Durch den alternierenden Abdruck der Hinterhand wird abwechselnd rhythmisch die rechte und linke Sattel- bzw. Beckenseite des Patienten horizontal nach vorne geschoben (◻ Abb. 2.24).

Als weiterlaufende Bewegung kommt es zu einer Rotation des Beckens gegenüber dem stabilen Brustkorb = *Transversales Becken mobile* (◻ Abb. 2.25).

Gleichzeitig kommt es zu einer *Drehpunktverschiebung des Hüftgelenks* mit Extension vom distalen Gelenkpartner aus, was am verzögerten Nachkommen des Kniegelenks in Bezug auf das Hüftgelenk erkennbar ist. Bei locker hängenden Beinen kann ein Pendeln des Unterschenkels, evtl. sogar des Oberschenkels, beobachtet werden. Befinden sich die Füße in den Steigbügeln, ist dieses Bewegung praktisch nicht möglich. (◻ Abb. 2.26).

Können die Arme frei hängen und wird der Brustkorb dynamisch gegen das transversale Becken mobile stabilisiert, kann ein *reaktiver Armpendel* im Schrittrhythmus entstehen. Das Armgewicht wirkt dabei als träge Masse und bleibt erst einmal hinter dem Rumpf zurück. Der Armpendel findet wie beim Gehen gegengleich zur Beckenrotation und zur Vorhand des Pferdes statt (◻ Abb. 2.27).

2.6.4 Dreidimensionales funktionelles Rumpftraining

Die drei entscheidenden Primärbewegungen und Reaktionen im Rumpf sind
— Schub des Pferdes nach vorne mit Reaktion *„Horizontales Becken mobile"*
— Brustkorbrotation des Pferdes mit Reaktion *„Frontales Becken mobile"*
— homolaterales alternierendes Vorschieben der Sattellage des Pferdes mit Reaktion *„Transversales Becken mobile"*

2

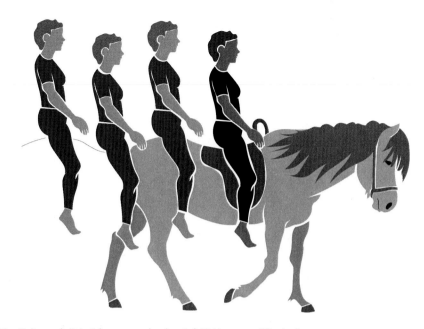

◘ Abb. 2.20   Zwingende Primärbewegung hoch – tief. (© Mona von Winning)

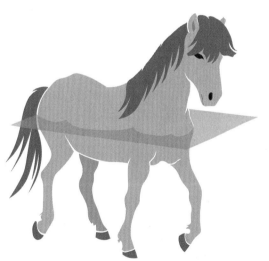

◘ Abb. 2.21   Frontalebene und frontale Verschiebeebene. (© Mona von Winning)

2.6.4.1 **Horizontales Becken mobile**

■ Primärbewegung
Phase 1:

Abstoß der rechten/linken Hinterhand des
Pferdes

→ Das Becken des Patienten wird von der
Kontaktfläche Sitzknochen/Sattellage nach
vorne transportiert.

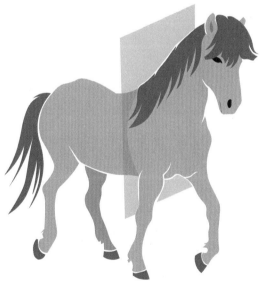

◘ Abb. 2.22   Die subtile Primärbewegung
Brustkorbrotation des Pferdes findet in der vertikal
stehenden Transversalebene statt. (© Mona von Winning)

Phase 2:

Auffußen der homolateralen Vorhand =
Begrenzung des weiterlaufenden Effektes der
zwingenden Primärbewegung

→ Der Brustkorb des Patienten kommt verzögert translatorisch nach (◘ Abb. 2.28).

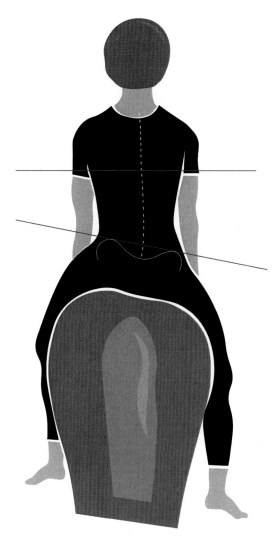

Patienten-Beckens nach vorne und hinten vor. Tatsächlich wird aber das Becken bei adäquater Pferdebewegung mit stabilisierter vertikaler Längsachse nach vorne transportiert, und beim anschließenden Auffußen der Vorhand kommt als weiterlaufende Bewegung der Brustkorb des Patienten mit stabilisierter Längsachse verzögert translatorisch nach.

Lediglich bei zu großer Bewegungsamplitude und zu langsamem Tempo, wie es bei Großpferden oft der Fall ist, kann es zu einer kurzen rückläufigen Bewegung des Beckens kommen. Gelingt es dem Patienten nicht, diese Bewegung aufnehmen, wird er sich verkrampfen. Damit ist die Aufnahme der subtilen Primärbewegungen blockiert.

> Die optimale Übertragung und Aufnahme der Bewegung kann nur geschehen, wenn folgende *Voraussetzungen* gewährleistet sind
> - gleichbleibender Druck beider Sitzbeinknochen
> - Kontaktfläche Körper – Pferd bleibt erhalten
> - Bewegung des Beckens wird wahrgenommen
> - Längsachse des Beckens, des Brustkorbs und des Kopfes bleiben vertikal eingestellt
> - Sagittotransversaler Brustkorbdurchmesser bleibt horizontal
> - Frontotransversaler Thoraxdurchmesser bleibt horizontal und rechtwinklig zur Fortbewegungsrichtung

■ **Abb. 2.23** Die adäquate Reaktion auf die subtile Primärbewegung Brustkorbrotation des Pferdes ist das frontale Becken mobile. (© Mona von Winning)

Diese Bewegung ist die dominante zwingende Primärbewegung und wiederholt sich rhythmisch. Der rhythmische Schub nach vorne täuscht eine scheinbare Schaukelbewegung des

■ **Reaktion/Bewegungseffekt**

Die erwünschte Wirkung der Primärbewegung auf den Patienten

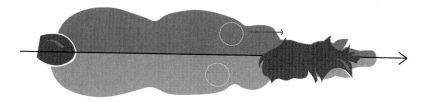

■ **Abb. 2.24** Die subtile Primärbewegung alternierendes Vorschieben der Sitzfläche des Pferdes findet in der horizontalen Verschiebeebene statt. (© Mona von Winning)

2

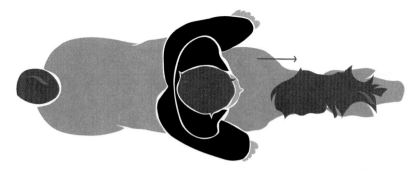

◘ **Abb. 2.25**   Die adäquate Reaktion auf die subtile Primärbewegung alternierendes Vorschieben der Sitzfläche des Pferdes ist das transversale Becken mobile. (© Mona von Winning)

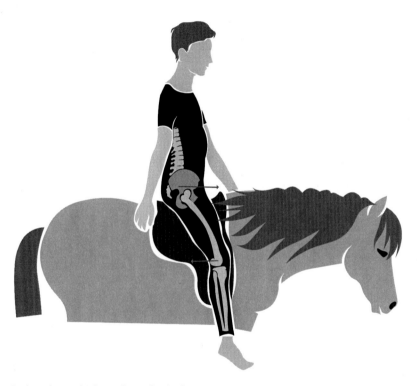

◘ **Abb. 2.26**   Drehpunktverschiebung des Hüftgelenks. (© Mona von Winning)

— Das Becken „verschmilzt" mit der Unterlage und wird mit Hilfe der Hüftmuskulatur flexorisch und extensorisch verankert
— KA Brustkorb wird in Extension dynamisch stabilisiert
— Stabilisation der vertikalen KLA durch flexorische Verankerung in den Hüftgelenken (gangtypische Gleichgewichtsreaktion)
— Translation Becken-Brustkorb = Auffangen der Primärbewegung im Bereich obere Lendenwirbelsäule/untere Brustwirbelsäule (◘ Abb. 2.29).

2.6.4.2   Frontales Becken mobile

■ Primärbewegung

Durch die im Schritt des Pferdes stattfindende Drehung des Pferdebrustkorbs in der Transversalebene des Pferdes kommt es zu einer Kippbewegung der Sattelfläche nach links/rechts unten (◘ Abb. 2.30).

Diese Bewegung findet rhythmisch alternierend im Gangtempo statt, bei Pferden mit einer Passtendenz im Schritt wird sie besonders betont. Es handelt sich hierbei um eine sehr

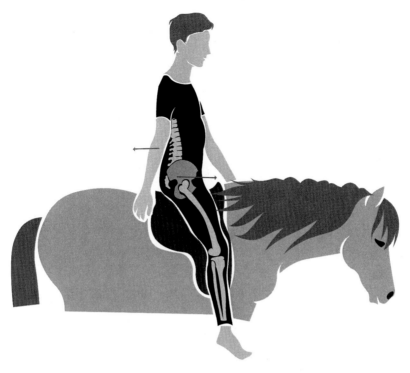

⊡ Abb. 2.27   Reaktiver Armpendel. (© Mona von Winning)

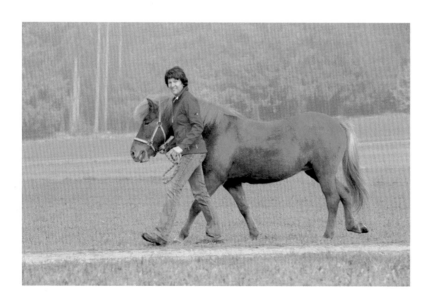

⊡ Abb. 2.28   Die Primärbewegung für das horizontale Becken mobile ist die Vorwärtsbewegung des Pferdes im Schritt

subtile, differenzierte Pferdebewegung, die oft nicht spontan aufgenommen werden kann.

Die *Voraussetzungen* für die optimale Bewegungsübertragung und -aufnahme sind dieselben wie beim horizontalen Becken mobile (▶ Abschn. 2.6.4.1).

- **Reaktion/Bewegungseffekt**
- Mitbewegung des Beckens alternierend nach rechts und links unten
- Lateralflexion in der Lendenwirbelsäule
- lateralflexorische Widerlagerung in der Brustwirbelsäule (gangtypische

2

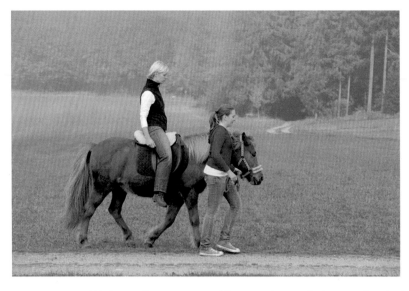

◨ **Abb. 2.29**   Kurzzeitiges Zurückbleiben und verzögertes Nachkommen des Brustkorbes im Schrittrhythmus sind der Hinweis auf ein funktionierendes horizontales Becken mobile

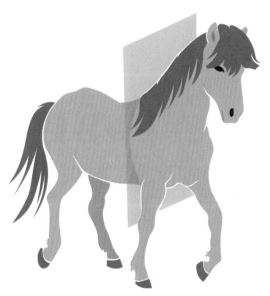

◨ **Abb. 2.30**   Die Primärbewegung für das frontale Becken mobile ist die Rotation des Pferdebrustkorbs. (© Mona von Winning)

Haltungsreaktion im Körperabschnitt Brustkorb) (◨ Abb. 2.31)

2.6.4.3 Transversales Becken mobile

▪ Primärbewegung

Der alternierende Schub der Hinterhand rechts/ links im Schritt bewirkt, dass die Sattellage im

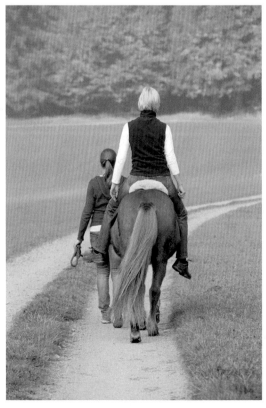

◨ **Abb. 2.31**   Frontales Becken mobile

Gangrhythmus einseitig alternierend nach vorne transportiert wird. Diese subtile Primärbewegung findet in der horizontalen Verschiebeebene statt. (◻ Abb. 2.32).

Die *Voraussetzungen* für die optimale Bewegungsübertragung und -aufnahme sind dieselben wie beim horizontalen Becken mobile (▸ Abschn. 2.6.4.1).

- ▪ Reaktion/Bewegungseffekt
- ▬ Mitbewegung des Beckens alternierend nach rechts und links vorne
- ▬ Rotation in der Lendenwirbelsäule
- ▬ rotatorische Widerlagerung in der Brustwirbelsäule (gangtypische Haltungsreaktion im Körperabschnitt Brustkorb)
- ▬ Verstärkung der Extension im Hüftgelenk durch Drehpunktverschiebung, wenn das Bein frei hängt (◻ Abb. 2.33)

2.7 Beobachtungskriterien

Mit Hilfe der hier beschriebenen Beobachtungspunkte und -linien sowie deren Stellung im Raum und im Bezug zueinander als auch die Veränderung ihrer Stellung bei Bewegung im Raum und zueinander können Haltungen und Bewegungen exakt beschrieben und im Vergleich mit der „Norm"-Vorstellung beurteilt und analysiert werden.

2.7.1 Beobachtungslinien und -punkte von hinten/vorne (◻ Abb. 2.34)

1. Scheitelpunkt
2. Körperlängsachse (KLA) bestehend aus:
3. Kopflängsachse
4. Brustkorblängsachse

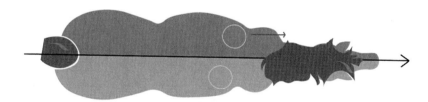

◻ Abb. 2.32 Die Primärbewegung für das transversale Becken mobile ist der einseitig alternierende Vorwärtstransport der Sattellage. (© Mona von Winning)

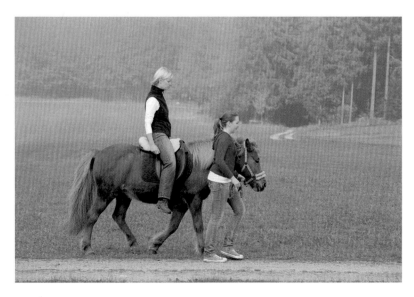

◻ Abb. 2.33 Transversales Becken mobile

2

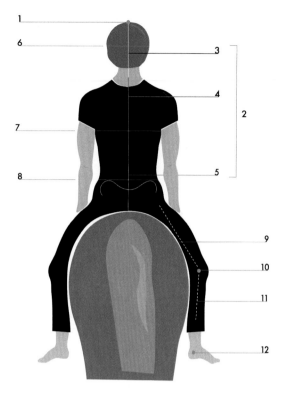

Abb. 2.34   Beobachtungspunkte und -linien von hinten. (© Mona von Winning)

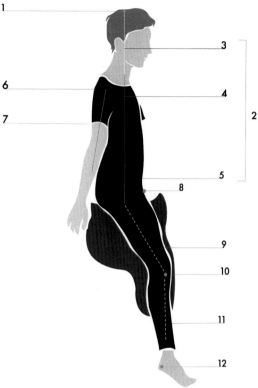

Abb. 2.35   Beobachtungslinien und -punkte von der Seite. (© Mona von Winning)

5. Beckenlängsachse
6. Verbindungslinie der Augen
7. Frontotransversaler Thoraxdurchmesser
8. Verbindungslinie der Spinae
9. Oberschenkellängsachse
10. Distanzpunkt Knie
11. Unterschenkellängsachse
12. Distanzpunkt Ferse

Linien 1–4, 6 und 7 bleiben stabilisiert, alle anderen bewegen synchron mit der Bewegung des Pferdes.

2.7.2 Beobachtungslinien und -punkte von der Seite (□ Abb. 2.35)

1. Scheitelpunkt
2. Körperlängsachse (KLA) bestehend aus :
3. Kopflängsachse
4. Brustkorblängsachse

5. Beckenlängsachse
6. Oberarmlängsachse
7. Sagittotransversaler Thoraxdurchmesser
8. Spina iliaca anterior superior
9. Oberschenkellängsachse
10. Distanzpunkt Knie
11. Unterschenkellängsachse
12. Distanzpunkt Ferse

Linien 1–4 und 7 bleiben stabilisiert, alle anderen bewegen synchron mit der Bewegung des Pferdes.

Literatur

Klein-Vogelbach S (2000) Funktionelle Bewegungslehre – Bewegung lehren und lernen, 5. Aufl. Berlin, Springer

Künzle U (2000) Hippotherapie auf den Grundlagen der Funktionellen Bewegungslehre Klein-Vogelbach. Springe, Berlin

Das Therapiepferd

© Springer-Verlag GmbH Deutschland, ein Teil von Springer Nature 2019
A. Soehnle, S. Lamprecht, *Hippotherapie,* https://doi.org/10.1007/978-3-662-59234-2_3

3

„Ein Pferd ist kein Therapiegerät, sondern ein hochdifferenziertes und sozialisiertes Lebewesen, welches zum Erfolg der heilpädagogischen und hippotherapeutischen Behandlung oder im Behindertenreitsport nur dann beitragen kann, wenn es in Exterieur, Interieur und Bewegungsablauf geeignet, sachgemäß ausgebildet, kenntnisreich und verständnisvoll eingesetzt und körperlich gesund und leistungsfähig ist." Das schrieb Prof. Dr. med.vet. Ewald Isenbügel in seiner Einleitung für die erste Auflage dieses Buches.

3.1 Pferdeschritt

Nur im Schritt wird die dreidimensionale Bewegung, die für die Hippotherapie besonders wichtig ist, auf den Patienten übertragen. Der Schritt ist die einzige Gangart des Pferdes, die keine Schwungphase hat und bei der zu jedem Zeitpunkt mindestens zwei Füße am Boden sind. Jedes Bein befindet sich länger am Boden als in der Luft. Dies ist in folgendem Schritt-Diagramm deutlich zu erkennen (□ Tab. 3.1).

Die Schrittlänge eines Kleinpferdes beträgt ca. 1,0 m. Dies führt bei einer durchschnittlichen Frequenz von 100 bis 120 Schritten pro Minute zu einer Wegleistung von ca. 6 km pro Stunde.

3.1.1 Fußfolge im Schritt

Die Hufe fußen im Schritt immer nach der einfachen Regel auf: Nach einem Hinterhuf folgt immer der gleichseitige Vorderhuf, und nach einem Vorderhuf folgt immer der diagonale Hinterhuf – immer in der Reihenfolge hinten links, vorne links, hinten rechts, vorne rechts (□ Abb. 3.1).

3.1.2 Phasenfolge im Schritt (Feldmann und Rostock 2002)

Der Pferdeschritt ist ein Viertakt mit 8 Phasen. Dreibein- und Zweibeinstützen wechseln sich ab, wobei die Zweibeinstützen abwechselnd diagonal und lateral zustande kommen.
1. Hintere Dreibeinstütze rechts (□ Abb. 3.2)
2. Diagonale Zweibeinstütze vorne rechts/hinten links (□ Abb. 3.3)

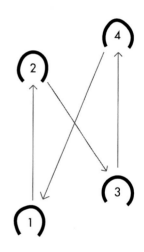

□ **Abb. 3.1**   Fußfolge im Schritt

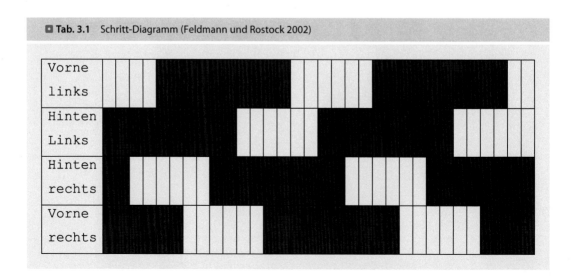

□ **Tab. 3.1**   Schritt-Diagramm (Feldmann und Rostock 2002)

Vorne links																													
Hinten Links																													
Hinten rechts																													
Vorne rechts																													

3.1 · Pferdeschritt

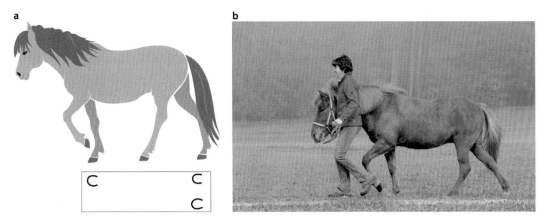

■ **Abb. 3.2** Bei der hinteren Dreibeinstütze rechts hat nur der linke Vorderhuf keinen Bodenkontakt

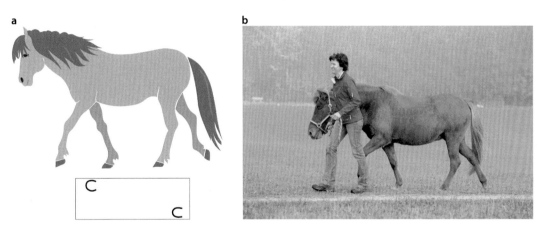

■ **Abb. 3.3** Bei der diagonalen Zweibeinstütze vorne rechts/hinten links haben der linke Vorder- und der rechte Hinterhuf keinen Bodenkontakt

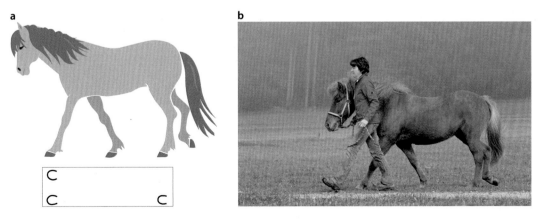

■ **Abb. 3.4** Bei der vorderen Dreibeinstütze links hat nur der rechte Hinterhuf keinen Bodenkontakt

3. Vordere Dreibeinstütze links (◻ Abb. 3.4)
4. Laterale Zweibeinstütze links (◻ Abb. 3.5)
5. Hintere Dreibeinstütze links (◻ Abb. 3.6)
6. Diagonale Zweibeinstütze hinten rechts/vorne links (◻ Abb. 3.7)
7. Vordere Dreibeinstütze rechts (◻ Abb. 3.8)
8. Laterale Zweibeinstütze rechts (◻ Abb. 3.9)

In den Phasen der hinteren Dreibeinstütze hebt sich der Widerrist und bei der vorderen Dreibeinstütze hebt sich die Kruppe. Kopf und Hals heben und senken sich rhythmisch.

In der Wirbelsäule des Pferdes kommt es während der diagonalen Zweibeinstütze zu einer C-förmigen Krümmung, bei der lateralen Zweibeinstütze zu einer S-förmigen Krümmung.

3.1.3 Bewegungsphasen eines Beines im Schritt (Feldmann und Rostock 2002)

Jedes einzelne Bein durchläuft im Schritt folgende Phasen:
- Stützen
- Stemmen
- Abfußen
- Schwingen
- Auffußen (◻ Abb. 3.10)

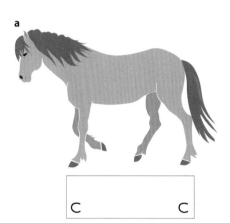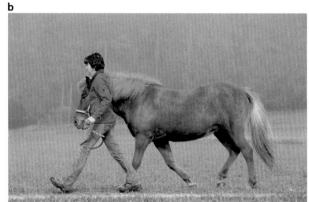

◻ **Abb. 3.5** Bei der lateralen Zweibeinstütze links haben der rechte Vorder- und Hinterhuf keinen Bodenkontakt

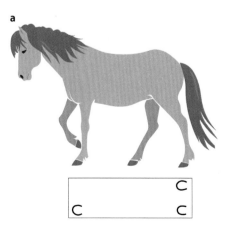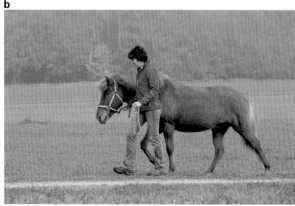

◻ **Abb. 3.6** Bei der hinteren Dreibeinstütze links hat nur der rechte Vorderhuf keinen Bodenkontakt

a b

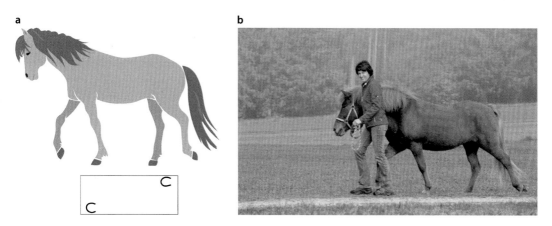

■ **Abb. 3.7** Bei der diagonalen Zweibeinstütze hinten rechts/vorne links haben der rechte Vorder- und der linke Hinterhuf keinen Bodenkontakt

a b

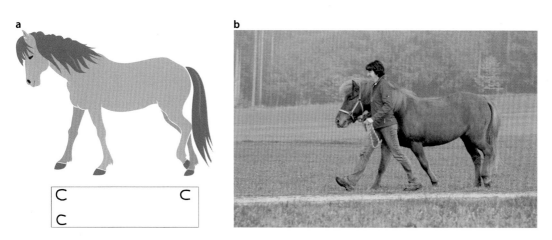

■ **Abb. 3.8** Bei der vorderen Dreibeinstütze rechts hat nur der linke Hinterhuf keinen Bodenkontakt

a b

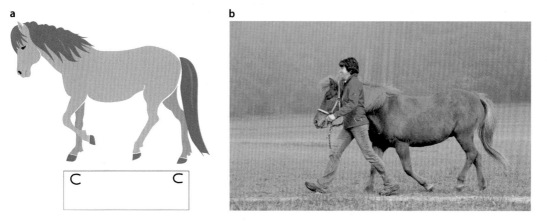

■ **Abb. 3.9** Bei der lateralen Zweibeinstütze rechts haben der linke Vorder- und Hinterhuf keinen Bodenkontakt

3

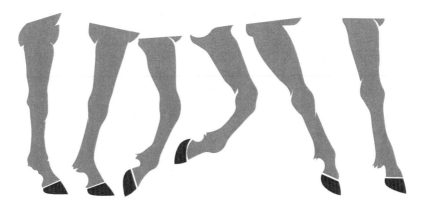

◻ **Abb. 3.10**   Bewegungsphasen eines Beines

Die Schrittbewegung und die dadurch
übertragene Bewegung auf den
Patienten ist abhängig von
- der Größe des Pferdes
- dem Körperbau des Pferdes
- den Bewegungsanlagen des Pferdes (z. B. Tendenz zum Pass)
- dem Trainingszustand des Pferdes
- der Beschaffenheit der Therapiestrecke

Das Pferd soll in der Therapie
- Zügig vorwärtsgehen (Frequenz ca. 120 Schritte in der Minute, entsprechend der Schrittfrequenz des Menschen)
- Rhythmisch und gehwillig vorwärtsschreiten
- Ruhig und ausgeglichen gehen, der Kopf dabei gerade halten
- Den Rücken gelöst schwingen lassen

❯ Hilfszügel stören das freie Schwingen des Pferderückens!
Die Schrittfrequenz, die der des Menschen entspricht, bietet ein Islandpferd mit seiner natürlichen Gangfreudigkeit an.

3.2 Pferdeauswahl

An das Therapiepferd werden sowohl psychisch als auch physisch bestimmte Anforderungen gestellt.

3.2.1 Psychische Voraussetzungen

Das Pferd sollte einen einwandfreien Charakter haben, d. h., dass es ruhig uns zuverlässig in seinem Wesen ist. Außerdem sollte es gelassen und schreckfrei sein.

Weiterhin wird ein ausgeglichenes Temperament erwartet. Darunter versteht man, dass das Verhalten berechenbar sein soll. Launische Pferde sind nicht geeignet. Es soll gehfreudig sein und die Schrittfrequenz von 110 bis 120 Schritte pro Minute gelassen gehen, ohne dass der Pferdeführer viel einwirken muss. Außerdem wird eine gute Kooperationsbereitschaft erwartet.

Zum Teil sind die psychischen Voraussetzungen genetisch vorgegeben. Durch Training, Haltung und Bodenarbeit können diese jedoch günstig beeinflusst werden.

Bei Pferden gibt es genau wie bei Menschen unterschiedliche Charaktere. Manche Pferde sind ängstlich oder schreckhaft, andere sind sehr dominant oder lassen sich nicht aus der Ruhe bringen. Diese Charaktere muss man bei der Auswahl und bei der Ausbildung des Pferdes berücksichtigen und individuell darauf eingehen.

Zur objektiven Erfassung von *Temperament- und Charaktereigenschaften* gibt es einige valide Tests, die allerdings selten angewandt werden. Dazu gehören:
- der Novel-Object-Test (NOT)

Bei diesem Test werden die Reaktionen eines Tieres auf unbekannte Gegenstände wie bunte Regenschirme, Luftballons o. ä. beobachtet und aufgezeichnet.

Dokumentiert und analysiert werden die Zeit bis zur Annäherung an das Objekt (Wolff et al. 1997; Ley et al. 2007), der Abstand zum Objekt, die Berührungsintensität, der Körperausdruck bzw. das Ausdrucksverhalten (Forkman et al. 2007) oder die Art der Bewegung.

— der Startling oder Surprise Test

Hierbei wird die Reaktion auf einen Fluchtreiz untersucht. Es wird ein optischer, akustischer oder kombinierter Angst auslösender Stimulus verwendet, um Flucht zu induzieren (Lansade et al. 2008; Goslar 2011; Noble et al. 2013). Stärke und Dauer des Fluchtinstinktes werden bewertet.

— der Open-Field-Test

Hier geht es vor allem darum, das freilaufende Pferd und seine Reaktion auf soziale Separation zu beobachten. Dabei werden Bewegungen, Lautäußerungen und Reaktionen während einer definierten Zeitspanne, auch mit Hilfe von Videoüberwachungen, protokolliert (Fraser 1997).

— der Handlingtest

Dieser wird dazu verwendet, die Reaktion des Tieres auf den Menschen einzuschätzen. Auch die Auswirkung von Handlingmaßnahmen des Menschen am Pferd und die Reaktion darauf kann ermittelt werden (Visser et al. 2001).

3.2.2 Physische Voraussetzungen

— *Größe:* Um die Therapie optimal durchführen zu können, sollte das Pferd eine bestimmte Größe nicht überschreiten (▶ Abschn. 2.6). Außerdem ist nur bei einem Kleinpferd (Widerristhöhe ca. 130–145 cm) eine direkte Hilfegebung am Patienten durch den Therapeuten möglich.
— Der *Brustkorbdurchmesser* bzw. die Breite der Sattellage muss dem Patient eine optimale Sitzposition im Spreizsitz ermöglichen. Bei sehr breiten Pferden ist sehr viel Spreizfähigkeit der Beine erforderlich, um auf dem Pferd sitzen zu können.
— Das Pferd sollte ein *Gewichtsträger* sein. Dies erkennt man an den Proportionen des Pferdes. Ein Pferd mit kräftigen Röhrbeinen und einem kurzen Rumpf kann mehr Gewicht tragen als ein Pferd mit dünnen Röhrbeinen und einem langen Rumpf. Dagegen schwingt

ein langer Rücken besser als ein kurzer. Ein guter Trainingszustand mit gleichmäßig auftrainierter Muskulatur dient der Rumpfstabilisation und kann die Belastungstoleranz erhöhen, ebenso ein ausgewogenes Ausgleichsprogramm (Gymnastizieren, Dehnen).

— Ein *adäquater Schritt* des Pferdes bezüglich Rhythmus, Tempo und Amplitude ermöglicht eine optimale Übertragung der Bewegung auf den Patienten.

Der Schritt muss einen gleichmäßigen Rhythmus haben. Steht ein Pferd zur Verfügung, das einen Schritt mit Passtendenz hat, ist das sehr günstig für die Bewegungsübertragung des „Frontalen Becken mobile" (▶ Abschn. 2.6.3).

Das Therapiepferd soll eine Schrittfrequenz von 110 bis 120 Schritte pro Minute haben, was der durchschnittlichen Schrittfrequenz eines Erwachsenen entspricht. Außerdem soll es auf Kommando das Tempo variieren können.

Die Schrittlänge (Amplitude) ist abhängig von
— der Größe des Pferdes
— der Konstitution (z. B. je schräger die Schulter, desto größer die Schrittlänge)
— der Kondition
— der Rasse

Der Bewegungsablauf wird beeinflusst durch
— den Gliedmaßenbau
— die Konstitution (kurzer oder langer Rücken)
— die Schrittgeschwindigkeit, -frequenz und -amplitude
— die individuelle Aktion
— das Terrain (Teer, Wiese, Sand, Kies)

Im Idealfall steht eine Auswahl an verschiedenen geeigneten Kleinpferden als Therapiepferde zur Verfügung. Günstig ist dabei, wenn die Therapiepferde unterschiedliche Bedingungen in Größe, Rumpfumfang und Bewegungsablauf im Schritt mit sich bringen. So kann befundorientiert und individuell für jeden Patienten das passende Therapiepferd gefunden werden (◘ Abb. 3.11).

3

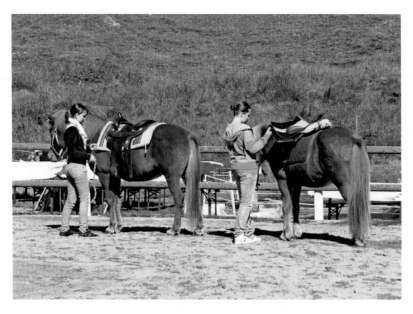

◨ **Abb. 3.11**   Ideal ist es, wenn mehrere unterschiedliche Therapiepferde zur Auswahl stehen

3.3 Pferdehaltung

Hier soll speziell auf die Haltung von Therapiepferden eingegangen werden. Ein Therapiepferd
kann auf unterschiedliche Weise gehalten werden:

- Offenstallhaltung
- Laufstallhaltung
- Paddockboxenhaltung

Jede dieser Formen der Pferdehaltung hat Vor-
und Nachteile. Die Pferde sollten, wenn möglich,
artgerecht gehalten werden. *Artgerecht* heißt,
entsprechend ihrer Natur. Ein Pferd ist ein Lauf-
und Herdentier. Mangelnde Bewegung führt zu
Körper- und Verhaltensstörungen. Ein Pferd
braucht den sozialen, aber auch den körperlichen
Kontakt zu Artgenossen (◨ Abb. 3.12).

Artgerecht bedeutet auch, dass man den verschiedenen Pferderassen gerecht wird. Diese
brauchen unterschiedliche Haltung, Pflege und
Beanspruchung.

Hier soll speziell auf die Haltung von Islandpferden eingegangen werden. Ein Islandpferd
lebt auf Island meist in großen Herden mit sehr
viel Platzangebot. Ganzjährig werden Islandpferde draußen im offenen Gelände gehalten. Sie
haben nicht immer einen Stall oder Unterstand
(◨ Abb. 3.13).

Deshalb hat sich eine Rasse entwickelt,
die sehr robust gehalten werden kann. Für ein

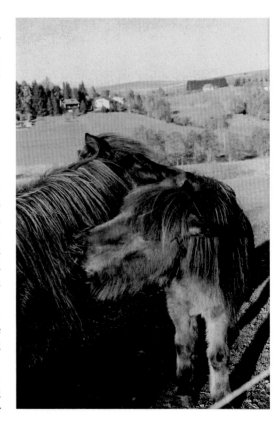

◨ **Abb. 3.12**   Pferdekontakt

Islandpferd ist es sehr wichtig, dass es sich draußen im Freien aufhalten darf = Offenstallhaltung
(◨ Abb. 3.14).

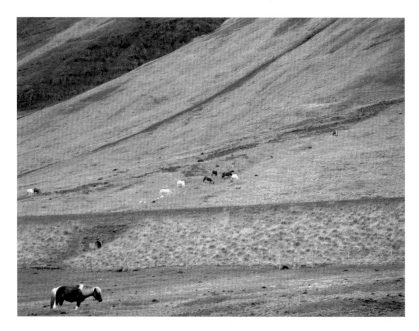

◻ **Abb. 3.13** Pferde auf Island

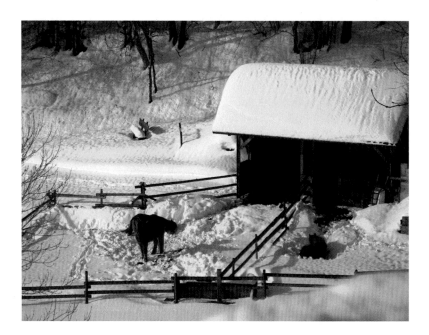

◻ **Abb. 3.14** Offenstallhaltung

Einen Unterstand braucht ein Islandpferd im Winter, um bei extremen Witterungsbedingungen, vor allem bei lang anhaltendem Regen, Schutz zu finden und im Sommer zum Schutz vor Insekten und extremer Hitze. Unsere Winter stellen weniger ein Problem für ein Islandpferd dar als die Sommer. Hierbei ist das regionale Klima entscheidend. Das bedeutet, dass es an der Nordsee oder im Bergland angenehmer für Islandpferde ist als in der Rheinebene – besonders, wenn sie unter Ekzem leiden.

Islandpferde isolieren sich zusätzlich durch Wälzen (◻ Abb. 3.15).

Außerdem enthält das Fell im Winter vermehrt Fett, das vor Nässe schützt. Deshalb sollte man es bei robust gehaltenen Pferden mit dem

3

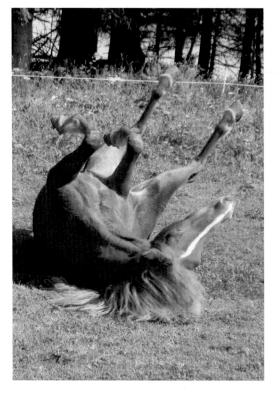

Abb. 3.15 Wälzen

Putzen nicht übertreiben. Das gründliche Putzen vor der Arbeit dient dem Wohlbefinden des Pferdes (Massageeffekt, Kreislauf- und Stoffwechselanregung) und man überprüft das Pferd auf Verletzungen und schmerzhafte Stellen. Nach der

Arbeit in der Hippotherapie ist ein Trockenreiten und -reiben bei einem Islandpferd kaum nötig. Viel besser ist es für das Pferd, wenn es nach der Arbeit die Möglichkeit hat, sich zu wälzen.

Das Futter sollte für Islandpferde sehr karg sein, besonders Hafer sollte Therapiepferden nicht gegeben werden. Zu gehaltvolle Weiden sind zu meiden. Dies kann zu Hufproblemen, besonders Hufrehe, und Kreuzverschlag führen. Kräuterreiche Wiesen, die nicht zu stark mit Kunstdünger oder Gülle bearbeitet sind, sind ideal. Zusätzlich sollte ein Salzleckstein und Mineralfutter zur Verfügung stehen. Ausreichende Wasserversorgung ist selbstverständlich zu gewährleisten. Ein Islandpferd liebt es, viel Bewegungsfreiheit auf großen Weideflächen zu haben. Dies und der Kontakt zu Artgenossen ist das wichtigste für ein Islandpferd und ein ausgeglichenes Therapiepferd (■ Abb. 3.16).

3.3.1 Offenstall-/Laufstallhaltung

Vorteile
- Natürliche Haltung, da das Pferd ein Lauftier ist
- Das Pferd kann sich den ganzen Tag bewegen
- Sozialverhalten der Pferde wird gefördert z. B. Fellpflege, Spielen, Rangordnung
- Pferd lebt mit Umweltreizen: Schnee/Regen, Sonne, Wind, Licht
- Pferd lernt viele Geräusche kennen: Flugzeug, Heißluftballon, Traktoren, Rascheln

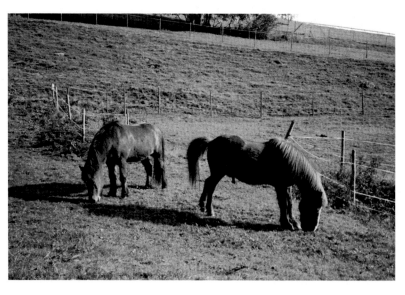

Abb. 3.16 Koppelgang

Nachteile
- hat ein langes Fell im Winter und schwitzt beim Training
- Großer Pflegeaufwand (weniger bei Islandpferden, die wegen der Isolation nicht zu stark geputzt werden sollten)
- Eventuell Verletzungen durch Artgenossen und Rangordnungskämpfe (nicht, wenn die Herde schon länger in dieser Zusammensetzung besteht). Jeder Pferdewechsel in der Herde bringt Unruhe und Stress für die Pferde, bis die Rangordnung wieder festgelegt ist.
- Es sollte eine Möglichkeit geben, verletzte oder kranke Pferde von der restlichen Herde zu trennen.
- Gruppenhaltung mit nur zwei Pferden fördert oft das „Kleben" an den Artgenossen. Rangniedrige Pferde neigen dazu, dass sie ohne den Artgenossen nicht alleine bleiben wollen. Dies wird jedoch durch regelmäßiges Trennen zum Alleinereiten vermieden.

3.3.2 Paddockboxenhaltung

- Vorteile

Die Verletzungsgefahr und der Stress durch Rangkämpfe oder Spiel sind geringer als in der Gruppenhaltung. Oft wird aus diesem Grund

diese Haltung von Pferdebesitzern und Trainern bevorzugt (besonders bei Sportpferden). Außerdem kann das Fell im Winter kurz gehalten werden, wodurch ein langes Nachschwitzen nach dem Training vermieden wird.
- Nachteile

Das Sozialverhalten in der Herde wird nicht gefördert, es kann seinen Nachbarn nur sehen, aber nicht berühren. Die Pferde können sich nicht ausreichend frei bewegen. Dies führt bei Therapiepferden oft zu einem unausgeglichenen Naturell und Steifigkeit. Generell sollte man sich fragen, ob Boxenhaltung artgerecht ist (Abb. 3.17).

> Die ideale Haltung von Therapiepferden ist die Offenstallhaltung in der Gruppe!

3.4 Pferdeverhalten

Um das Verhalten der Pferde verstehen zu können, muss man sich mit der Sprache der Pferde vertraut machen.

Das Pferd ist
- ein Herdentier
- ein Fluchttier
- ein Lauftier
- ein Beutetier

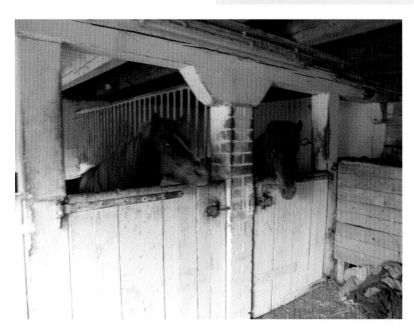

 Abb. 3.17 Boxenhaltung – artgerecht?

3

Aus diesen Bestimmungen lässt sich das Verhalten des Pferdes leichter verstehen.

3.4.1 Herdentier

Herdentier bedeutet, dass das Pferd Artgenossen braucht, um sich sicher und wohl zu fühlen. Es fühlt sich in der Gemeinschaft geborgen. In der Herde gibt es eine feste Rangordnung. Jedes Pferd weiß, wo es steht und wer der Chef ist. Diesem vertraut es (◻ Abb. 3.18).

3.4.2 Fluchttier

Das Pferd beobachtet seine Umgebung genau und nimmt jedes Geräusch wahr. Auf Gefahren reagiert es mit Flucht oder mit Distanz. Damit das Pferd seine Umgebung und auch die Gefahren hinter sich beobachten kann, geht es nicht geradeaus vorwärts, sondern in leichten Bögen. Durch das Schräghalten des Kopfes wird der tote Winkel verringert, der durch die Augenstellung entsteht. Konfrontiert man ein Pferd mit einem unbekannten Gegenstand, wird es sich diesem vorsichtig nähern (◻ Abb. 3.19).

Aber auch hier gibt es rassenspezifische Unterschiede. Pferde, die ursprünglich aus Bergregionen (oder Gegenden mit unwegsamem Gelände) kommen wie die Isländer, reagieren erst mit kurzem ruckartigen Stehenbleiben und Abschätzen der Gefahr und des Fluchtweges. Pferde, die aus der Steppe kommen (Araber) haben die besten Chancen, wenn sie sofort losgaloppieren. Dies ist ein weiterer Grund, weshalb Islandpferde ideale Therapiepferde sind.

3.4.3 Lauftier

Pferde bewegen sich in der Natur ständig zur Futtersuche und nehmen auch den ganzen Tag über Futter auf (◻ Abb. 3.20).

Beginnt ein Pferd seine Umgebung nach Futter abzusuchen, gesellen sich seine Artgenossen dazu und tun das gleiche.

3.4.4 Beutetier

Das Pferd war für Raubtiere in der Natur ein Beutetier. Daraus resultiert auch seine ständige Aufmerksamkeit auf die Umwelt und seine Fluchtbereitschaft. Nur in der Herde fühlt sich ein Pferd sicher. Meist führt eine Leitstute die Herde an. Diese benötigt Führungsqualitäten.

> **Die Eigenschaften der Leitstute sind**
> ━ großes Selbstbewusstsein
> ━ Durchsetzungsvermögen
> ━ Viel Erfahrung
> ━ Das äußere Erscheinungsbild ist unwichtig

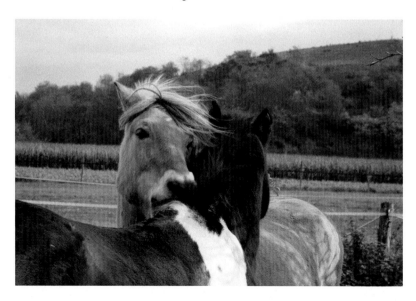

◻ **Abb. 3.18** Ein Beispiel für soziales Verhalten eines Pferdes ist das Fellkraulen

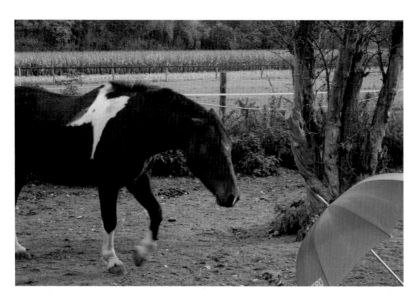

■ **Abb. 3.19** Das Pferd nähert sich dem unbekannten Gegenstand vorsichtig

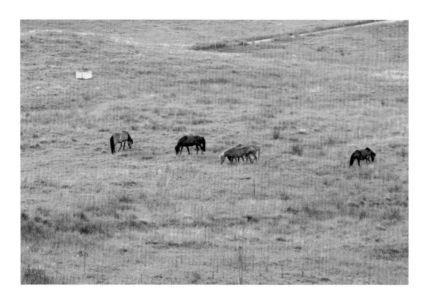

■ **Abb. 3.20** Pferde legen täglich viele Kilometer zur Nahrungssuche zurück

- Sie geht vor den anderen und bestimmt die Richtung
- Sie trinkt und frisst zuerst

Der Hengst ist in der Herde meist der Beschützer, der sich Gefahren stellt und die Herde verteidigt. Der Hengst verkörpert Kraft, Mut und Stärke, hat einen starken Durchsetzungswillen, eine imposante Erscheinung, ist wach, klar, selbstsicher und überlegen in seinem Verhalten. Entschlossenheit zur Verteidigung der Herde gegen Eindringlinge ist seine Aufgabe. Er geht meist um die Herde herum und beobachtet seine Umgebung genau.

Dieses Wissen können wir uns in der Ausbildung der Pferde zunutze machen. Die Ausbildung muss darauf abgestimmt sein, dass der Mensch die Führungseigenschaften einer Leitstute verkörpert.

3.4.5 Kommunikation

Die Kommunikation unter Pferden findet durch stimmhafte Äußerungen, z. B. „Schnorcheln" bei Gefahr, „Blubbern" zur Begrüßung, Wiehern und taktile Signale wie Fellkraulen und Beißen statt. Ausdrucksstark sind das Gesicht (Ohren, Maul, Augen, Lippen, Kinn) und die dazugehörige Körperhaltung, sowie die Schweifhaltung (◻ Abb. 3.21 und 3.22).

> ❯ Ein Hippotherapeut sollte die Grundzüge des natürlichen Pferdeverhaltens kennen. Er muss wissen, welchen Platz sein Pferd in der Herde einnimmt und welche spezifischen Charaktermerkmale es besitzt!

3.5 Training und Ausgleich des Therapiepferdes

3.5.1 Training und Ausbildung des Therapiepferdes

Kein Pferd wird als Therapiepferd geboren. Es bedarf gewisser psychischer und physischer Voraussetzungen, die das Pferd mitbringen soll

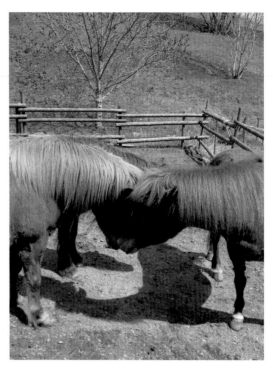

◻ **Abb. 3.22**   Kontaktaufnahme mit einem „Neuling" in der Herde

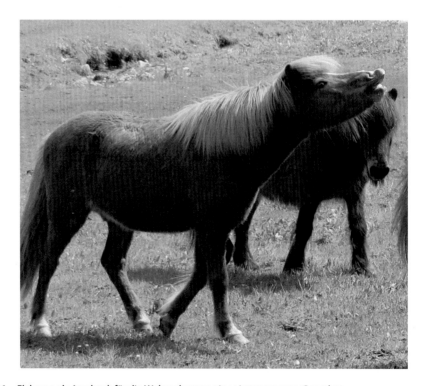

◻ **Abb. 3.21**   Flehmen als Ausdruck für die Wahrnehmung eines interessanten Geruches

(▶ Abschn. 3.4), jedoch können diese Bedingungen durch Training günstig beeinflusst werden. Eine große Rolle spielt dabei die Bodenarbeit.

Viele Pferdeleute haben sich Gedanken über die Ausbildung des Pferdes gemacht. Alle arbeiten zuerst am Boden mit dem Pferd und später unter dem Reiter.

3.5.1.1 Grundausbildung des Pferdes

Egal welche Reitweise angewendet wird, muss das Pferd eine solide Grundausbildung erhalten. Es muss lernen, in allen Gangarten unter dem Reiter im Gleichgewicht zu gehen. Dies kann bei einem jungen Pferd 2 bis 3 Jahre dauern, bei älteren Pferden verkürzt sich die Ausbildungszeit entsprechend ihres vorherigen Einsatzes. Besonderer Wert ist hier schon auf das ruhige Stehen zu legen.

3.5.1.2 Beispiele für die Ausbildung und das Training des Therapiepferdes

– *Linda Tellington-Jones* hat sich um die Erziehung der Pferde sehr viele Gedanken gemacht und eine Führtechnik mit einer sog. Tellington-Kette entwickelt (▶ Abb. 3.23). Außerdem entwickelte sie eine Methode der Körperarbeit mit dem Pferd, den Tellington-Touch, der u. a. das Ziel hat, Vertrauen zum Pferd zu schaffen und die Körperwahrnehmung des Pferdes zu verbessern. Dies wirkt sich wiederum positiv auf die Psyche des Pferdes aus und damit auf die Reduzierung des Fluchttiercharakters.

– *Alfonso und Arien Aguilar* nutzen wie auch andere Pferdetrainer die eigene Körpersprache zur Verbesserung der Kommunikation und Beziehung zum Pferd

– *Pat Parelli* entwickelte 7 „Spiele", wie er sie nennt, mit dem Ziel, dem Pferd in seiner Sprache klar zu machen, wer der „Chef" ist.

Beispiele von drei Spielen aus dem Pat Parelli–Programm (▶ Abb. 3.24 und 3.25):

Das Rückwärtsrichten eines Pferdes bewirkt, dass das Pferd seinen Führer als „Chef" akzeptiert. Rückwärtsgehen ist eine Unterwerfungsgeste des Pferdes (▶ Abb. 3.26).

– *Monty Roberts* arbeitet im Round Pen mit dem Pferd ohne Longe. Er nutzt die Körpersprache, um das Pferd im Round Pen vorwärts zu bewegen, umzudrehen und anzuhalten, bis die Pferde ihn als Chef akzeptieren. Beim Treiben eines Pferdes ist die Position des Pferdeführers zum Pferd wichtig.

– *Michael Geitner* entwickelte die Geitner-Methode mit gelben und blauen Balken. Diese Farben können Pferde Untersuchungen nach am besten unterscheiden. Durch ständig wechselnde Eindrücke kommen sie so zu mehr Gelassenheit und weniger Schreckhaftigkeit. Auch er setzt die Körpersprache zur Ausbildung des Pferdes ein (▶ Abb. 3.27).

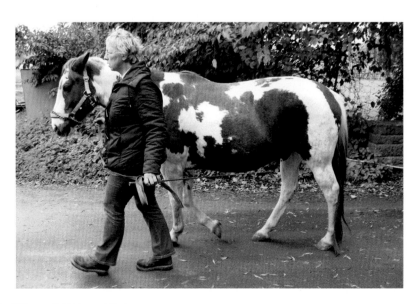

■ **Abb. 3.23** Führen mit Kette und Gerte

3

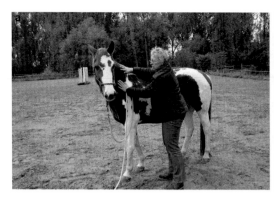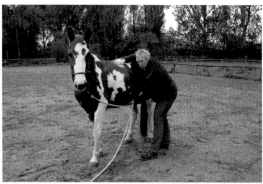

◨ **Abb. 3.24**   Freundlichkeitsspiel

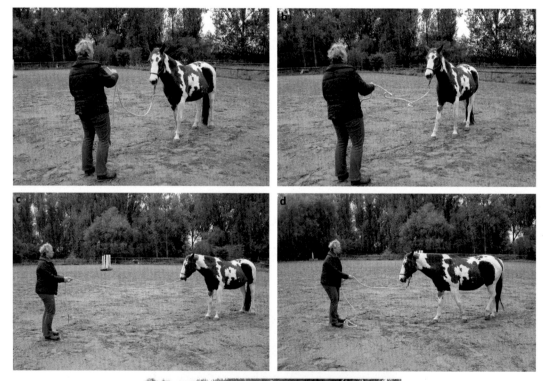

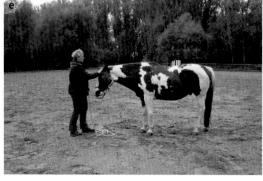

◨ **Abb. 3.25**   Jojo-Spiel

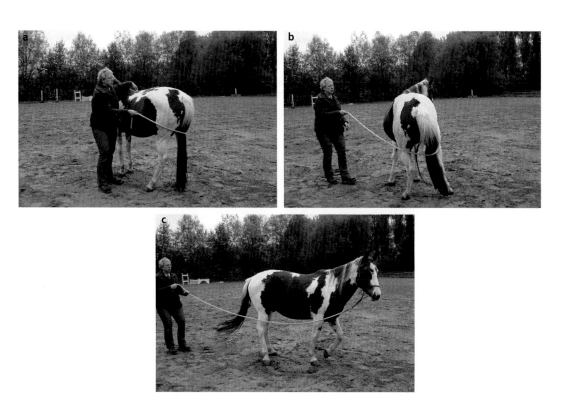

■ Abb. 3.26 Das Pferd im Strick eindrehen – das Pferd folgt dem Zug am Strick und dreht sich aus dem Strick wieder heraus

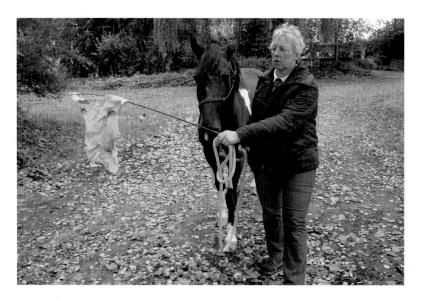

■ Abb. 3.27 Begonnen wird die Arbeit mit einer gelben Flagge, die während des Führens dem Pferd einmal von rechts, einmal von links gezeigt wird

3

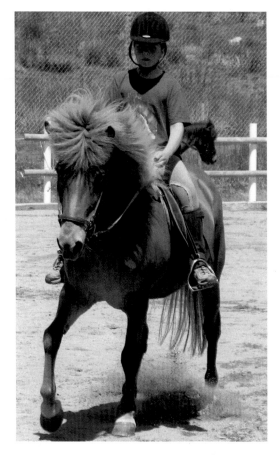

— *Walter Feldmann* ist seit vielen Jahrzehnten schon ein Fachmann für die Islandpferde- und Gangpferde-Ausbildung. Sein Aus- bildungs-Konzept baut auf einer sehr soliden Grundausbildung des jungen Pferdes sowohl am Boden als auch unter dem Reiter auf (◘ Abb. 3.28).

Alle diese Pferdeausbilder haben ein gemeinsames Ziel: Sie wollen ein gelassenes Pferd, mit dem sie sicher und zuverlässig umgehen können.

3.5.1.3 Spezielles Training für den Einsatz als Therapiepferd

— Arbeit an der Rampe
Für den Einsatz bei der Therapie muss mit dem Pferd an der Aufsteigerampe geübt werden. Dazu gehört das sichere Führen an die Aufsteigerampe oder -hilfe und das absolut zuverlässige Stehen, bis der Patient aufgesessen ist. Zuerst wird das Pferd an die Rampe geführt. Zur Übung wird es von der Rampe aus von allen Seiten berührt und mit allen möglichen Eindrücken konfrontiert. Als Begrenzung kann an die Rampe eine Bank, Stuhl oder ähnliches gestellt werden, um dem Pferd eine optische und physikalische Grenze auf der anderen Seite zu geben (◘ Abb. 3.29, 3.30 und 3.31).

◘ **Abb. 3.28**   Gelöstes Therapiepferd unter junger Reiterin

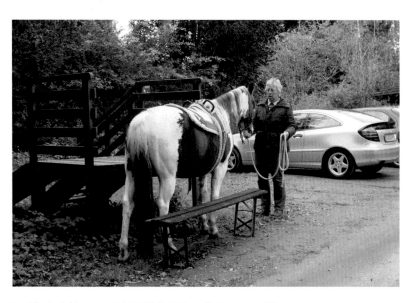

◘ **Abb. 3.29**   Das Pferd wird langsam Schritt für Schritt an die Rampe geführt

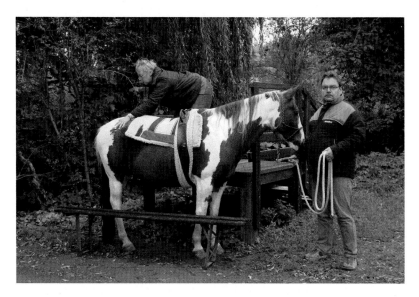

■ **Abb. 3.30** Berühren des Pferdes von der Rampe aus

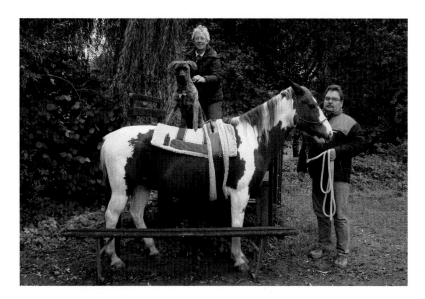

■ **Abb. 3.31** Aufsteigen eines Hundes auf das Pferd – dies stellt für das Pferd eine große Herausforderung dar. Der Hund ist ein Jagdtier und das Pferd ein Beutetier

— Rückwärtsrichten und Stellungskorrektur einzelner Beine für die Arbeit an der Rampe
Das Therapiepferd muss lernen, auf Kommando oder andere Signale rückwärts und seitwärts zu gehen.
— Training der Schreckfreiheit
Um ein möglichst unerschrockenes Pferd für die Therapie zu bekommen, muss es an viele unbekannte Dinge heran geführt werden. Hier einige Beispiele, wie man ein Pferd auf

den Einsatz als Therapiepferd vorbereiten kann (■ Abb. 3.32, 3.33 und 3.34):

3.5.1.4 Gelassenheitstraining und Gelassenheitsprüfung (GHP)

Als Gelassenheit wird die Gesamtheit aus Charakter, Vertrauen, Aufmerksamkeit und Erziehung des Pferdes bezeichnet. Bei der Gelassenheitsprüfung für Sport- und Freizeitpferde (GHP) werden Pferd und Reiter/Führer

3

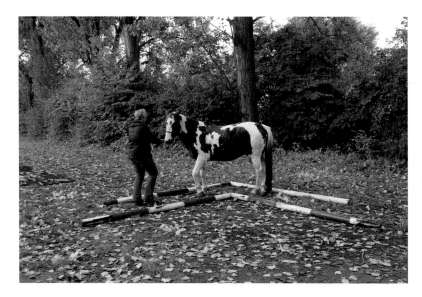

◨ **Abb. 3.32** Gehen durch Stangen oder einen Engpass

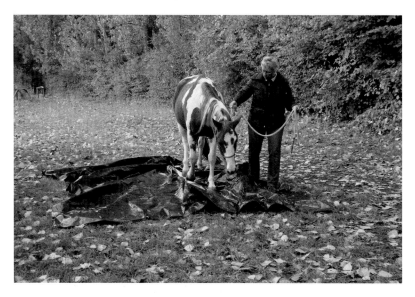

◨ **Abb. 3.33** Gehen über eine Plane

mit verschiedenen Alltagssituationen konfrontiert. Das Pferd soll dabei lernen, gelassener zu reagieren und sich vom Menschen vertrauensvoll lenken zu lassen. Durch das Training und die Konfrontation mit diesen Herausforderungen wird das Pferd zu einem gelassenen, zuverlässigen Partner des Menschen. Ein derart nervenstarkes und gelassenes Pferd bedeutet ein deutlich höheres Maß an Sicherheit im Alltag. Ebenso wird sich ein gelassenes Pferd auch in der Therapiesituation nicht so leicht ablenken lassen.

Als gelassen gilt ein Pferd, wenn es die in der GHP verlangten Aufgaben aufmerksam, aber trotzdem ruhig und gehorsam mit einer deutlich erkennbaren Bereitschaft zur Mitarbeit bewältigt. Bei der Gelassenheit geht es nicht um die Unterdrückung des natürlichen Fluchtinstinkts des Pferdes, sondern vielmehr um innere Ruhe und Nervenstärke, die durch das Vertrauen zum Menschen, Respekt und Gehorsam im Umgang erlernt werden kann.

Die Geführte und die Gerittene GHP bestehen jeweils aus einer Folge von 10 Aufgaben,

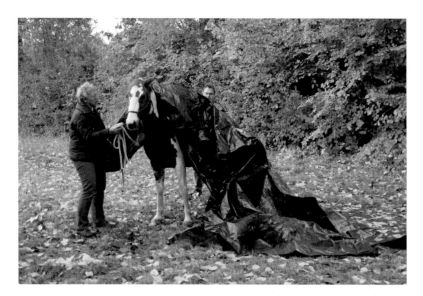

Abb. 3.34 Plane über das Pferd legen

die sich aus sechs Pflicht- und vier variablen Aufgaben zusammensetzt.

- Pflichtaufgaben der Geführten und Gerittenen GHP
  - Vorstellen an der Hand (Fix als 1. Aufgabe)
  - aufsteigende Luftballons hinter Hecke
  - Klapperkarre oder Rappelsack
  - Regenschirm
  - Rückwärtsrichten oder Rückwärtsrichten-L
  - Sprühflasche

- Aufgaben-Pool der Geführten und Gerittenen GHP

Bälle aus Hecke	Plane oder Wasserplane
Brücke	Stangenfächer
Flatterbandvorhang	Stangenkreuz/ Knisterpassage
geöffnete Tonne	Stillstehen

- Nur für geführte GHP
  - Hufe wässern
  - Plane über Rücken
  - Startklar

- Nur für Gerittene GHPs
  - Regenmantel
  Quelle: FN und Cavallo

3.5.1.5 Eignungstest für ein Therapiepferd

Eine Hilfe bei der Ausbildung von einem Therapiepferd kann folgender Eignungstest sein (**Abb. 3.35**):

3.5.2 Ausgleich des Therapiepferdes

Um ein Therapiepferd lange einsetzen zu können, ist es wichtig, dem Pferd einen Ausgleich zu bieten. Dieser sollte abwechslungsreich sein, um das Pferd psychisch bei Laune zu halten und seine körperlichen Fähigkeiten zu fördern.

Folgendes Ausgleichstraining ist denkbar:
- Bodenarbeit und Arbeit an der Longe (**Abb. 3.36**)
- Dressurreiten (**Abb. 3.37**)
- Zirkuslektionen (**Abb. 3.38**)
- Ausritte im Gelände (**Abb. 3.39**)
- Massage und Dehnübungen (**Abb. 3.40, 3.41, 3.42 und 3.43**)

Das Therapiepferd leistet zwar keine schwere körperliche Arbeit, jedoch sollte man die psychische Leistung des Pferdes nicht unterschätzen. Zur Regeneration sollte nach der Arbeit ein Ausgleich in Form von Massage, Dehnen, Wälzen o. ä. gegeben werden.

3

Betreffendes Pferd: Jahrgang:

Therapeut/in (als Patient):

Pferdeführer/in: Pferdebesitzer/in:

Konstitution

Stockmass: Röhrbein Umfang:

Format: Quadratpferd ☐   Rechteckpferd ☐

Gewichtsträger: Ja ☐   Nein ☐

Schrittqualität

Frequenz: Amplitude:

Betonte Bewegungsrichtung: ....

....

Tempovariation im Schritt

Möglich ☐   Noch nicht möglich ☐

Arbeitshöhe Therapeut/in

Angenehm ☐ Geht gerade ☐ Zu hoch für therapeutische Hilfe ☐

Sitzqualität

Breite des Pferdes: Schmal ☐   bequeme Breite ☐   sehr breit ☐

Für welchen Patienten ist dieses Pferd geeignet:

....

Abb. 3.35   Bewegungstest für Therapiepferde. (Quelle: FAI der Schweizer Gruppe für Hippotherapie-K®)

1. Verhalten an der Rampe

	OK	noch üben	nicht möglich	Datum	Visum Tester	Datum	Visum Tester
Stand mit korrektem Abstand an der Rampe							
Parallele Beinstellung im Gleichgewicht							
Ruhiges Stehen für Transfer							
Kopf nach unten bringen							
Kontrolliertes Hin- und Weggehen							
Korrekter Stand/Halt im Gleichgewicht im Gelände							
An der Rampe einen Schritt Vor – Zurück Zur Seite							

2. Gangqualität

	OK	noch üben	nicht möglich	Datum	Visum Tester	Datum	Visum Tester
Angemessene Amplitude							
Angemessene Frequenz/ Rhythmus							
Tempo – Variationen							
Stopp and Go							

☐ **Abb. 3.35** (Fortsetzung)

3

3. Gelassenheit/Toleranzschwelle

	OK	noch üben	nicht möglich	Datum	Visum Tester	Datum	Visum Tester
Geräusche: husten, lachen, rufen, Kindergeschrei							
Regenschutz – Geräusche, Regenschirm							
Unkontrollierte Extremitäten – Bewegungen							
Umhergehen der Hippotherapeutin							
Pferdeführende links/rechts							
Doppelsitz/ Sattellage							
Rollstuhl, Krücken, Lift, Hilfspersonen							
Unterschiedliche Positionen des Patienten							
Verkehrssicherheit: Auto,Traktor, Lastwagen Kinderbuggy, Hunde,etc.							
Spezielle Situationen rund um die Therapiestelle z.B.: Baustellen, Waldarbeiter (Motorsäge)							

◨ **Abb. 3.35**   (Fortsetzung)

Das Pferd muss in der Hippotherapie
- ein gleichmäßiges Tempo über eine bestimmte Zeit halten
- sein Gleichgewicht unter einem unsicheren Patienten finden
- ständig und sofort auf die Anweisungen seines Pferdeführers reagieren
- ruhig bleiben und darf sich nicht durch (meist unbewusste) Einwirkung des Patienten beeinflussen lassen

❯ Eine gute Grundausbildung, ein gezieltes Training für den Therapieeinsatz und regelmäßiger Ausgleich sind die Grundvoraussetzungen für ein zuverlässiges und freundliches Therapiepferd!

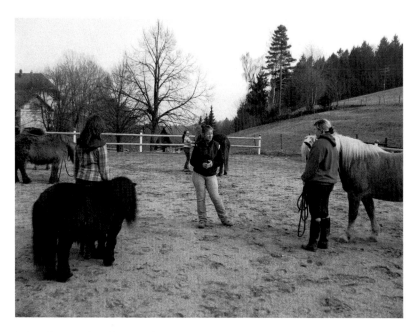

■ **Abb. 3.36** Bodenarbeit mit den Therapiepferden

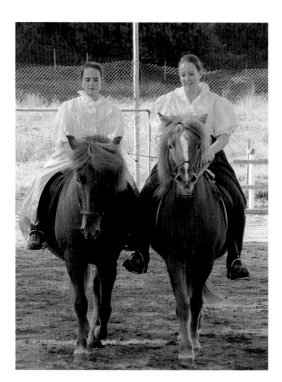

■ **Abb. 3.37** Ein Pas de deux mit Therapiepferden zur Abwechslung

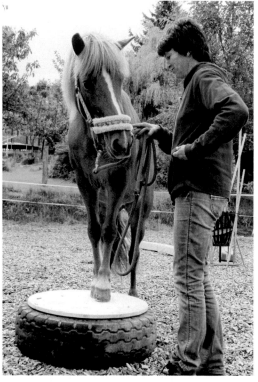

■ **Abb. 3.38** Zirkuslektionen. Bei den Zirkuslektionen ist zu beachten, dass Steigen oder Spanischer Schritt aus Sicherheitsgründen mit einem Therapiepferd nicht geübt werden sollten

3

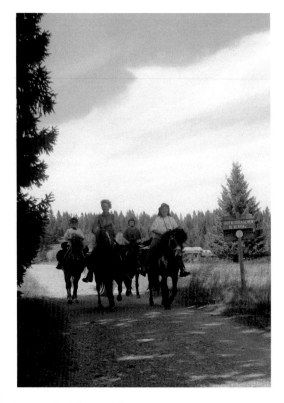

Abb. 3.39   Ausritt zur Entspannung für Pferd und Therapeut

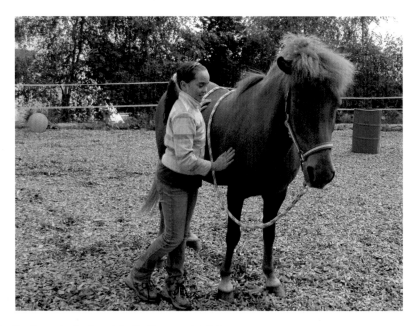

Abb. 3.40   Das Therapiepferd genießt die Massage sichtlich

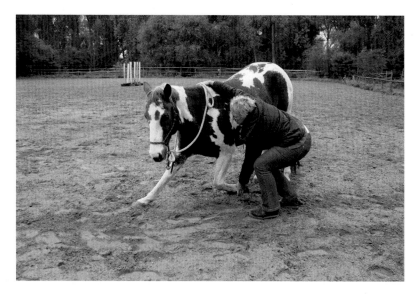

Abb. 3.41 Bei der Übung „Kompliment" wird die gesamte Rückenmuskulatur gedehnt

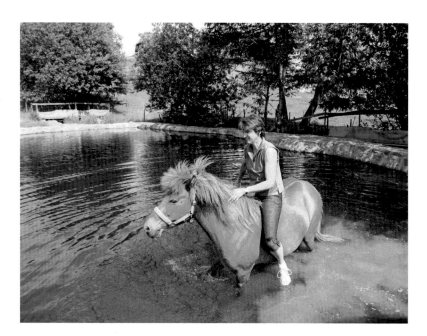

Abb. 3.42 Abkühlung für das Therapiepferd

3

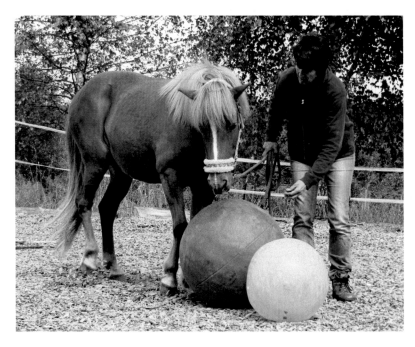

◨ **Abb. 3.43**   Wie wäre es mit ein bisschen Ballspielen zum Ausgleich?

3.6 Führtechniken

Ein gut ausgebildetes und gut geführtes Therapiepferd ist die Voraussetzung für eine erfolgreiche Hippotherapie. Es gibt verschiedene Möglichkeiten, das Pferd in der Therapie zu führen. Dabei ist darauf zu achten, dass das Pferd frei gehen kann und willig vorwärtsgeht. Ein Ziehen des Pferdes ist nicht erwünscht. Der Pferderücken muss frei schwingen können, um eine optimale Bewegungsübertragung zu gewährleisten.

> **Das Pferd kann geführt werden mit**
> ▬ Halfter und Strick (evtl. Knotenhalfter)
> ▬ Gut passendem Stallhalfter und Führkette
> ▬ Wassertrense und Zügel

Im Idealfall wird das Pferd mit Halfter und Strickgeführt. Wenn mehr Einwirkung benötigt wird, kann ein Knotenhalfter mit einem schweren Strick und stabilem Karabinerhaken eingesetzt werden. Bei noch unsicheren Pferden kann man auch auf die Trense zurückgreifen. Der Führer benötigt außerdem eine steife Gerte mit einer Länge von 100–120 cm.

Das Pferd wird in der Grundposition geführt, dabei befindet sich der Kopf des Pferdes auf Schulterhöhe des Führers. Aus dieser Stellung kann er bremsend oder treibend einwirken. Es ist dabei wichtig, dass das Pferd die Führtechnik kennt und sich sicher und zuverlässig vom Pferdeführer führen lässt.

Beim „Losgehen" soll das Pferd von hinten her, d. h mit der Hinterhand die Bewegung einleiten, damit die Bauch- und Rückenmuskulatur schon zum Tragen des Gewichtes vorbereitet ist. Zum Treiben bleibt der Führer in der Position hinter dem Pferdeauge und hält den Führstrick locker in der dem Pferd zugewandten Hand. Er blickt nach vorn, geht vorwärts und aktiviert gleichzeitig mit der Gerte in der weit nach hinten gestreckten äußeren Hand die Hinterhand des Pferdes (◨ Abb. 3.44). Es kann zusätzlich ein Stimmkommando gegeben werden.

Beim Anhalten darf sich das Therapiepferd nicht zum Pferdeführer drehen und mit der Hinterhand herumschwenken. Deshalb ist die korrekte Hilfengebung sehr wichtig. Der Führer dreht auf dem Fuß seines dem Pferde nahen Beines seitlich vor das Pferd, hält die Entgegengesetzte Hand mit der Gerte begrenzend vor das Pferd und gibt das Kommando „Halt". Er steht

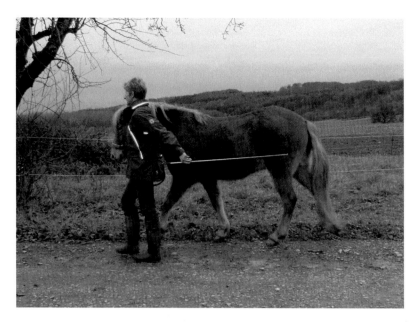

Abb. 3.44 Antreiben mit der langen Gerte

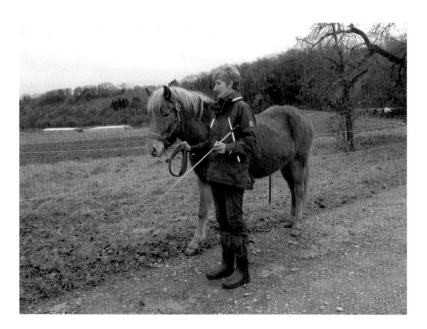

Abb. 3.45 Korrektes Anhalten

dabei vor dem Pferdeauge. Nun sollte das Pferd ruhig und auf den Führer konzentriert stehen bleiben (❑ Abb. 3.45).

Beim „Losgehen" soll das Pferd von hinten her, d. h. mit der Hinterhand, die Bewegung einleiten, damit die Bauch- und Rückenmuskulatur schon zum Tragen des Gewichtes vorbereitet ist.

Sind Kurven auf der Therapiestrecke oder einem Platz zu gehen, muss das Tempo den Fähigkeiten des Patienten entsprechend reduziert werden.

Beim Einparken an der Rampe ist das Ziel, dass das Therapiepferd auf allen vier Beinen gut ausbalanciert und ruhig steht. Dazu muss sich das Pferd schrittweise rückwärts, vorwärts

3

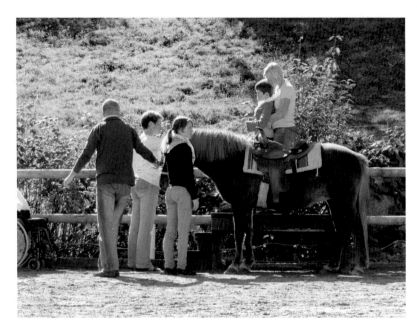

Abb. 3.46   Die Pferdeführerin ist dafür verantwortlich, dass das Pferd an der Rampe ruhig stehen bleibt, bis der Patient gut sitzt

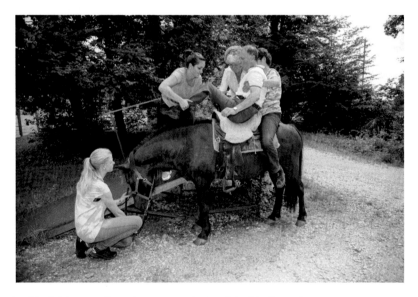

Abb. 3.47   Die Pferdeführerin sollte auf Anweisung den Kopf des Pferdes senken

oder seitwärts korrigieren lassen. Das ruhige Stehen kann für eine längere Zeit notwendig sein, bis der Patient aufgestiegen ist und gut sitzt. Das Pferd und der Pferdeführer müssen sich auf diese Situation voll konzentrieren (**Abb. 3.46**). Weiter ist es hilfreich, wenn das Pferd auf Kommando den Kopf senken kann, falls ein Patient beim Auf- und Absteigen das Bein vorne über den Hals nimmt.

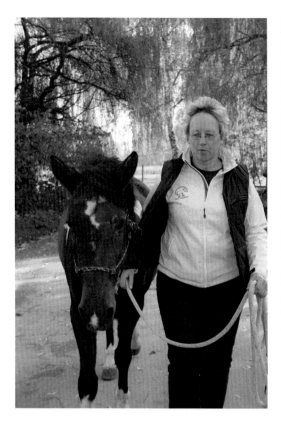

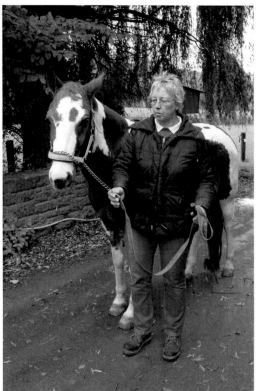

Abb. 3.48 Richtige Führtechnik mit Halfter und Strick

Abb. 3.49 Richtige Führtechnik mit Führkette

Weiter ist es hilfreich, wenn das Pferd den Kopf auf Kommando senken kann, damit der Patient auch mit dem Bein „vorne durch" gut aufsteigen kann (▪ Abb. 3.47).

3.6.1 Führen mit Halfter und Strick

Die führende Hand muss unter dem Kinn des Pferdes gehalten werden. Der Strick darf nicht gespannt sein. Das Pferd bekommt über einen kurzen Zug am Strick, die eigene Körperhaltung und ein Stimmkommando den Impuls zum Vorwärtsgehen. Dann wird die Hand wieder ruhig gehalten. Über kurzen Zug des Strickes nach rechts oder links wird der Kopf des Pferdes korrigiert. Das Pferd muss Kopf und Hals gerade halten. Das Ende des Strickes wird in der anderen Hand getragen und darf nicht um die Hand gewickelt werden (▪ Abb. 3.48).

Falsch ist es, einen ständigen Zug auf dem Strick zu haben, so kann sich der Kopf und Hals nicht frei bewegen und die Bewegungsübertragung vom Pferd auf den Menschen wird eingeschränkt.

3.6.2 Führen mit Führkette

Beim Führen mit Führkette ist immer eine Gerte notwendig. Der Impuls zum Vorwärtsgehen kommt mit der Gerte, dabei nimmt der Pferdeführer seine Pferdenahe Schulter nach vorne (Körpersprache) und geht vorwärts (▪ Abb. 3.49).

Die Kette muss immer locker gehalten werden. Die Korrektur des Kopfes geschieht durch einen leichten Impuls an der Kette und die Körperhaltung. Ein ständiges Ziehen an der Kette ist nicht erwünscht.

3.6.3 Führen mit Wassertrense und Zügel

Beim Führen mit Wassertrense und Zügel werden die Zügel vom Hals genommen, ein Finger des Führers ist zwischen beiden Zügeln, diese sind locker. Ein Einwirken über beide oder einen Zügel ist so gewährleistet. Das Zügelende befindet sich in der anderen Hand (◘ Abb. 3.50).

Ein ständiger Zug am Zügel nach unten oder zur Seite ist falsch.

> **Tip**
>
> Für eine optimale Bewegungsübertragung des Pferdes auf den Menschen, muss der Kopf/Hals und Rücken des Pferdes frei schwingen können. Das Festhalten oder Ausbinden ist in der Hippotherapie nicht erwünscht.

3.7 Ausbildung der Pferdeführer

Alle Mitglieder des Hippotherapie-Teams haben bestimmte Aufgaben und sollten für ihren Aufgabenbereich so gut ausgebildet und eingearbeitet sein, dass eine bestmögliche Sicherheit und eine optimale Effektivität erreicht werden. Wenn das Hippotherapie-Team gut kooperiert, ist dies ein Garant für eine erfolgreiche Therapie (◘ Abb. 3.51).

Zunächst ist ein Pferdeführkurs oder eine entsprechende Schulung notwendig. Dabei erlernt der Pferdeführer nicht nur wichtige Kenntnisse im Umgang mit den verschiedenen Führtechniken, sondern auch Übungen zur Bodenarbeit mit dem Pferd und Techniken zur Anwendung für die speziellen Aufgaben in der Hippotherapie, z. B. „Einparken" an der Aufsteigerampe (◘ Abb. 3.52).

Der Pferdeführer ist verantwortlich, dass das Pferd sicher, gleichmäßig und zuverlässig geht. Dies findet je nach Ausbildung des Pferdes mit unterschiedlichen Führtechniken statt (◘ Abb. 3.53). Der Kopf des Pferdes muss sich frei bewegen können.

Ein Pferdeführer sollte das Pferd von beiden Seiten führen können und dabei den Hippotherapeuten nicht behindern. Er muss darauf achten, dass das Losgehen und Anhalten nicht ruckartig geschieht und Wendungen je nach Fähigkeit des Patienten langsam durchgeführt werden (► Abschn. 3.6).

Jeder Pferdeführer sollte die Auswirkungen selbst erfahren und gespürt haben, wenn
- ein Pferd plötzlich anhält
- der Hals des Pferdes gerade ist oder nach rechts/links gebogen ist
- enge Kurven gelaufen werden

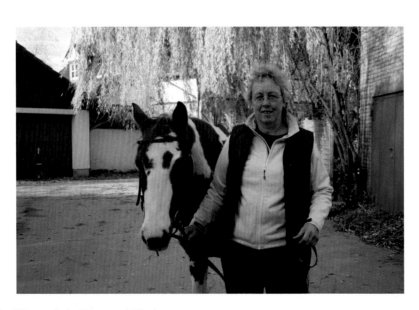

◘ **Abb. 3.50**   Führen mit der Trense und Zügel

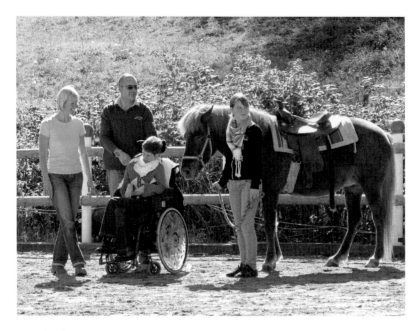

□ Abb. 3.51   Das Hippotherapie-Team

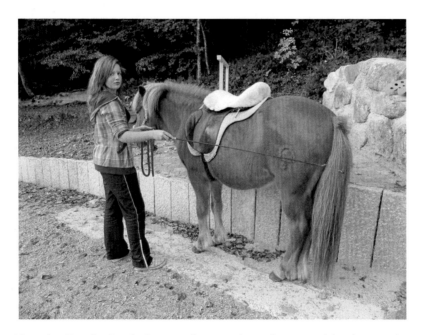

□ Abb. 3.52   Wenn das „Einparken" an der Rampe vorher eingeübt wurde, ist es auch bei der Hippotherapie kein Problem

3

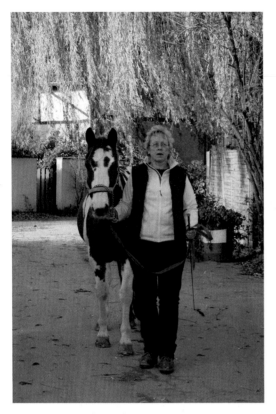

Ideal ist es, wenn der Pferdeführer
- einen Ausbildungskurs für Pferdeführer besucht hat
- regelmäßig mit dem Therapiepferd arbeitet und für dessen Ausgleich sorgt

Literatur

Aguilar A (2014) Professionelle Ausbildung am Boden: für jedes Alter, für jede Rasse. Kosmos, Stuttgart

Feldmann W, Rostock A (2002) Islandpferde Reitlehre, 14. Aufl. Thenée-Druck, Bonn

Goslar K (2011) Temperaments- und Charakterbeurteilung bei Reitpferden. Dissertation, Tierärztliche Hochschule, Hannover

Kaltwasser K (2008) Das GHP-Arbeitsbuch: Mit gerittener GHP und neuen Aufgaben. Müller Rüschlikon, Cham

Künzle U (2000) Hippotherapie auf den Grundlagen der Funktionellen Bewegungslehre Klein-Vogelbach. Springer, Berlin

Parelli P et al (1995) Natural horse-man-ship. Kierdorf-Verlag, Köln

Roberts M (2005) Die Sprache der Pferde: Die Monty-Roberts-Methode des JOIN-UP. Bastei Lübbe, Bergisch-Gladbach

Tellington-Jones L (2007) Tellington-Training für Pferde, Das große Lehr- und Praxisbuch. Kosmos, Stuttgart

Abb. 3.53   Sicheres Führen mit der Führkette

Der Patient in der Hippotherapie

© Springer-Verlag GmbH Deutschland, ein Teil von Springer Nature 2019
A. Soehnle, S. Lamprecht, *Hippotherapie,* https://doi.org/10.1007/978-3-662-59234-2_4

4

4.1 Hippotherapiespezifischer Befund

Voraussetzung einer gezielten Hippotherapie ist die genaue Hippotherapiespezifische Befunderhebung.

4.1.1 Allgemeine Beschreibung

Der Befund beginnt mit einer allgemeinen Beschreibung des Patienten:

- Diagnose, relevante Nebendiagnosen
- Bei MS den EDSS
- Subjektives Hauptproblem aus Patientensicht
- Persönliche Ziele
- Beruf/Hobby
- Anamnese
- Kooperationsbereitschaft/Vorerfahrung mit Pferden
- Schmerzen

Die Gehstrecke, die Ganggeschwindigkeit und die entsprechenden Hilfsmittel müssen im Befund genannt werden.

Alltagsprobleme bzw. -ziele werden unter dem Gesichtspunkt der Wirkungsweise der Hippotherapie benannt. Dabei sollten die Ziele nach ICF (International Classification of Functioning, Disability and Health) auf der Aktivitätsebene oder besser auf der Partizipationsebene benannt werden (◘ Abb. 4.1).

Dies bedeutet, vor allem Alltagsaktivitäten und dabei Ziele in Bezug auf die „Partizipation", also Teilhabe am sozialen und öffentlichen Leben, müssen benannt werden. Außerdem spielen die Motivation, Kooperationsbereitschaft und die Compliance eine Rolle. Dies sollte, wenn möglich, im Vorfeld beschrieben werden, da diese Kriterien wichtig sind, um Therapieziele zu benennen und vor allem Therapieprognosen zu stellen.

Nach der allgemeinen Beschreibung wird auf der Körperfunktions-/Körperstrukturebene untersucht.

❯ Es müssen Therapieziele und Prognosen bei der Hippotherapie benannt werden!

4.1.2 Tonus – Spastik = Plussymptomatik des UMNS (Upper Motor Neuron Symptoms)

Eine bestehende Plussymptomatik des UMNS bei Patienten zu erkennen, selbst wenn sie nur dezent ist, ist für die Hippotherapie aus verschieden Gründen wichtig. Da sich die Plussymptomatik gerade auch als phasischer Dehnungsreflex an der Wadenmuskulatur zeigt, kann sich dies zum Beispiel auf die Benutzung der Steigbügel auswirken. Es besteht die Gefahr, dass der Patient sich von einem Steigbügel wegdrückt und damit asymmetrisch sitzt oder durch beidseitigen Abdruck ein erhöhter Extensionstonus entsteht (▶ Abschn. 5.1).

Die Tonusprüfung der Plussymptomatik für die unteren Extremitäten erfolgt schnell und einfach mit dem Klonustest. Der Patient sollte

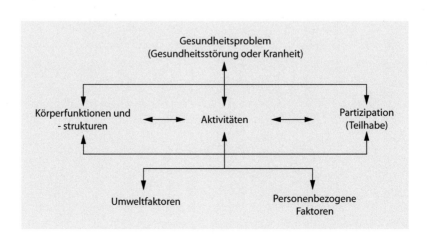

◘ **Abb. 4.1** ICF

möglichst in einer ähnlichen Ausgangstellung getestet werden wie die, die er auf dem Pferd einnimmt, z. B. den Sitz auf einer Bank. Die Unterschenkel hängen locker und der Fuß hat keinen Bodenkontakt. Der Untersucher legt eine Hand auf den Oberschenkel, um bei leichten Beinen zu verhindern, dass sich das gesamte Bein abhebt. Mit der anderen Hand greift er flächig unter den Vorfuß und bewegt diesen schnell nach oben. Dabei wird die Endstellung in Dorsalextension kurz gehalten. Tritt bei dieser Testung ein „Wippen" des Fußes auf, spricht man von einem positiven Klonustest. Der Klonus kann erschöpflich oder unerschöpflich sein. Einen Klonus sieht man bei stärkerer Ausprägung auch, wenn der Patient einen Fuß auf dem Boden hat und der Vorfuß belastet wird, da dabei auch die Wadenmuskulatur gedehnt wird.

> Der Klonus ist eine Reaktion der Muskelspindelrezeptoren auf Dehnung, hier der Wadenmuskulatur. Deshalb ist es bei der korrekten Testung wichtig, die Dehnung der Wade schnell auszuführen und kurz zu halten (◻ Abb. 4.2).

Der Patient kann sich beim Test anlehnen oder festhalten. Dokumentiert wird das Ergebnis der Testung mit positiv (+++) oder negativ(−−−).

Unterschiede links/rechts werden notiert und gegebenenfalls der Klonus als erschöpflicher oder unerschöpflicher Klonus beschrieben.

> Für die Prüfung der Plussymptomatik des UMNS wird beim Hippotherapiebefund der Klonustest durchgeführt!

4.1.3 Sensibilität

Bei der Sensibilität wird die Oberflächen- und Tiefensensibilität unterschieden.

Bei der Befragung zur *Oberflächensensibilität* geht es darum, ob der Patient die Kontaktstellen zum Pferderücken bzw. Hilfsmittel spürt. Hierbei soll die Oberflächensensibilität von der Sitzfläche und Innenseite der Oberschenkel beurteilt werden. Dies ist für die Hippotherapie von Bedeutung, damit der Therapeut weiß, ob der Patient die Auflagefläche spürt und damit auch Druckstellen rückmelden kann. Die Testung der Oberflächensensibilität kann ein Streichen an der Oberschenkelinnenseite sein, wird aber normalerweise nur abgefragt oder im neurologischen Arztbefund nachgelesen.

Ob der Patient spürt, dass er mittig sitzt, ob eine Beckenseite abgesunken ist und ähnliches ist eine Frage der Propriozeption oder der

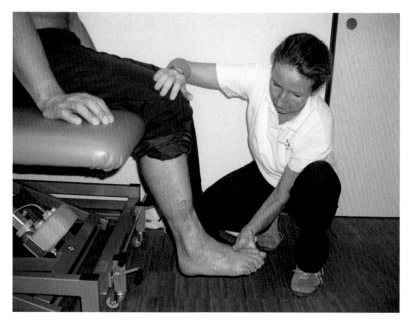

◻ **Abb. 4.2**   Klonustest

4

Tiefensensibilität. Diese kann auch zu einem späteren Zeitpunkt im Befund beim Test Selektivität innerhalb der KLA (▶ Abschn. 4.1.7) getestet werden. Es besteht auch die Möglichkeit, den Patienten auf ein Schaukelbrett zu setzen und der Patient soll angeben, welche Beckenseite tiefer steht. Wichtig bei der Testung der Tiefensensibilität ist, dass der Patient die Augen schließt, damit er nicht mit den Augen potentielle Defizite in der Tiefensensibilität kompensieren kann. Notiert wird, ob Tiefensensibilität vorhanden ist, ob sie herabgesetzt ist oder völlig fehlt.

Getestet wird die Tiefensensibilität des Körperabschnitts Beckens. Jedoch ist auch von Interesse, ob der Patient den Körperabschnitt Brustkorb adäquat einordnen kann bzw. Asymmetrien wahrnimmt. Damit weiß der Therapeut, ob der Patient sein Becken oder auch sein „Türmchen" vertikal einordnen kann und Veränderungen bemerkt und damit korrigieren kann.

4.1.4 Gelenkbeweglichkeit

> Es muss auf eine korrekte Ausgangsstellung während der gesamten Befunderhebung geachtet werden!

Für die Hippotherapie ist die Beweglichkeitsprüfung folgender Gelenke von Bedeutung:
- Hüftgelenke
- Lendenwirbelsäule
- thorako-lumbaler Übergang

Die Dehnfähigkeit der hüftumgebenden Muskulatur kann die Gelenkbeweglichkeit maßgeblich beeinflussen, deshalb wird diese mit geprüft.

Dem Patienten sollte es möglich sein, den Hippotherapie-Sitz einzunehmen (▶ Abschn. 2.5). Fehlt z. B. die Abduktionsbeweglichkeit, muss der Therapeut sich auf Grund des Befundes Hilfen überlegen, evtl. eine entsprechende Auswahl oder Anpassung der Hilfsmittel (▶ Abschn. 5.1), (◘ Abb. 4.3).

Da der Patient nicht nur die Ausgangsstellung im Hippotherapie-Sitz einnehmen, sondern auch die Bewegung des Pferderückens aufnehmen sollte, wird zusätzlich noch die potentielle Beweglichkeit getestet.

> Potentielle Beweglichkeit
> Unter potentielle Bewegungsbereitschaft bzw. Beweglichkeit versteht man die

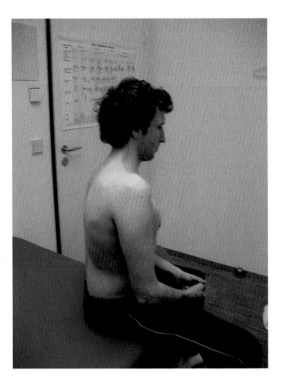

◘ **Abb. 4.3**   Ausgangsstellung Hippotherapie-Sitz

leichte Ansprechbarkeit der Muskeln auf angemessene Reaktionsbereitschaft, die eine Bewegungstoleranz der Gelenke voraussetzt.

Die Ausgangstellung für die Untersuchungen von Punkt 4.1.3 bis 4.1.6 ist der hohe Sitz auf der Bank, möglichst über Eck (um die mediale Unterstützungsfläche ähnlich dem Hippotherapiesitz zu gewährleisten) mit aufgestellten Füßen. Die Ausgangsstellung soll dem therapeutischen Sitz mit den gesicherten Ebenen auf dem Pferd ähneln. Der Patient kann sich dabei anlehnen oder festhalten, wenn er unsicher ist.

> Gesicherte Ebenen
> Bewegungen in diesen Ebenen sind durch Kontaktflächen gut abgesichert.

4.1.4.1 Hüftgelenk

▪ Abduktion

Die Abduktionsfähigkeit ist eine wichtige Voraussetzung, um den therapeutischen Sitz einnehmen zu können. Die Abduktionsfähigkeit in beiden Hüftgelenken sollte zusammen 70 Grad betragen. Sitzt der Patient in 70 Grad Abduktion, wird getestet, ob die Hüftgelenke und die Dehnfähigkeit der Adduktoren noch ein minimales Gelenkspiel an potentieller Beweglichkeit für die Aufnahme der Pferdebewegung zulassen (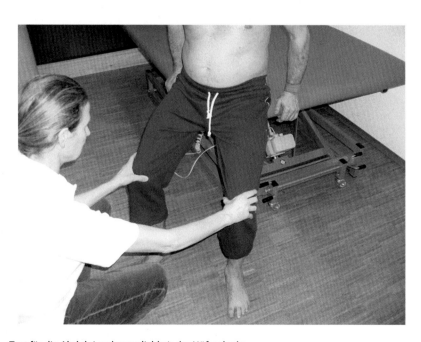 Abb. 4.4).

▪ **Außenrotation**

Ein gewisses Maß an Außenrotation muss vorhanden sein, um den therapeutischen Sitz auf dem Pferd einnehmen zu können. Zusätzlich benötigt der Patient noch Außenrotationstoleranz (Potentielle Beweglichkeit) für die Rotation des Beckens. Eine Außenrotation von 15 Grad ist ausreichend.

▪ **Flexion/Extension**

Die Beweglichkeit des Hüftgelenks in Flexion/Extension wird vom proximalen Hebel (Becken) aus getestet. Bei der Bewegungsübertragung des Pferderückens auf das Patientenbecken wird eine potentielle Beweglichkeit des Hüftgelenks in Flexion/Extension vom Becken aus benötigt.

Bei der Hippotherapie kommt es allerdings zu keiner Flexions-/Extensionsbewegung der Wirbelsäule!

4.1.4.2 Wirbelsäule

In der Wirbelsäule werden die Lateralflexion, die Rotation und die dorsale Translation des Brustkorbs = Beweglichkeit des thorako-lumbalen Übergangs in der Sagittalebene (▶ Abschn. 2.6) getestet.

▪ **Lateralflexion/Rotation**

Die Lateralflexion und die Rotation werden vom Oberkörper her mit überkreuzten Armen geprüft. Von Interesse ist dabei, ob eine Seitendifferenz bei der Beweglichkeit festzustellen ist (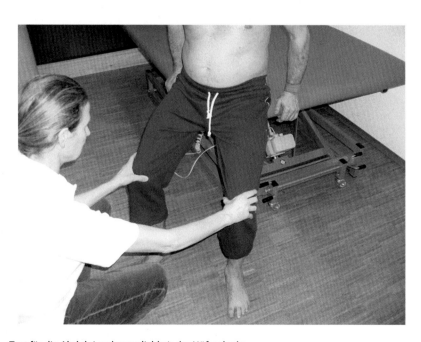 Abb. 4.5 und 4.6).

▪ **Translation**

Die translatorische Beweglichkeit im thorako-lumbalen Übergang wird ebenso mit gekreuzten Armen geprüft, jedoch hält der Therapeut mit dem Bein an der unteren Lendenwirbelsäule dagegen. Die Ausführung und Beurteilung dieses Tests ist nicht einfach. Geringe Einschränkungen der Beweglichkeit können bei diesem Test nur schwer erkannt werden. Starke Bewegungseinschränkungen sind jedoch durchaus erkennbar (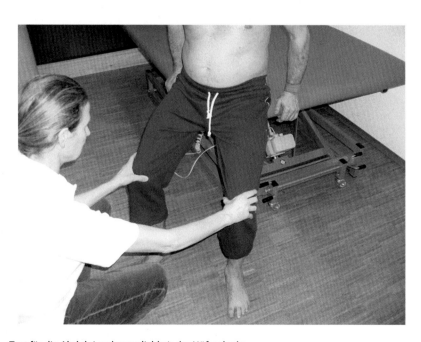 Abb. 4.7). Im thorako-lumbalen Übergang wird der Schub des Pferdeschrittes aufgenommen. Ist dies in dem Wirbelsäulensegment nicht möglich, erfolgt eine komplette Bewegung des Türmchens in der Sagittalebene.

4.1.4.3 Dehnfähigkeit der Hüftmuskulatur

Deutliche Verkürzungen der ischiocruralen Muskulatur und der Hüftbeugemuskulatur

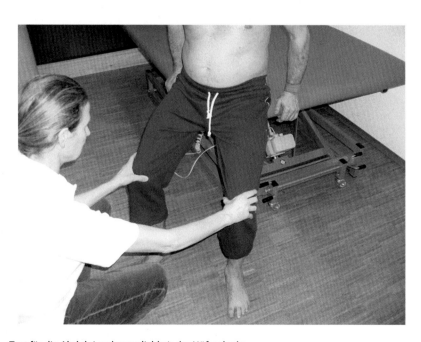

◻ Abb. 4.4 Test für die Abduktionsbeweglichkeit der Hüftgelenke

4

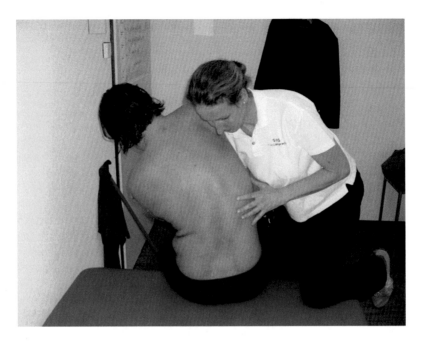

◘ **Abb. 4.5**   Gelenkbeweglichkeitstest für die Lateralflexion

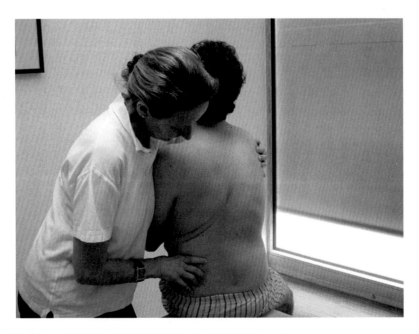

◘ **Abb. 4.6**   Gelenkbeweglichkeitstest für die Rotation der Wirbelsäule

können die Bewegungsübertragung auf den Körperabschnitt Becken erheblich beeinträchtigen. Bei einer Verkürzung der Hüftbeugemuskulatur steht die Beckenlängsachse nach vorne geneigt. Bei einer Verkürzung der ischiocruralen Muskulatur zieht diese das Becken nach hinten. Damit steht oft das komplette „Türmchen" in Kyphose.

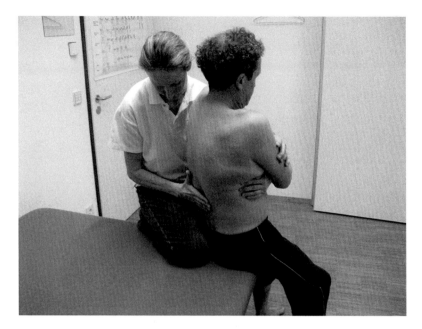

Abb. 4.7   Gelenkbeweglichkeitstest für die Translation nach dorsal

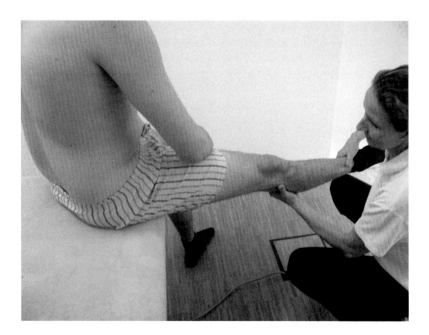

Abb. 4.8   Dehnfähigkeit ischiocrurale Muskulatur

Beide Muskelgruppen werden ebenfalls im hohen Sitz getestet. Dabei wird das Bein im Kniegelenk gestreckt und gebeugt. Bleibt die Beckenlängsachse dabei in der Vertikalen, reicht die Dehnfähigkeit dieser Muskelgruppen aus, um genügend Beweglichkeit des Beckens zuzulassen (**Abb. 4.8 und 4.9**).

4.1.5   Muskelfunktion (Kraft)

> Bei den Krafttests muss auf eine korrekte Ausgangsstellung, besonders aber auf Ausweichbewegungen geachtet werden!

Krafttests sind auch in der Neurologie von besonderem Interesse, da oft Kraftdefizite als

4

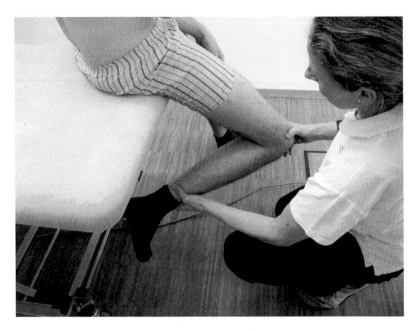

◨ **Abb. 4.9**   Dehnfähigkeit Hüftbeugemuskulatur

Minussymptomatik des UMNS bestehen. Der Therapeut muss wissen, wo sich Schwächen der Muskulatur befinden, bevor der Patient auf dem Pferd sitzt. Bei den Krafttests wird die Muskelfunktionsprüfung (MFP) angewandt mit Einteilungen in 0- bis 5-er Werte.

❯ Muskelfunktionsprüfung (MFP)
International auch MRC (Medical rescearch counsil scale).

Auf Kraft getestet werden die Hüft-Adduktoren, die Hüftflexoren, die ventrale und dorsale Rumpfmuskulatur und die Lateralflexoren des Rumpfes.

Die Rotatoren werden nicht auf Kraft getestet, da sie bei der Hippotherapie hubfrei arbeiten. Das bedeutet, dass keine Aktivität der Rumpfrotatoren gegen die Schwerkraft notwendig ist.

Alle Krafttests werden isometrisch ausgeführt, da neurologische Patienten bei aktiven Bewegungsaufträgen oft überschießend und mit viel Kompensation reagieren.

▪ **Hüft-Adduktoren**

Der Patient sitzt im erhöhten Sitz in leichter Abduktion. Er wird aufgefordert, die Knie nicht auseinander drücken zu lassen. Der Therapeut drückt die Knie in Richtung Abduktion (◨ Abb. 4.10).

▪ **Hüft-Flexoren**

Die Ausgangstellung ist wiederum der hohe Sitz. Der Therapeut nimmt das Bein des Patienten und führt es in ungefähr 70 Grad Flexion im Hüftgelenk. Der Patient wird aufgefordert, sein Bein zu halten. Kann er dies, hat er einen Muskelfunktionswert von 3. Kann man noch Widerstand gegen die Flexion geben, erhöht sich der Wert je nachdem auf 4 oder 5 (◨ Abb. 4.11). Kann er das Bein nicht halten und es fällt langsam nach unten ist es ein zweier Wert und falls der Patient es gar nicht halten kann bzw. wir kein Zucken im Hüftbeuger palpieren können wäre es entsprechend ein Wert 0 oder der Wert 1 in der MFT.

▪ **Rumpf-Lateralflexoren**

Beim Krafttest der Lateralflexoren des Rumpfes bringt man den Patienten in die Lateralflexion und gibt dann Widerstand am Rumpf (nicht am Schultergürtel). Auch hier ist eine eventuelle Seitendifferenz von besonderem Interesse (◨ Abb. 4.12).

▪ **Ventrale/dorsale Rumpfmuskulatur**

Die ventrale/dorsale Muskelkette wird gegen die Schwerkraft getestet, indem der Rumpf des Patienten ungefähr 20 Grad vor beziehungsweise hinter das Lot gebracht wird. Es wird nun beurteilt, ob der Patient die Stellung des Rumpfes gegen die Schwerkraft halten kann, bzw. wird

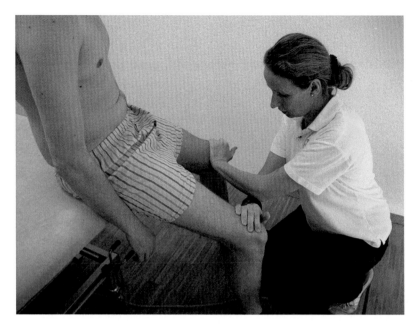

Abb. 4.10   Krafttest Hüft-Adduktoren

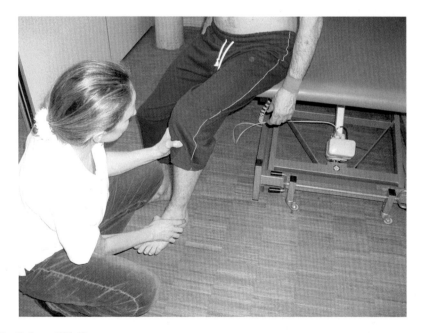

Abb. 4.11   Krafttest Hüft-Flexoren

entsprechend Widerstand gegeben. Dabei sind die Längenverhältnisse des Oberkörpers beziehungsweise die Hebelverhältnisse des Patienten zu berücksichtigen (■ Abb. 4.13 und 4.14).

> **Krafttests sind in der Neurologie als Minussymptomatik des UMNS und auch bei der Hippotherapie wichtig!**

4.1.6 Sitzverhalten

Bei der Beurteilung des Sitzverhaltens soll der Patient eine korrigierte Sitzhaltung einnehmen.

Das Sitzverhalten wird von vorne und von der Seite beurteilt. Von vorne wird die Sitzhaltung in der Frontalebene und der Transversalebene, von der Seite in der Sagittalebene beurteilt.

4

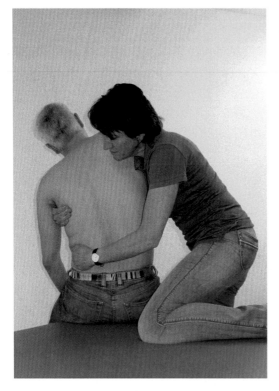

Dabei können Abweichungen in der Frontalebene, nämlich lateralflexorische Asymmetrien
der Wirbelsäule erkannt werden.

Beobachtungskriterien von der Seite:
— Sagitto-transversaler Thoraxdurchmesser
— Beckenlängsachse

Dabei können Abweichungen in der Sagittalebene
wie z. B. Kyphosen oder Beckenfehlstellungen
erkannt werden.

Asymmetrien in der Transversalebene =
Abweichungen in der Rotation werden anhand
folgender Beobachtungskriterien beschrieben:
— Verbindungslinie der Spinae
— Fronto-transversaler Thoraxdurchmesser

Beispiel

Abweichungen in allen 3 Ebenen:
— rechts-konvexe Lateralflexion
  (Frontalebene) (◘ Abb. 4.15)
— Translation des Brustkorbs nach rechts
  (Frontalebene) (◘ Abb. 4.16)
— Kyphose in der BWS (Sagittalebene)
  (◘ Abb. 4.17)
— rechts Rotation der BWS
  (Transversalebene) (◘ Abb. 4.18)

◘ **Abb. 4.12**   Krafttest Rumpf-Lateralflexoren

Beobachtungskriterien   (▸ Abschn. 2.7)   von
vorne:
— Fronto-transversaler Thoraxdurchmesser
— Verbindungslinie der Spinae

❯ Beim Sitzverhalten sollen Abweichungen in
allen 3 Ebenen beschrieben werden!

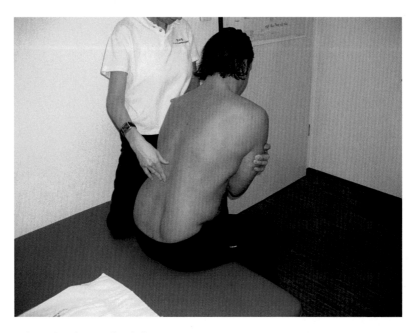

◘ **Abb. 4.13**   Krafttest dorsale Rumpfmuskelkette

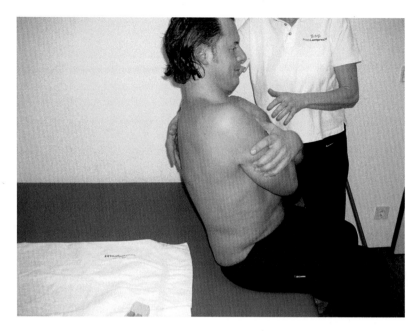

Abb. 4.14   Krafttest ventrale Rumpfmuskelkette

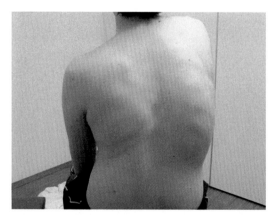

Abb. 4.15   Rechts-konvexe Lateralflexion

Außerdem wird die „Sitzausdauer" beobachtet. Das bedeutet, kann sich der Patient nach verbaler Aufforderung korrigieren und wie lange kann er diese Korrektur halten. Dies gibt uns Aufschluss über die Sitzausdauer des Patienten. Gerade MS Patienten können aufgrund der Fatigue ggf. sich nicht lange im Sitz halten. Dann muss bei der Hippotherapie mit einer kürzeren Therapiezeit gestartet werden.

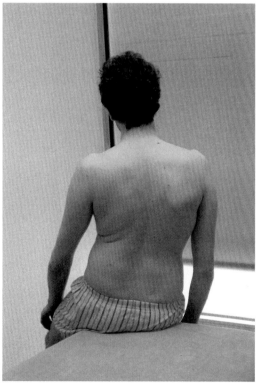

Abb. 4.16   Translation des Brustkorbs nach rechts

4

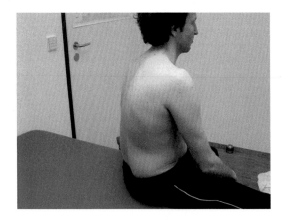

◻ **Abb. 4.17**   Kyphose in der BWS

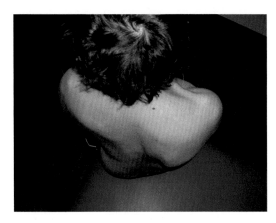

◻ **Abb. 4.18**   Rechts-Rotation der BWS

4.1.7 Selektivität innerhalb der Körperlängsachse (KLA)

Bei diesem Test wird die reaktive Bewegungsfähigkeit des Patienten auf die Bewegung des Pferderückens beurteilt. Der Test steht am Ende der Befunderhebung, da zuvor die Punkte getestet sein müssen, die die Selektivität beeinflussen können. So kann bei einer Ausweichbewegung in diesem Test beurteilt werden, ob diese von einer Schwäche der Muskulatur verursacht wird oder von einer Einschränkung der Beweglichkeit, beispielsweise einer Kontraktur im Hüftgelenk.

Getestet werden simulierte Bewegungen, wie sie der Patient bei der Hippotherapie reaktiv aufnehmen soll. Eine Selektivität ist nur gegeben wenn der Patient die Pferdebewegung überhaupt aufnehmen kann, also ab Stufe 2 bis Stufe 4.

Passive Beckenbewegungen in der Frontalebene

Die passive Beckenbewegung in der Frontalebene wird auf einer Therapierolle getestet. Der Durchmesser der Rolle sollte dem Becken des Patienten angepasst sein. Notfalls können schmälere Rollen mit Matten umwickelt werden, um entsprechend passend gemacht zu werden. Bei Kindern sollte die Rolle ungefähr 40 cm Durchmesser haben, bei Erwachsenen 50 cm (◻ Abb. 4.19).

Der Patient sitzt auf der Rolle, die Beine hängen locker und haben keinen Fußbodenkontakt.

Beim Test wird nun die Rolle rhythmisch nach links und rechts gerollt, so dass das Becken und der Rumpf des Patienten darauf reagieren müssen. Der Bewegungsausschlag und der Rhythmus sollen der Bewegung des Pferderückens möglichst ähnlich sein. Es sollte also möglichst rhythmisch (Frequenz) nach links und rechts gerollt werden. Der Bewegungsausschlag (Amplitude) muss groß genug sein, damit eine Reaktion des Patienten erfolgt. Die Bewegung

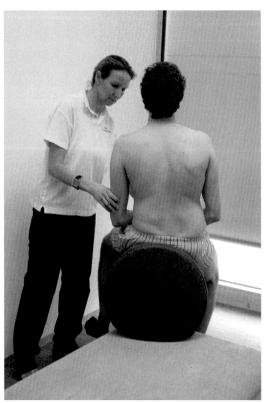

◻ **Abb. 4.19**   Passive Beckenbewegung in Frontalebene

darf aber auch nicht zu groß sein, da es sonst durch die Rolltendenz zu einer Translation des Beckens gegen den Brustkorb kommt und ggf. der Patient nicht reaktiv auf die Bewegung reagiert, sondern das Türmchen aktiv gegen die Schwerkraft halten muss. Beobachtet wird in der Frontalebene, wie stabil der Brustkorb gehalten werden kann und ob das Becken reaktiv und selektiv mitbewegt. Der Distanzpunkt Ferse zeigt am besten das Ausmaß des Bewegungsausschlags.

Hat der Patient Schwierigkeiten, den Brustkorb stabil zu halten, können die Arme als Verlängerung des frontotransversalen Thoraxdurchmessers ausgestreckt werden, um dem Patienten als „Zeiger" ein visuelles Feedback geben.

> ❯ Das passive Beckenmobile in der Frontalebene ist ein sehr wichtiger Test, um das Bewegungsverhalten des Patienten für die Hippotherapie zu beurteilen!

■ **Aktive Brustkorbrotation**

Bei der aktiven Brustkorbrotation wird beurteilt, ob der Patient die Drehung rhythmisch und seitengleich ausführen kann. Dieser Test dient dazu, die Qualität der weiterlaufenden Bewegung vom Pferderücken auf das Becken des Patienten und die rotatorische aktive Widerlagerung des Brustkorbs zu beurteilen. Es handelt sich allerdings hier um einen angepassten Test, da die Bewegung bei der Hippotherapie vom Becken reaktiv aufgenommen wird, hier auf der Rolle jedoch aktiv mit dem Brustkorb durchgeführt wird. (❒ Abb. 4.20).

Provokationstest zur aktiven Widerlagerung der Rumpfmuskulatur bei beschleunigten Armbewegungen (Stufe 2–4).

Bei diesem Test wird die Rumpfmuskulatur hochselektiv, reaktiv und schnell aktiviert. Dies wird bei der Hippotherapie vom Patienten gefordert, wenn er die Bewegung des Pferderückens aufnimmt. Die rhythmischen, alternierenden und weiterlaufenden Bewegungen müssen dynamisch widerlagert werden, um sofort die nächste alternierende Bewegung aufnehmen zu können.

Bei diesem Test wird die Rumpfmuskulatur, nicht die Schultermuskulatur getestet. Für den Test braucht man selektive Armbewegungen dies kann z. B. bei CP (Tetraplegien) nicht möglich ist.

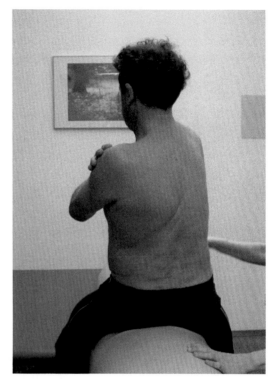

❒ **Abb. 4.20** Aktive Brustkorbrotation

a) Beschleunigte Armbewegungen in der Sagittalebene
Beim Test in der Sagittalebene, werden die nach vorne ausgestreckten Arme mit gefalteten Händen schnell von oben aus 180 Grad Elevation bis zu 90 Grad Elevation vor die Augen geführt und dort abgestoppt. Bei der Bewegung von oben nach unten wird die dorsale Rumpfmuskulatur getestet. Wird die Bewegung von unten nach oben ausgeführt, testet man entsprechend die ventrale Rumpfmuskulatur, ob sie selektiv aktiviert werden kann, um die weiterlaufende Bewegung zu Widerlagern (❒ Abb. 4.21).

b) Beschleunigte Armbewegungen in der Frontalebene
Der Test in der Frontalebene wird mit einem seitlich ausgestreckten Arm durchgeführt. Der Patient hebt den Arm seitlich in 180 Abduktion hoch. Er führt ihn mit Schwung von oben nach unten bis zur Waagerechten und bremst hier abrupt ab. Dabei werden die kontralateralen Lateralflexoren des Rumpfes getestet. Diese müssen das Armgewicht Widerlagern. Wird der Arm schnell von unten nach oben bis zur Waagerechten

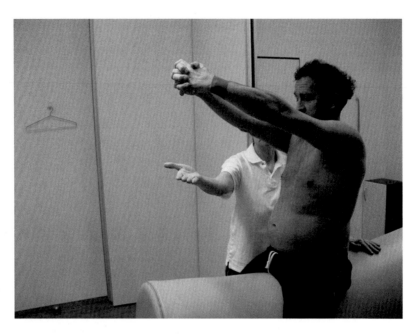

◘ Abb. 4.21   Provokationstest für die ventrale und dorsale Muskelkette

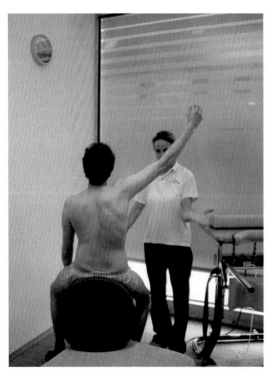

◘ Abb. 4.22   Provokationstest in der Frontalebene

geführt und dort abbremst, ist dies der Test der gleichseitigen Lateralflexoren (◘ Abb. 4.22).

c) Beschleunigte Armbewegungen in der Transversalebene

Beim Test in der Transversalebene werden die Rumpfrotatoren getestet. Die Hände sind gefalteten, die Arme in 90° Elevation ausgestreckt, der Patient sitzt auf der Rolle. Nun bewegen sich mit Schwung die Arme von einer Seite zur Mitte, dort sollen sie abrupt gestoppt werden. Dabei müssen die Rumpfrotatoren die Bewegung schnell und selektiv abbremsen können = das beschleunigte Armgewicht Widerlagern können. Bei einer Drehung der Arme von rechts nach links müssen die rechten Rotatoren Widerlagern bzw. abbremsen.

Patienten mit Koordinationsproblemen, ebenso wie auch Patienten mit einer Ataxie können den Test nicht schnell genug ausführen, meist zeigen sie langsamere Bewegungen oder kein so abruptes Abbremsen, seltener auch ein sofortige kleine Gegenbewegung (◘ Abb. 4.23).

❯ Bei den Provokationstests der beschleunigten Armbewegungen wird die Rumpfmuskulatur getestet – nicht die Schultergürtelmuskulatur!

❯ Ist der Schultergürtel des Patienten mit betroffen, werden die Provokationstest mit den beschleunigten Armbewegungen nicht durchgeführt!

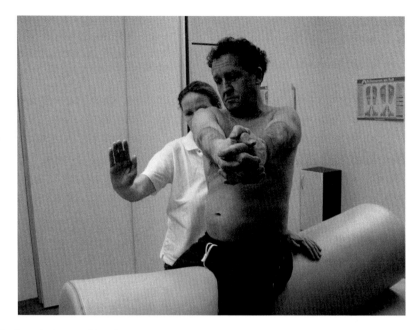

◻ **Abb. 4.23**   Provokationstest Rotation

d) Alternierender Armpendel
   Der Patient sitzt dabei ohne Fußbodenkontakt auf der Rolle und pendelt aktiv
   alternierend mit den Armen. Diese Armbewegungen sieht man als reaktiven Armpendel bei der Stufe 4 (▶ Abschn. 5.5), wenn
   der Patient die Übertragung der Beckenrotation aufnehmen kann.
   Beurteilt wird die Qualität des alternierenden Armpendels und ob der Brustkorb beim Armpendel stabil gehalten
   werden kann ◻ Abb. 4.24).

4.1.8 Fragen, die sich aus dem Befund ergeben in Bezug auf die Therapie auf dem Pferd

4.1.8.1 Problemanalyse/Funktionelles Problem

- Hauptproblem
- Folgestörung
- Relevante zusätzliche Symptome

4.1.8.2 Ziele der Hippotherapie

- Funktionelles Problem
- Zielvereinbarung nach SMART mit spezi-
  fischem Assessment
- Therapeutisches Nahziel

- Lokalziel (auf Körperstruktur/Körper-
  funktionsebene)
- Globalziel (auf Aktivitäts-/Partizipations-
  ebene)

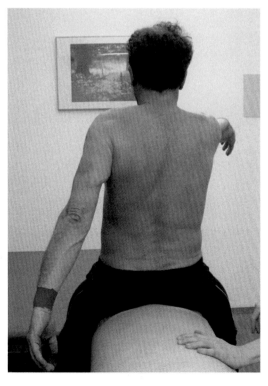

◻ **Abb. 4.24**   Alternierender Armpendel

4

4.1.8.3 Vorgehen in der Hippotherapie

- Wahl des Therapiepferdes
- Wahl der Übungsstufe
- Wahl des Hilfsmittels
- Art des Auf-und Absteigens
- zu erwartende Schwierigkeiten/bzw. Kompromisse, die eingegangen werden müssen

> Die Ziele der Hippotherapie und das Vorgehen in der Hippotherapie ergeben sich aus dem Befund!

- **Patientenbeispiel**

Befundet wurde ein MS-Patient mit Ataxie.

Aussagefähige Befunde ergeben sich bei Punkt 4.1.5 Muskelfunktion/Kraft, aber vor allem bei Punkt 4.1.7 Selektivität.

- Das funktionelle Problem
    - Hauptstörung: Rumpfataxie bzw. fehlende Selektivität in der Rumpfmuskulatur
    - Folgestörungen: Schwierigkeiten beim Gehen
    - Relevante zusätzliche Symptome: Schwäche der ventralen Rumpfmuskulatur und der Hüftbeugemuskulatur
- Ziele der Hippotherapie
    - Funktionsziel im Alltag: eine Verbesserung der Gehstrecke (z. B. messbar im 6 min Gehtest)
    - Zielvereinbarung: Verbesserung der Gehstrecke im 6 min Gehtest von 240 m auf 300 m in 6 min innerhalb 2 Monaten bei 1 mal Hippotherapie in der Woche flankierend zur alltagsorientierter Physiotherapie
- Hippotherapeutisches Nahziel
    - Lokalziel:
    Verbesserung der selektiven Aktivität der Rumpfmuskulatur. Damit wird ein Abbau der sekundären Fixierung des eigentlich mobilen Körperabschnitts Beckens. Verbesserte Kraft der Hüftbeuge- und ventraler Rumpfmuskulatur
    - Globalziel:
    selektive Aktivität der Rumpfmuskulatur, um durch die dadurch die selektiven Mobilität des Körperabschnitts Beckens zu erreichen und damit eine Verbesserung des Gehens zu erlangen.
- Vorgehen in der Hippotherapie
    - Wahl des Therapiepferdes:

Pferd mit viel Bewegungsübertragung, um entsprechend deutliche Bewegungsreize zu setzen oder ein Pferd mit wenig Bewegungsübertragung, um den Patienten nicht zu überfordern und damit ein „Festmachen" des KA Becken zu vermeiden
- Wahl der Übungsstufe:
Übungsstufe 3, um durch die deutliche Lateralflexion die Mobilität des KA Beckens zu fördern. Falls dies gut aufgenommen werden kann, später Wechseln zur Übungsstufe 4, um zusätzlich die physiologische Rotation des KA Beckens zu erreichen.
- Wahl des Hilfsmittels:
Westernsattel, um die Bewegungen noch mehr zu bündeln und für den Patienten klarer zu machen.
Evtl. benötigt der Patient Steigbügel, um die Unterstützungsfläche zu vergrößern, was ihm mehr Sicherheit gibt, damit er die Bewegungsübertragung eher zulassen kann.
- Art des Auf- und Absteigen:
Kann der Patient das Bein über die Hinterhand führen?
Lässt die Beinkraft ein Absteigen über die Rampe zu oder wird besser auf den Boden abgestiegen?
- Zu erwartende Schwierigkeiten/Kompromisse:
Leidet der Patient unter Fatigue und damit Ausdauerschwierigkeiten? Dann sollte in den ersten Therapieeinheiten eine etwas kürzere Wegstrecke gewählt werden. Gegebenenfalls muss am Anfang zugelassen werden, dass der Patient sich abstützt, um ihm mehr Sicherheit zu ermöglichen.

> Eine exakte Befunderhebung, individuelle Problemanalyse, messbare Ziele und ein klares Vorgehen in der Hippotherapie sind die wichtigsten Bestandteile, um die Sicherheit und die Qualität er Hippotherapie zu gewährleisten.

4.2 Kinderbefund

Um das Bewegungsverhalten motorisch beeinträchtigter Kinder besser verstehen zu können, muss man die übliche motorische, kindliche Entwicklung kennen. Der Mensch vollzieht eine kontinuierliche Entwicklung von der Geburt bis zum aufrechten Stand.

Schon Säuglinge sind – wie alle Menschen – Individuen. Sie sind verschieden und haben bereits Charaktereigenschaften. Es gibt eine sehr große Bandbreite an gesunden Entwicklungen und die Reihenfolge der erlernten Fähigkeiten kann verschieden sein und unterschiedlich viel Zeit benötigen.

4.2.1 Motorische Entwicklung im ersten Lebensjahr

Das Ziel der sensomotorischen Entwicklung ist es, ein variables und ökonomisches Bewegungsrepertoire zu ermöglichen.

Dr. med. Remo Largo sagt u. a:
- Die motorische Entwicklung beginnt in der achten Schwangerschaftswoche und dauert bis in die Pubertät fort.
- Die motorische Entwicklung ist im Wesentlichen ein Reifungsprozess, der von Kind zu Kind unterschiedlich rasch abläuft und aus unterschiedlichen Fortbewegungsmustern besteht.
- Ist eine motorische Funktion herangereift, ist ihre weitere Differenzierung abhängig von den Möglichkeiten, die das Kind hat, die Funktionen anzuwenden. (Largo 2017a)

Nach der Geburt setzt sich das Kind mit der Schwerkraft auseinander. Primitive Reflexe verschwinden und an ihre Stelle treten Stellreaktionen, Gleichgewichtsreaktionen und Stützmechanismen. Mit Beginn des 2. Triminons (Ende 3. Monats) kann das Kind seinen Körper in Rückenlage in der Mitte halten. Die Arme befreien sich im Laufe der Entwicklung von der Stütz- und Haltefunktion und werden frei zum Greifen. Die Rumpfmuskulatur übernimmt die Haltefunktion.

Die motorische Entwicklung des Kindes im 1. Lebensjahr:

■ ■ Aus Bauchlage
In der Bauchlage hebt der Säugling ab dem 2. Monat den Kopf die Arme stützen noch nicht. Ab dem 3. Monat stützt sich der Säugling mit beiden Unterarmen ab, kann den Kopf halten und bewegt sich symmetrisch. (■ Abb. 4.25).

Mit dem 4. Monat sieht man einen Einzelellbogenstütz (■ Abb. 4.26).

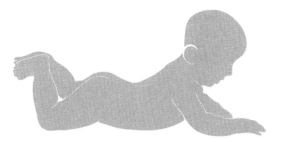

■ **Abb. 4.25** Abstützen mit beiden Unterarmen. (© Mona von Winning)

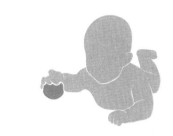

■ **Abb. 4.26** Einzelellenbogenstütz. (© Mona von Winning)

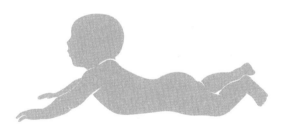

■ **Abb. 4.27** Stützen mit gestrecken Ellenbogen. (© Mona von Winning)

Ab dem 5 Monat streckt der Säugling seine Ellbogen (■ Abb. 4.27) und ab dem 6. Monat kann er sich auf die geöffneten Hände stützen. (■ Abb. 4.28).

Ab dem 7. Monat hebt er eine Hand ab. (■ Abb. 4.29).

Hier sieht man das erste Mal einen kreuzkoordinierten Stütz!.

Ab dem 8. Monat geht der Säugling in den 4-Füßler – er bewegt sich jedoch nicht vorwärts, sondern macht das s.g. „Rocking", bei dem er sich im 4-Füßler-Stand nach vorne und hinten schaukelt. (■ Abb. 4.30).

Im 9. Monat bewegt sich der Säugling das erste Mal vorwärts, in dem er robbt (■ Abb. 4.31).

Im 10. Monat kann er vom Krabbeln in den schrägen Sitz kommen und davon wieder ins Krabbeln. (■ Abb. 4.32a–c).

4

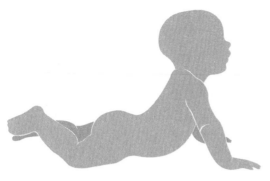

■ **Abb. 4.28**   Hand zum Stützen geöffnet. (© Mona von Winning)

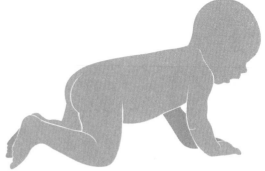

■ **Abb. 4.30**   4-Füßler-Stand. (© Mona von Winning)

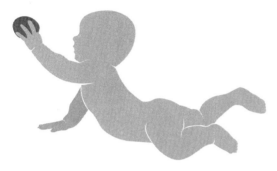

■ **Abb. 4.29**   Kind kann eine Hand abheben. (© Mona von Winning)

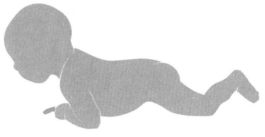

■ **Abb. 4.31**   Robben. (© Mona von Winning)

Im 11. Monat funktioniert das Krabbeln sehr gut und das Kind zieht sich an Gegenständen hoch und kann seitlich gehen. Immer noch sollte alles symmetrisch erfolgen, also keine Seite priorisiert werden (■ Abb. 4.33).

Im 12. Monat dreht das Kind sich in den Raum, wenn es steht und häufig macht es die ersten Schritte! (■ Abb. 4.34).

Über die Hälfte der Kinder können jetzt gehen. Allerdings verschieben sich die „Meilensteine" oft um mehrere Wochen, auch bei einer gesunden

motorischen Entwicklung. Die Entwicklungsschritte wie hier genannt sind wichtige „Meilensteine" für die Entwicklung einer Lokomotion. Selbstverständlich gehören dazu auch die anderen Entwicklungsschritte aus Rückenlage und Seitlage bzw. das Drehen.

Kindliche Entwicklung in der Rückenlage(stark verkürzt):

Ab dem 3. Monat Hand-Mund Kontakt und mit 6 Monaten spielt es mit seinen Füßen.

Für die Seitlage ist wichtig, dass sich der Säugling ab dem 6. Monat von der Rückenlage zur Seite dreht und ab dem 7. Monat auch

a   b   c

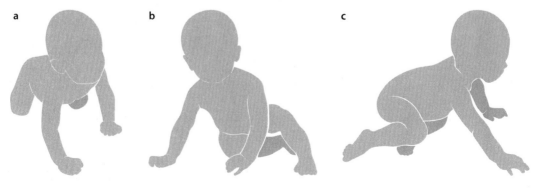

■ **Abb. 4.32**   **a-c** Vom Krabbeln in den schrägen Sitz zum Krabbeln. (© Mona von Winning)

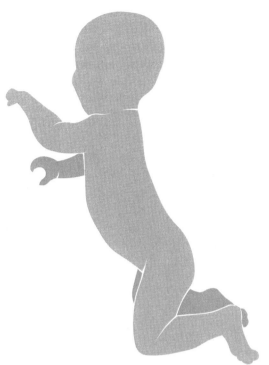

Abb. 4.33 Er stellt das erste Mal ein Bein auf und versucht sich an Gegenständen hochzuziehen. (© Mona von Winning)

von beiden Seiten auf den Bauch. Im 8. Monat vom Bauch gezielt auch wieder zurück auf den Rücken. Im 8. Monat kann das Kind auch stabil auf der Seite spielen und stützt sich dabei mit dem Unterarm ab. Ab dem 9. Monat sitzt es im Zwergensitz stabil im Seitsitz. Von diesem Sitz kommt das Kind dann ab dem 10. Monat in den Sitz und auch ins Krabbeln.

Motorische Entwicklungsschritte im 2. Lebensjahr sind:
- Spielen in der Hocke
- Freihändiges Stehen und Laufen
- Beginnt zu klettern
- Wirft mit Spielzeug
- Erste Schritte rückwärts
- Treppe gehen (Nachstellschritte)
- Hüpfen

Im 3. Lebensjahr kommen hinzu:
- Treppensteigen ohne sich festzuhalten
- Ball kicken
- Kurzes Stehen auf einem Bein

Im 4. Lebensjahr kann das Kind Ballwerfen sowie rennen und hüpfen ohne hinzufallen.

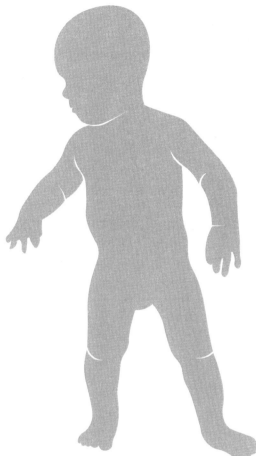

Abb. 4.34 Erste Schritte. (© Mona von Winning)

Das 5. und 6. Lebensjahr bringt in der motorischen Entwicklung:
- Üben des Gleichgewichtsinnes
- Balancieren, längeres Stehen auf einem Bein
- Geschickter Umgang mit Werkzeug (Schere) und kleinem Spielzeug
- Purzelbaum

Es wurde hier auf die sprachlichen und sozialen Entwicklungsschritte nicht näher eingegangen. Diese sind jedoch für eine gesunde kindliche Entwicklung genauso wichtig.

In der pathologischen Entwicklung treten anstelle eines normalen Haltetonus je nach Lokalisation der Hirnschädigung eine oder mehrere der folgenden Symptome auf:
- Plussymptomatik des UMNS
- Minussymptomatik des UMNS
- dystonische Athetose
- Ataxien

4

Dies kann natürlich je nach Schädigung auch gemischt auftreten.

Physiologische Reflexe können beim CP Kind persistieren bzw. pathologische Reflexe auftreten. Auch bei Kindern (und Erwachsene) nach Schädelhirntrauma können Hirnstammreflexe auftreten, deshalb sollen hier die häufigsten Reflexe kurz dargestellt werden:

- Schreitautomatik
- Auftreten: von der Geburt bis zum Alter von ca. 2 Monaten
- Ausführung: Das Kind wird mit beiden Händen am Rumpf vertikal gehalten. Bei Druck der Fußsohle auf die Unterlage, beugt sich das Bein in allen Gelenken und das kontralaterale Bein wird gestreckt. Der Körper des Kindes wird dabei leicht nach vorne gehalten. Dies hat nichts mit dem eigentlichen Gehen zu tun. Bei einigen CP-Kindern kann man diesen Reflex in abgeschwächter Form später noch beobachten.

- Halsstellreaktion
- Auftreten: von Geburt bis ca. 2 Monate
- Ausführung: Das Kind liegt auf dem Rücken. Der Kopf wird zur Seite gedreht. Der ganze Rumpf folgt en bloc der Bewegung. Bei Persistieren dieses Reflexes wird eine Rotation zwischen Kopf und Körper und damit das Aufrichten aus der Rückenlage zum Sitzen über die Drehung verhindert

- Moro-Reflex
- Auftreten: von Geburt bis ca. 6 Monate
- Ausführung: Der Moro-Reflex läuft in 2 Phasen ab. Bei Erschrecken oder schneller Lageveränderung des Kindes zeigt sich in der 1. Phase ein Auseinanderfahren der Extremitäten und anschließend in der 2. Phase eine Flexion. Die Flexion verliert sich mit zunehmender Gehirnreife.

Bei CP Kindern ist oft der erste Teil des Moro-Reflexes noch vorhanden. Bleibt dieser Reflex bestehen, sind eine Stützreaktion der Arme und Beine sowie das Hantieren mit Spielzeug nicht möglich.

- Labyrinthstellreflex
- Auftreten: ab 3 Monate
- Ausführung: Wird das Kind auf dem Bauch gelegt oder verändert man seine Lage im Raum, stellt sich der Kopf im Raum ein, so dass die Augen waagrecht zur Unterlage sind. Beim CP-Kind fehlt dieser häufig und verursacht dadurch mangelnde Kopfkontrolle

- Asymmetrisch tonischer Nackenreflex
- Auftreten: dieser Reflex ist immer pathologisch
- Ausführung: Bei passiver Drehung des Kopfes erfolgt eine Extension und Innenrotation der Extremitäten der Gesichtsseite und Flexion der Extremitäten der Hinterhauptsseite mit Hyperextension des Kopfes und Lateralflexion in die Konvexität der Gesichtsseite.

- Symmetrisch tonischer Nackenreflex
- Auftreten: dieser Reflex ist immer pathologisch
- Ausführung: Bei Flexion des Kopfes werden die Arme gebeugt und die Beine gestreckt. Bei Extension des Kopfes werden Die Arme gestreckt und die Beine gebeugt. Der Reflex verhindert das Aufrichten zum Sitzen.

4.2.2 Der Kinderspezifische Befund in der Hippotherapie

In der allgemeinen Beschreibung muss auf das Bewegungsverhalten des Kindes eingegangen werden. Die Fähigkeiten, wie z. B. das Umsetzen von einem Stuhl zum anderen sollen genau beschrieben werden, um eine pathologische Entwicklung zu erkennen.

Alle Tests werden wie im Erwachsenenbefund durchgeführt. Es empfiehlt sich, alle Tests gleich auf der Rolle auszuführen, am besten mit frei hängenden Beinen (◘ Abb. 4.35). Bei Kindern muss die Befunderhebung altersentsprechend bzw. spielerisch verlaufen.

Der Tonustest mit Hilfe des Klonustests ist bei CP–Kindern oft nicht aussagekräftig, da er bei sehr starkem Tonus (Spastik) oder starken Muskelverkürzungen nicht auslösbar ist. Trotzdem kann er

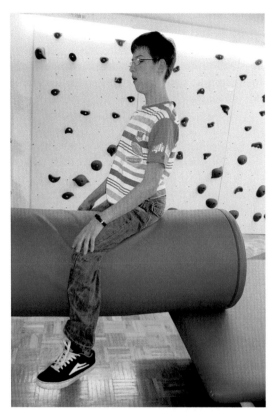

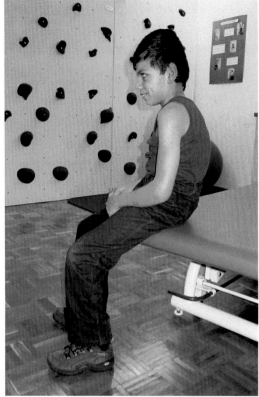

◨ **Abb. 4.35** Befundaufnahme eines größeren Kindes auf der Rolle mit hängenden Beinen

◨ **Abb. 4.36** Der freie Sitz gelingt hier zwar, aber nicht die Aufrichtung

durchgeführt werden. Bei Kindern können auch „pathologische" Haltungen vor allem wenn sie konstant gezeigt werden, beschreiben werden.

Angaben zur Sensibilität sollten vom ärztlichen Befund bzw. von den Eltern erfragt werden. Die Gelenkbeweglichkeit kann teilweise während dem spontanen Bewegungsverhalten beurteilt werden oder besser – falls möglich – gezielt passiv getestet werden. Wichtig ist, dass versucht wird zu unterschieden zwischen Einschränkungen durch Spastik und Kontraktur. Es muss eine ausreichende Gelenkbeweglichkeit in den Hüftgelenken und der Wirbelsäule vorhanden sein, um die Ausgangsstellung auf dem Pferd im Spreizsitz einzunehmen und zusätzlich noch etwas Bewegungstoleranz, um die Pferdebewegung aufnehmen zu können (▶ Abschn. 4.1.4).

Beim Sitzverhalten wird beurteilt, ob die Einordnung der Körperabschnitte Becken, Brustkorb und Kopf selbständig oder mit Hilfe des Therapeuten

möglich ist, was die Aufrichtung verhindern könnte und ob die motorischen Fähigkeiten ausreichen um freien zu sitzen. (◨ Abb. 4.36).

Beim Test der Selektivität innerhalb der Körperlängsachse werden die Lateralflexion der Lendenwirbelsäule und die aktive Brustkorbrotation auf der Rolle getestet (◨ Abb. 4.37).

❯ Die Rolle und der Bewegungsausschlag müssen beim Test der Selektivität in der Frontalebene der Größe des Kindes angepasst sein!

Provokationstests zur aktiven Widerlagerung der beschleunigten Armbewegungen sollten nur durchgeführt werden, wenn die Arme nicht mit betroffen sind. Eine Beteiligung der Arme besteht bei Tetraplegie. Aber auch bei Diplegien können, die Arme mit betroffen sein.

4

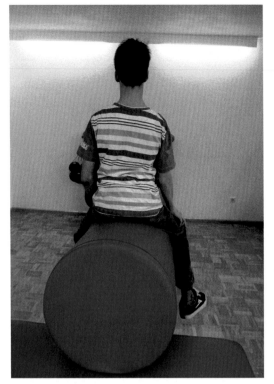

Abb. 4.37 Prüfung der Selektivität innerhalb der Körperlängsachse

4.3 Ziele der Hippotherapie

Die Ziele der Hippotherapie müssen individuell an den Patienten angepasst werden. Man muss sich bewusst sein, warum die Hippotherapie gerade für den ausgewählten Patienten sinnvoll ist. Welchen Vorteil bietet die Hippotherapie für den Patienten gegenüber anderen Therapien? Was ist das größte Problem des Patienten? Was soll gezielt verbessert werden und in welcher Zeit? Wie werden die Therapieerfolge gemessen?

> Die Ziele der Hippotherapie müssen individuell an den Patienten angepasst, messbar und idealerweise eine Verbesserung auf partizipativer Ebene beinhalten!

4.3.1 Funktionsziel im Alltag = Ziele der Hippotherapie in Bezug auf die ICF

Die „Internationale Klassifikation der Funktionsfähigkeit, Behinderung und Gesundheit" (ICF)

der Weltgesundheitsorganisation (WHO) (▣ Abb. 4.38) dient als länder- und fachübergreifende einheitliche Sprache zur Beschreibung des funktionalen Gesundheitszustandes, der Behinderung, der sozialen Beeinträchtigung und der relevanten Umgebungsfaktoren einer Person.

Die Anwendung der ICF in Deutschland ist geregelt in der Richtlinie über Leistungen zur medizinischen Rehabilitation des Gemeinsamen Bundesausschusses (G-BA) vom 16. März 2004.

Wichtig ist die Betrachtungswiese der ICF. Es steht nicht das körperliche Defizit im Mittelpunkt, sondern die Aktivität und Partizipation. Dies bedeutet für die Arbeit in der Hippotherapie, dass eine Verbesserungen auf der Aktivitätsebene oder/und der Partizipationsebene im Vordergrund stehen muss. Dies sind z. B. Vergrößerungen der Gehstrecke, um mehr Teilhabe am öffentlichen Leben zu bekommen. Dies könnte bedeuten, der Patient geht wieder einkaufen, auf den Fußballplatz und ähnliches.

Beispiele für Funktionsziele im Alltag:
- Vergrößerte Gehstrecke (Patient kann wieder die Kinder vom Kindergarten abholen oder in der Fußgängerzone einkaufen)
- Verbesserte Ausdauer (Patient kann wieder mit dem Hund spazieren gehen oder Ausflüge mit der Familie machen)
- Verbessertes Gleichgewicht (Patient kann nur mit einem Stock einkaufen gehen oder kommt ohne Hilfsmittel in der Wohnung zurecht)
- Patient kann wieder öffentlichen Verkehrsmittel benutzen durch verbessertes Gangtempo und Gleichgewicht

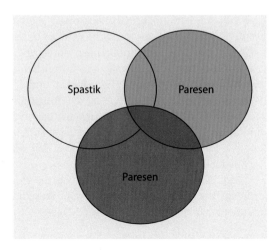

Abb. 4.38 Die motorischen Hauptsymptome der MS

– Patient kann wieder Auto fahren durch verbesserte Becken-Bein-Anbindung (Kraft der Hüftflexoren)

Die Verbesserung der Rumpffunktion hat wiederum Einfluss auf folgende alltagsrelevante Funktionen:
– Patient kann beim Anziehen frei sitzen
– Patient kann im Alltag bei Mahlzeiten wieder auf einem Stuhl sitzen und mit beiden Händen essen

4.3.2 Zielvereinbarung

Bei der Zielvereinbarung muss mit dem Patienten besprochen werden, was bis wann verbessert werden kann und wie es gemessen wird.

Hierbei kann die *SMART-Formel*–Checkliste zur Überprüfung der Zielformulierung herangezogen werden:
– Spezifisch
  Ist das Ziel hinreichend konkret und präzise formuliert?
  Ist das Ziel eindeutig und widerspruchsfrei?
– Messbar
  Woran kann ich erkennen, ob ich mein Ziel erreicht habe? Wie kann ich es beobachten?
– Anspruchsvoll
  Ist das definierte Ziel herausfordernd und anspruchsvoll?
– Realistisch
  Ist das Ziel realistisch überhaupt erreichbar?
– Terminiert
  Sind klare Termine festgelegt (Verbindlichkeit)?

Tipps zur Zielformulierung:
– Ziele positiv und motivierend formulieren!
– Die Beteiligten sollen hinter den vereinbarten Zielen stehen (Commitment).
– Die formulierten Ziele sollten in Relation mit der definierten Wirkungsweise auf das Problem des Patienten und dessen individuellen Befund stehen.
– Periodische Standortbestimmungen vereinbaren, um die Zielerreichung sicherzustellen bzw. rechtzeitig Korrekturmaßnahmen zu ergreifen.

> Bei der Zielformulierung dürfen keine Aufgaben oder Maßnahmen beschrieben werden!

Beispiel
3 jähriges hypotones „Syndrom"-Kind geht an den Händen, aber noch nicht frei.
Mit der Hippotherapie soll in 10 bis maximal 20 Behandlungseinheiten erreicht werden, dass das Kind wenige Schritte frei gehen kann. Hippotherapie wird 1 Mal wöchentlich angewandt.
Das Ziel und der Zeitrahmen sind klar definiert. Es sollte auch ein spezifisches Assessment(Test) eingesetzt werden, um klar zu machen, dass sich etwas verbessert hat. Dies hilft dem Therapeuten, Verbesserungen zu erkennen und zu benennen, aber auch klare Zielsetzungen festzulegen. Dem Patienten hilft es, die Wirkungsweise der Hippotherapie objektiv festzustellen. Ein Vorteil liegt auch in der gegenseitigen Absprache eines realistischen Zieles.

4.3.3 Hippotherapeutisches Nahziel

Die Ziele der Hippotherapie ergeben sich direkt aus der Wirkungsweise.
– Die gangtypische Aktivität der Rumpf- und Beckenumgebenden Muskulatur.
– Gleichgewicht im Sitzen/Sitzbalance
– Mobilität der Lendenwirbelsäulensegmente und des Hüftgelenks

4.3.3.1 Lokalziele

Lokalziele sind Ziele, die man direkt auf den Körper beziehen kann. Das Lokalziel bezieht sich meist auf die Körperstruktur oder Körperfunktion (ICF):
– Mobiler Körperabschnitt Becken in Lateralflexion und Rotation = gangtypisch
– Stabiler Körperabschnitt Brustkorb
– Aktivierte Rumpfmuskulatur (dreidimensional)
– Aufgerichtete der Wirbelsäule
– Symmetrie der Wirbelsäule
– Verbesserte Hüftbeweglichkeit besonders in Abduktion
– Symmetrische Lateralflexion der Lendenwirbelsäule
– Verbesserte Rotation zwischen KA Brustkorb und KA Beckens
– Verbesserte Kopfkontrolle
– Tonusnormalisierung der Adduktoren
– Selektive, reziproke Aktivität der Hüft- oder Rumpfmuskulatur (auch bei Ataxie/Athetose)

- Weniger Schmerzen im Lendenwirbelsäulen-
  bereich durch Normalisierung des Tonus
  oder durch Mobilisierung der Lendenwirbelsäulensegmente
- Stabilisierung einer Skoliose oder Vermeidung einer solchen (vor allem bei pädiatrischen Krankheitsbildern)

4.3.3.2 Globalziele

Globalziele im Sinne des ICF sind Ziele in der
Aktivitäts- oder Partizipationsebene
- Verbesserter Gang (dabei sollte das Gangtempo oder die Gehstrecke verbessert
  werden) um auf partizipativer Ebene Ziel zu
  erreichen
- Verbesserte Sitzbalance um im Alltag (oder
  partizipativ) Funktionsverbesserungen zu
  erzielen

> Die Ziele der Hippotherapie gliedern sich in:

1. Funktionsziele im Alltag
2. Hippotherapeutische Nahziele
   - lokal auf Körperstruktur- und
     Körperfunktionsebene
   - global auf Funktions-, Aktivitäts-
     und Partizipationsebene

4.4 Indikationen – Kontraindikationen

4.4.1 Indikationen

Um die Wirkungsweise der Hippotherapie spezi-
fisch für die verschiedenen Krankheitsbilder zu
vertiefen wird auf das ▶ Abschn. 4.5 verwiesen.
Im Folgenden werden die häufigsten Krankheits-
bilder aufgelistet.
Neurologische Krankheitsbilder:
- Multiple Sklerose
- Schlaganfall
- Schädelhirntrauma
- M. Parkinson
- Querschnitt-Syndrome
- Neuromuskuläre Erkrankungen (Muskeldys-
  trophie, ALS, GBS, Postpolio)
- sonstige neurologische Syndrome je nach
  Befunderhebung

Pädiatrische Krankheitsbilder:
- Cerebralparese (ICP)
- „Syndrom"-Kinder

- Muskeldystrophie
- Entwicklungsverzögerung
- Asymmetrie

Orthopädische Krankheitsbilder:
- Skoliose
- Rückenschmerzen
- Hüftdysplasie

Die Indikation für Hippotherapie kann auch an
Symptomen fest gemacht werden:
- Spastik
- Parese
- Ataxie
- Athetose (das Symptom als solches kann
  nicht verbessert werden- jedoch Funktionen
  im Alltag)

Bei der Vielfältigkeit der Anwendungsmöglich-
keiten der Hippotherapie sollte allerdings bedacht
werden, ob man die Behandlungsziele wirk-
lich bevorzugt und spezifisch besser mit Hippotherapie erreicht, oder ob möglicherweise andere
Vorgehensweisen zielführender sind. Häufig ist
Hippotherapie ein spezifisches Behandlungs-
tool im gesamten Behandlungsplan. Dies trifft im
Besonderen auf die neurologischen und pädiatrischen Krankheitsbilder zu.

4.4.2 Kontraindikationen

Absolute Kontraindikationen für die Hippotherapie gibt es wenige:
- Pferdehaarallergie (nur wenn sie stark
  ausgeprägt ist – dabei ist es auch von Vorteil, wenn die Hippotherapie im Freien
  durchgeführt wird). Allerdings können hier
  spezielle Pferderassen wie Currlys verwendet
  werden.
- Epilepsie (nur wenn sie medikamentös nicht
  gut eingestellt ist)
- Decubitus
- schmerzhafte Hypermobilität/Instabilität der
  Wirbelsäule
- starke Skoliosen mit einem Cobb-Winkel
  von über 50°, vor allem dann, wenn sich die
  Skoliose bei der Therapie verstärkt
- fehlende Kopfkontrolle – allerdings kann der
  Therapeut hier ggf. auch mit aufs Pferd und
  den Kopf unterstützen. Oft bessert sich diese
  während der Therapie.

- starke Osteoporose
- schwere geistige Behinderung (vor allem, wenn diese verhindert, dass der Patient die Pferdebewegung adäquat aufnehmen kann z. B. wenn der Patient immer die Beine hoch zieht oder sich immer wieder zur Seite beugt)

> Hippotherapie kann bei
>   - Neurologischen Erkrankungen
>   - Pädiatrischen Erkrankungen und
>   - Orthopädischen Erkrankungen
>   angewendet werden.

> Besonders empfehlenswert ist Hippotherapie bei
>   - Multipler Sklerose
>   - Cerebralparese

4.5 Die Wirkung der Hippotherapie auf neurologische Krankheitsbilder

Speziell in der Neurologie ist die Hippotherapie, die in sehr kurzer Zeit viele Effekte miteinander kombiniert, eine sehr effektive Behandlungsmethode. Die Wirkung der Hippotherapie kann in ihrer spezifischen Wirkungsweise und ihrem funktionellen Zusammenspiel mit keinem anderen therapeutischen Vorgehen so erreicht werden.

Mit der Hippotherapie können in der Neurologie folgende Effekte gleichzeitig erzielt werden:
- Normalisierung des Tonus
- Kräftigung der gesamten Rumpfmuskulatur
- Aktivierung/Kräftigung der Becken-, Hüft- und Lendenmuskulatur (Muskulatur des Körperabschnitts Beckens)
- Koordinationsverbesserung (Selektivität) der Rumpfmuskulatur und der Becken/Beinmuskulatur

4.5.1 Gangverbesserung bei neurologischen Krankheitsbildern

Durch den speziellen Schwerpunkt der Wirkungsweise auf die Körperabschnitte Brustkorb und Becken können ganz gezielt Teilbereiche, die für das Gehen wichtig sind verbessert werden. Die Gangfrequenz liegt bei allen Menschen (auf der Ebene und im Alter zwischen ungefähr

8 Jahren und 70 Jahren) bei 110 – 120 Schritten pro Minute. Nur in dieser Frequenz ist ein ökonomisches, kräfteschonendes Gehen möglich. Geht der Mensch langsamer oder schneller, benötigt er mehr Energie. Bei langsamerer Gangfrequenz auch mehr Kraft und mehr Balance.

Die Amplitude des Schrittes (die Schrittlänge bzw. der Weggewinn pro Schritt) ist sehr individuell. Ein Kind geht etwa mit der gleichen Frequenz wie ein Erwachsener, also 120 Schritte in der Minute, aber seine Schrittlänge ist viel kürzer. Dafür verantwortlich sind wahrscheinlich maßgeblich die CPG (central pattern generators), die diesen Rhythmus triggern. (Dietz 2010).

> Central Pattern Generators (CPG): Netzwerk von Neuronen, das repetitive rhythmische Bewegungen triggert.

Beim physiologischen Gehen ist der Körperabschnitt Becken der mobile, sich bewegende Teil. Der Körperabschnitt Brustkorb wird dynamisch stabilisiert. Arme und Scapula bewegen sich. Das Becken macht in der Frontalebene eine Bewegung, die in der unteren Lendenwirbelsäule einer Lateralflexion entspricht. Die Muskulatur lässt beim Schritt das Becken auf der Seite des Schwungbeins nach unten absinken. Es findet kein Hochheben des Beckens statt wie z. B. beim Hemiplegie-Patient, sondern ein Loslassen = Senken der Beckenseite, wenn das Bein nach vorne geschwungen wird.

In der Transversalebene rotiert das Becken nach vorne, die andere Beckenseite wird quasi überholt. Der Vektor des Gehens ist immer in die Bewegungsrichtung (nie nach hinten). So kommt es beim Gang ausschließlich zu einer Plusrotation des Beckens. Die Stabilität des Brustkorbs wird durch die stabilen sagittotransversalen und frontotransversalen Brustkorbdurchmesser deutlich. Der Armpendel ist die weiterlaufende Bewegung der Beckenrotation.

> Beim physiologischen Gehen wird das Becken in der Frontalebene (Becken senken) und der Transversalebene (Beckenrotation) bewegt, der Brustkorb bleibt stabil.

Häufige Veränderungen des Gehens bei Patienten:
Bei einer Störung des Gangablaufs greift der Mensch häufig auf ganz bestimmte präformierte Muster zurück.

4

Das Becken verliert seine Mobilität und wird nicht mehr selektiv bewegt. Man spricht auch von einem „Beckenblock". Der Körperabschnitt Brustkorb wird mobil und macht Hilfs- oder Ausweichbewegungen. Dadurch verändert sich die komplette Aktivität der Rumpfmuskulatur und auch der Becken-Bein-Muskulatur. Oft kommt es durch die Fehlbelastung auch zu Schmerzen beispielsweise in der unteren Lendenwirbelsäule. Diese Umkehr des Punktum mobile (KA Becken) und Punktum fixum (KA Brustkorb), wird auch oft bei orthopädischen Problemen als Kompensation benutzt.

> Bei Störungen des Gehens wird der KA Becken häufig stabil und der KA Brustkorb wird zum mobilen Teil. Man spricht auch von einem „Beckenblock".

■■ Wirkung der Hippotherapie

Eine wichtige Wirkung der Hippotherapie ist das gangtypische Bewegen des Beckens (in Lateralflexion und Rotation) bei gleichzeitig stabilem Körperabschnitt Brustkorb. Ein sehr wichtiger Aspekt sind die 100 bis 120 Schritte pro Minute, die das Therapiepferd idealerweise gehen sollte, um den gangtypischen Rhythmus und damit die gangtypischen Reaktionen zu fördern. Dies ist ein funktionelles, gangtypisches Training, das der Patient in dieser Intensität und Komplexität bei keiner anderen Therapieform erfährt. Gleichzeitig wird die hüftumgebende Muskulatur aktiviert. Die verbesserten Funktionen wirken sich selbstverständlich auch auf andere Bereiche aus. (▶ Abschn. 4.3).

> Wirkung der Hippotherapie auf den Gang Der Pferderücken mobilisiert und aktiviert das Becken gangtypisch (in der Transversal- und Frontalebene), der Brustkorb soll dabei stabil gehalten werden. Es ist wichtig, dass die Schrittfrequenz von 100 – 120 Schritte pro Minute eingehalten wird, da sie dem Gangrhythmus entspricht.

4.5.2 Multiple Sklerose (MS)

Die Multiple Sklerose ist die Erkrankung mit den 1000 Gesichtern. Dies bedeutet, dass es sehr viele verschiedene Symptome und noch mehr Symptom-Kombinationen gibt. Motorisch dominieren die Paresen, die Spastik und die Ataxie. Weitere wichtige Symptome sind Fatigue, Sensibilitätsstörungen oder auch Blasenprobleme.

In Bezug auf die Hippotherapie wird hier auf die motorischen Hauptsymptome Parese, motorische Fatigue (fatigability) Spastik und Ataxie eingegangen. (◻ Abb. 4.38).

Multiple Sklerose-Patienten haben oft als größtes funktionelles Problem Paresen. Man findet eben neben der Plussysmptomatik des UMNS (Upper motor neuron syndroms) auch die Minussyptomatik des UMNS als Schwächen oft ganz spezieller Muskelgruppen. Hier dominieren häufig zu Beginn der Erkrankung eine Schwäche der Fußhebermuskulatur und der Hüftflexoren (manchmal auch die untere Bauchmuskulatur). Später können andere Muskelgruppen wie Knieextensoren, Wadenmuskulatur etc. dazukommen.

Bei der Hippotherapie wird spezifisch die Hüftbeugemuskulatur aktiviert – in der Funktionseinheit mit der Bauchmuskulatur und der gesamten Rumpfmuskulatur.

> Das Symptom der Paresen stellt oft funktionell das größte Problem dar. Paresen können mit Hippotherapie spezifisch verbessert werden!

Das Symptom der Spastik kann auch als eine Kompensation des Körpers auf bestehende Schwächen/Paresen gesehen werden. So ist verständlich, dass wenn ein Patient müde wird oder schwierige Aufgaben gestellt werden, man oft eine Zunahme der Spastik (Plussymptomatik des UMNS) erkennen kann. Funktionell kann man mit spastischen Beinen Transfers bewältigen, Stehen und gegebenenfalls auch Gehen (meist besser als mit paretischer Muskulatur). Die Plussysmptomatik bzw. die Schädigung des 1. Motoneurons kann man schon sehr früh an einem positiven Klonus erkennen (siehe Klonustest ▶ Abschn. 4.1). Des Weiteren kann es später zu einer deutlicheren Plussymptomatik in den Adduktoren feststellen. Durch die Schwierigkeiten beim Gehen wird wieder der KA Becken nicht selektiv bewegt, sondern es kommt zu einem funktionellen Beckenblock mit kompensatorischen Bewegungen des KA Brustkorbs (siehe ▶ Abschn. 5.5.1). Auch hier wirkt die

Hippotherapie sehr spezifisch auf diese Problematik ein. Die Plussymptomatik der Adduktoren wird gesenkt und gleichzeitig wird die schwache Becken-/Beinmuskulatur physiologisch gangtypisch aktiviert.

> Bei Spastik (Plussymptomatik des UMNS) wird der Tonus normalisiert bei gleichzeitiger Aktivierung der schwachen (Minussymptomatik des UMNS) Muskulatur!

Bei der motorischen Fatigue kommt es zu deutlichen Schwächen der Muskulatur, die ausdauernd beansprucht wird. Dies führt zu einer kontinuierlichen Abnahme der motorischen Funktionen. Die motorische Fatigue kann jedoch durch Ausdauertraining verbessert werden. Bei der Hippotherapie die 20 bis 30 min dauert wird gerade die Beckenumgebende Muskulatur und im speziellen die oft betroffene Hüftbeugemuskulatur (in Kombination mit der unteren Bauchmuskulatur) nachhaltig und ausdauernd aktiviert. Bei 20 min Hippotherapie auf einem Pferd mit einer Schrittfrequenz von 120 Schritten bedeutet dies eine Aktivierung von 2400 gangtypischen Wiederholungen.

Die Ataxie ist eine Koordinationsstörung auf dem Boden eines hypotonen Grundtonus. Reziproke Bewegungen können nicht harmonisch durchgeführt werden. Ganze Muskelsynergien werden unkoordiniert und oft überschießend aktiviert. Ein schneller Wechsel zwischen agonistischer und antagonistischer Aktivität ist nicht oder nur schwer möglich. Beim Gehen werden reziproke Bewegungsabläufe gerade im Beckenbereich gefordert. Es erfolgt eine exzentrische Aktivität der lateralen Rumpfmuskulatur in der Spielbeinphase und eine stabilisierende Aktivität in der Standbeinphase. Die rotatorisch wirkende Muskulatur wird in der Transversalebene reziprok links/rechts aktiviert. Diese reziproke Aktivierung erfolgt sehr selektiv und rhythmisch. Bei MS-Patienten mit Ataxie ist ein Zusammenspiel in dieser Form kaum möglich, was zu unterschiedlichen oft koordinativen Schwierigkeiten u. a. beim Gehen führt.

> Hippotherapie fördert das koordinierte, reziproke Zusammenspiel der (Becken- und Oberkörper-)Muskulatur und kann dadurch auch die Koordination bei ataktische Störungen spezifisch verbessern!

Bei Patienten im Rollstuhl ist die dynamische Stabilität der Oberkörpermuskulatur wichtig. Ein Patient der auf den Rollstuhl angewiesen ist profitiert in seinen Alltag von einer guten Sitzbalance gerade auch bei Transfers.

> Hippotherapie wirkt spezifisch gleichzeitig auf Paresen, Spastik, motorische Fatigue und Ataxie ein!

Dies ist umso wichtiger, da gerade bei der Multiplen Sklerose diese Symptome alle auch gleichzeitig mit unterschiedlicher Gewichtung auftreten können.

> Bei der Hippotherapie werden rhythmisch koordinierte, selektive Rumpf-/Becken/ Beinfunktionen gangtypisch reaktiv aktiviert!

4.5.3 Schlaganfall oder auch CVI = Cerebro-vaskulärer Insult

Das funktionelle Problem dieser Patienten, welches bei der Hippotherapie besonders gut angegangen werden kann, ist die Halbseitensymptomatik, die sich in der Frontalebene zeigt. Zusätzlich können Abweichungen in der Transversal- und auch in der Sagittalebene bestehen. Die Plussymptomatik kann sich im Becken-Beinbereich zeigen, doch auch hier können sich Schwächen bemerkbar machen. Gerade die selektive rhythmische Bewegung des Beckens wird nicht gezeigt und damit wird die Muskulatur des Oberkörpers im Alltag nicht gangtypisch aktiviert.

Das Ziel der Hippotherapie ist durch das Beckenmobile und Brustkorbstabile und damit durch eine selektive Aktivierung der Muskulatur der KA Beckens und des KA Brustkorbs zu einer Verbesserung des Gehens beizutragen (◻ Abb. 4.39).

Sicherlich muss wie immer auch das Gehen selbst und die für den Gang wichtigen distalen Beinmuskeln separat zu kräftigen.

> Bei Halbseitenlähmungen verbessert die Hippotherapie die symmetrische gangtypische Aktivierung der Muskulatur des KA Beckens und des KA Brustkorbs und kann dadurch das Gehen und die posturale Reaktionen verbessern!

4

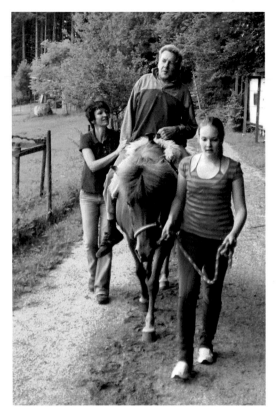

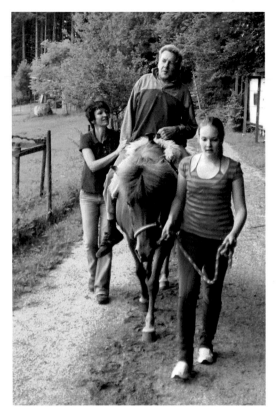
❑ **Abb. 4.39**   Patient mit Halbseitensymptomatik

4.5.4 Schädel-Hirn-Trauma (SHT)

Dieses Krankheitsbild ist sehr vielfältig und komplex. Zum Einen kommt es darauf an wie lange das Schädelhirntrauma her ist und damit die Frage, ob der Patient ein Mittelhirnsyndrom durchgemacht hat und sich in einer Remissionsphase befindet und zum Anderen kommt es bei Patienten, die sich im Defektstadium befinden also keine weitere Remission mehr zu erwarten ist, darauf an, welche bleibende Schädigung des ZNS vorliegt. Von daher kann es das Ziel sein spezifisch auf Schwächen, Spastik, Ataxien oder Athetosen einzugehen. Es gibt Einrichtungen, die auch in frühen Phasen den vestibulären Reiz nützen, um bei Patienten die Wachheit oder auch die Tonussituation zu beeinflussen. Generell ergibt der Befund an, welchen spezifischen Zielen in der Hippotherapie gearbeitet werden soll. Dies gilt auch bei tetraparetischen Krankheitsbildern.

4.5.5 Morbus Parkinson

Bei Patienten mit M. Parkinson ist durch die Akinese wenig Selektivität im Sinne einer Rotation des KA Becken vorhanden, dies führt reaktiv zu einem fehlenden Armpendel. Diese potentielle Mobilität kann bei der Hippotherapie gezielt erarbeitet werden. Im Vordergrund steht die Arbeit in der Transversalebene mit der Rotation des Beckens, was der Übungsstufe 4 entspricht (▶ Abschn. 5.5). Auch die Aufrichtung des „Türmchens" kann bei bestehender Kamptokormie ein hippotherapeutisches Ziel sein. Dabei arbeitet man in Stufe 2 oder in Kombination mit Stufe 2 und Stufe 4.

Auch kann Hippotherapie die reaktive posturale Kontrolle verbessern – allerdings im Sitzen. So muss sicherlich in anderen Ausgangstellungen wie im Stehen und Gehen gearbeitet werden.

> ❯ Bei Parkinson-Patienten wirkt Hippotherapie spezifisch auf die gangtypische Rotation des Beckens und die Aufrichtung ein!

4.5.6 Querschnitt-Symptomatik

Die Problematik von Querschnittpatienten ist stark davon abhängig, in welcher Höhe und Ausprägung sich die Läsion befindet. Querschnittpatienten haben Asymmetrien, an denen spezifisch mit der Hippotherapie gearbeitet werden kann. Entscheidend ist, welche Ziele die Patienten im Alltag haben, an denen ggf. bei der Hippotherapie spezifisch gearbeitet werden kann. Dies kann eine Verbesserung der Sitzbalance für Transfers sein. Eine Aktivierung der Beckenumgebende Muskulatur bei inkomplettem oder tiefem Querschnitt, um die Gangreha zu unterstützen oder auch die Gangreha mit entsprechenden Hilfsmitteln (Orthesen oder Exoskeletten) zu unterstützen. Auch Rückenschmerzen, Probleme mit einschießender Spastik etc. kann bei Hippotherapie spezifisch und nachhaltig reduziert werden.

Querschnittpatienten mit hohem Querschnitt (bis zu C6/7) können Hippotherapie durchführen, da sie stützen können. Je nach Therapiepferd und Möglichkeiten des Querschnittpatienten kann in

Ausnahmefällen auch ein zweiter Therapeut auf das Pferd, um zu sichern (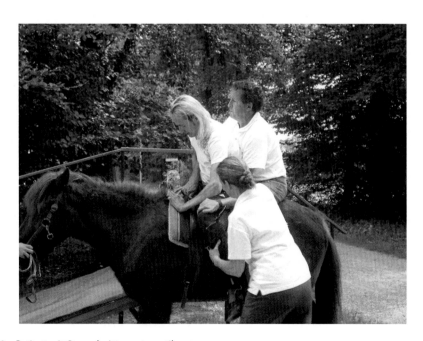 Abb. 4.40).

> Bei Patienten mit Querschnitt-Symptomatik verbessert Hippotherapie die Sitzbalance, ggf. unterstützt es das Gehtraining mit oder ohne Hilfsmittel und kann Rückenschmerzen und Spastik reduzieren!

Ob ein zweiter Therapeut mit aus das Pferd soll, ist vom Gewicht des Patienten und des Therapeuten abhängig, aber auch von der Statur des Pferdes (▶ Abschn. 3.2).

4.5.7 Neuromuskuläre Erkrankungen

Neuromuskuläre Erkrankungen sind ein Sammelbecken für viele verschiedene Krankheiten. Dazu gehören u. a. die ALS, der Guillain Barré, die Muskeldytrophie und das Postpolio-Syndrom und viele weitere Erkrankungen. Bei Patienten mit ALS gibt es viele Formen der ALS oder auch die langsamere Form der PLS (Primäre Lateral Sklerose). Patienten mit ALS oder auch PLS können eine Spastik, Gleichgewichtsstörungen und

Gangstörungen zeigen. Je nach Befund werden die Ziele in der Hippotherapie alltagsorientiert festgelegt. Beim Guillain Barré Syndrom zeigen Patienten eine Schädigung des 2. Motoneurons, das bedeutet primär Schwächen. Entsprechend sollen in der Hippotherapie die Ziele gesetzt werden. Bei Muskeldystrophie geht man inzwischen dazu über die Muskulatur nicht mehr zu schonen, sondern gezielt zu aktivieren, um im Alltag Funktionen zu erhalten oder im besten Fall zu verbessern. Bei Patienten mit Muskeldystrophie sollten nach der Hippotherapie keine Muskelschmerzen bzw. Muskelkater auftreten. Sonst ist es besser mit kürzeren Therapieeinheiten zu beginnen und dann zu steigern.

Auch bei Postpolio-Syndrom, das Patienten Jahrzehnte nach einer durchgemachten Polioinfektion zeigen, findet man Muskelschwächen mit entsprechenden Alltagsproblemen.

> Bei neuromuskulären Erkrankungen fördert die Hippotherapie den Erhalt ggf. sogar die Verbesserung der Muskulatur, kann bei ALS dadurch auch Spastik senken und unterstützt den Erhalt viele Alltagsfunktionen!

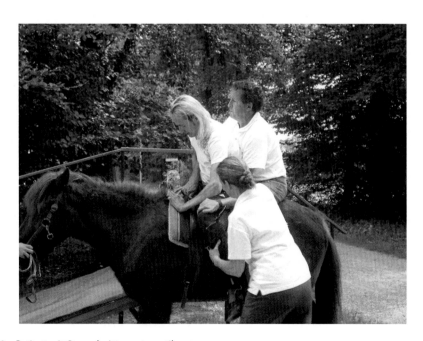

Abb. 4.40 Patient mit Querschnittsymptomatik

4

Hippotherapie bewirkt gleichzeitig eine
- Senkung der Plussymptomatik bei Verbesserung der Minussymptomatik
- Aktivierung/Kräftigung der gesamten Rumpfmuskulatur
- Aktivierung/Kräftigung der Becken-, Hüft- und Lendenmuskulatur (Muskulatur des Körperabschnitts Beckens)
- Koordinationsverbesserung (Selektivität) der Rumpfmuskulatur und der Becken-/Beinmuskulatur

4.6 Wirkung der Hippotherapie auf pädiatrische Krankheitsbilder

Neben der vom Befund abhängigen Wirkung, auf die gezielt in den einzelnen Krankheitsbildern eingegangen wird, gibt es eine Reihe von Argumenten, die die Hippotherapie in der Pädiatrie besonders wertvoll machen:
- Erhalten von Funktionen in den Wachstumsphasen:
  Bei pädiatrischen Krankheitsbildern kann es in den Wachstumsphasen immer wieder zu funktionellen Verschlechterungen kommen. Hat ein körperlich behindertes Kind z. B. die Sitzbalance erreicht, kann es in Wachstumsphasen zur Verschlechterung des Sitzens bis hin zum Verlust des freien Sitzens kommen. Auch eine gerade erreichte Gehfähigkeit kann wieder verloren werden. Dies bedeutet, dass speziell in Wachstumsphasen die Hippotherapie ein wichtiges und wirksames therapeutisches Vorgehen darstellt, um motorische Funktionen zu erhalten.
- Vermeidung von Folgeschäden:
  Gerade bei Erkrankungen die seit der Geburt oder frühester Kindheit bestehen, kommt es zu Folgeproblemen wie z. B. Skoliosen, Hüftarthrosen, Hüftluxationen, Wirbelsäulenschäden etc. Die Hippotherapie wirkt durch ihre Ausgansstellung (▶ Abschn. 2.5) und spezifische Wirkung auf den Körperabschnitt Becken und den Rumpf in idealer Weise ein.
- Motivation der Kinder oder Hilfe gegen Therapiemüdigkeit:
  Die meisten behinderten Kinder bekommen seit Jahren verschiedenste

Therapien. Bei der Hippotherapie ist für sie der Therapiecharakter nicht sofort erkennbar, da die Kinder implizit und reaktiv mitarbeiten. Kinder empfinden Hippotherapie in den meisten Fällen nicht als Therapie, sondern als Freizeitgestaltung, Spaß und Vergnügen. Der Kontakt zum Lebewesen Pferd und der Natur ist immer und nicht nur für Kinder eine große Motivation!

❯ Hippotherapie hat in der Pädiatrie neben den krankheitsspezifischen Wirkungsweisen noch folgende Vorteile:
- Erhalten der Funktionen in den Wachstumsphasen
- Vermeidung von Folgeschäden
- Implizite Therapie für ansonsten „therapiemüde" Kinder

4.6.1 Infantile Cerebralparese (ICP)

Die ICP bedeutet für Betroffene in der Regel eine lebenslange Behinderung. Der Schweregrad kann sehr unterschiedlich sein.

Einteilung der Cerebralparese nach den Körperregionen:

Neben umfangreichen Lähmungen, die die Bewegung des gesamten Körpers beeinträchtigen, tritt die ICP auf als
- Monoparese (Lähmung oder Bewegungseinschränkung einer Extremität)
- Diparese (Lähmung oder Bewegungseinschränkung zweier Gliedmaßen)
- Hemiparese (Halbseitige Lähmung oder Bewegungseinschränkung)
- Triparese (Lähmung oder Bewegungseinschränkung dreier Gliedmaßen)
- Tetraparese (Arme und Beine sind betroffen – nicht immer gleich stark)

Meist spricht man nur von einer Diparese oder -plegie, einer Tetraparese oder -plegie oder einer Hemiparese oder -plegie.

Einteilung nach Art der Bewegungsstörung:
- hyperton: Spastik (Plussymptomatik des UMNS)
- hypoton: reduzierter Tonus/Schwächen(Minussymptomatik des UMNS) daraus resultieren funktionelle Probleme beim Sitzen, Gehen etc. und der posturalen Kontrolle

- dyston/athetotisch/dyskinetisch: wechselnde Tonussituation, langsame (unwillkürliche) wurmartige Bewegungen
- ataktisch: Störungen in der Bewegungskoordination, Feinmotorik, Gleichgewicht

Hypertone Bewegungsstörungen werden dadurch nachhaltig reduziert, indem gleichzeitig aktiviert wird. Dies entspricht dem Verständnis des UMNS, je mehr Schwächen, desto mehr „kompensatorische" Plussysmptomatik. Funktionelle bedeutet dies, durch eine Reduktion der Schwächen (Aktivierung) kommt es in Folge zu einer Reduktion der Spastik. Dies ist besonders wichtig, da bei anderen therapeutischen Vorgehen oft eine Tonusreduktion nur das Ziel haben die Plussymptomatik/Spastik zu reduzieren, ohne dass gleichzeitig eine Aktivierung erreicht wird.

> Bei Spastik (Plussymptomatik) wird durch die Hippotherapie die Tonussituation nachhaltig verbessert, da eine gleichzeitige Aktivierung der hypotonen/schwachen Muskulatur erfolgt!

Dies kann sich gleich nach der Hippotherapie zeigen, z. B. wenn es dem Kind gelingt, die Ferse wieder auf den Boden zu bringen, allerdings kann es auch sein, dass die Patienten danach durch die Aktivierung müde sind und mehr Probleme beim Gehen haben. Die nachhaltige Wirkung bemerkt man nur nach regelmäßiger Anwendung der Hippotherapie über einen längeren (mehrere Wochen) Zeitraum. Durch die gangtypische Aktivierung der Rumpfmuskulatur und der Becken-/Beinmuskulatur wird bei hypotonen Kindern (Kindern mit Schwächen) physiologischer Tonus aufgebaut. Bei wechselndem Tonus ist die reziproke, rhythmische Aktivität der Muskulatur wichtig. Die Muskulatur muss adäquat anspannen und wieder entspannen. Dies ist ein sehr effektives Dauertraining für die ansonsten therapeutisch schwer beeinflussbaren dystonen (wechselnden) Muskelspannungen. Ähnliches gilt auch bei ataktischen Bewegungsstörungen (▸ Abschn. 4.5.2).

> Hippotherapie fördert das koordinierte, reziproke Zusammenspiel der Muskulatur und verbessert dadurch ataktische Bewegungsstörungen!

Die Hippotherapie bezieht sich entsprechend ihrer spezifischen Wirkung insbesondere auf die Körperabschnitte Becken und Brustkorb, deshalb

kann das Gangbild gut verbessert werden. Allerdings muss auch in der Therapie gezielt die distale Beinmuskulatur gekräftigt werden. Kinder mit neurologischen Defiziten machen sich oft im Körperabschnitt Becken fest, die Beine werden durch eine seitliche Gewichtsverlagerung des Körperabschnitts Brustkorb und unökonomischen Armeinsatz nach vorne gebracht (▸ Abschn. 4.5.1). Dies kann bei der Hippotherapie physiologisch gangtypisch verändert werden, da auf dem Pferd der Körperabschnitt Becken dreidimensional mobilisiert wird. Bei kleineren Kindern kann ein Therapeut, der hinten auf dem Pferd sitzt, sowohl das Becken entsprechend der Pferdebewegungen unterstützen oder Hilfe bei der Stabilisierung des Brustkorbs geben. Gleichzeitig wird die Rumpfmuskulatur selektiv dreidimensional aktiviert. Die Aktivierung der Rumpfmuskulatur kann bei tetraparetischen/tetraplegischen Kindern nicht nur zu einer verbesserten Sitzbalance, sondern auch weiteren funktionellen Verbesserungen führen und gegebenenfalls auch die Kopfkontrolle verbessern. Ebenso kann es durch die verbesserte Funktion der Becken- und Hüftumgebenden Muskulatur zu einer Verbesserung der Beinfunktion und damit des Ganges kommen.

> Wirkung der Hippotherapie auf den Gang
> Der Pferderücken mobilisiert das Becken gangtypisch (in der Transversal- und Frontalebene), der Brustkorb soll dabei stabil gehalten werden.
> Wichtig ist, dass das Pferd diese Bewegung überträgt und möglichst die gleiche Schrittfrequenz hat wie das Kind – ab 8 Jahren. (ca. 110 – 120 Schritte pro Minute). Bei kleineren Kindern ist es wichtig, dass die zwingenden Primärbewegungen des Pferdeschrittes sehr klein sind (wenig Schub nach vorne) siehe ▸ Abschn. 2.6.2.

Folgeerkrankungen wie eine luxierte oder subluxierte Hüfte stellen keine Kontraindikation für die Hippotherapie dar. Wichtig ist, dass keine Schmerzen auftreten.

> Hippotherapie wirkt sich positiv auf die Hüftgelenksstellung aus!

Eine bestehende Skoliose muss genau beobachtet werden. Besteht keine Möglichkeit, die Skoliose bei der Hippotherapie zu „stabilisieren"

4

oder verstärkt sie sich sogar, sollte keine Hippotherapie durchgeführt werden. Es besteht aber durchaus die Möglichkeit, bei CP-Kindern durch die Hippotherapie Folgeerkrankungen wie Skoliosen und Hüftprobleme zu reduzieren oder sogar zu vermeiden.

> ❯ Folgeerkrankungen wir Hüftprobleme oder Skoliosen können durch die Hippotherapie reduziert oder sogar vermieden werden!

> ❯ Bei Halbseitenlähmungen kann die Hippotherapie die Symmetrie verbessern und vor allem zu funktionellen Verbesserungen führen!

4.6.2 Spina bifida

Kinder mit einer Meningomyelocele sind im Grad ihrer Behinderung sehr unterschiedlich, je nach Höhe der Läsion. Die Lokalisation und Ausprägung der Meningomyelocele ist für die entsprechenden Ziele der Hippotherapie entscheidend. Dies bedeutet, dass ein genauer Befund erstellt werden muss mit besonderer Berücksichtigung der Muskelfunktionsprüfung.

Ein Kind mit einer Rückenmarksschädigung in Höhe der Lendenwirbelsäule ist meist gehfähig. Somit ist in diesem Fall das Ziel die Verbesserung/Ökonomisierung des Gehens – falls möglich, Verminderung von überlastungsbedingten Rückenbeschwerden, Kräftigung der Rumpfmuskulatur und soweit möglich der Becken-Beinmuskulatur.

Bei einer Schädigung in Höhe der Brustwirbelsäule ist, je nach Höhe, das Gehen nur mit Hilfsmitteln möglich. Generell gelten die gleichen Ziele wie bei einer Schädigung im Lendenwirbelsäulen-Bereich. Ist das Gehen nicht möglich, stehen die Rumpfaktivierung und die Sitzbalance im Vordergrund. Ist die Schädigung des Rückenmarks im Halswirbelsäulenbereich lokalisiert, kann Hippotherapie möglicherweise nur mit einem Therapeuten, der mit auf dem Pferd sitzt, durchgeführt werden. Dabei entscheidet der Befund, ob der Patient die Stützfunktion der Arme oder die Haltefunktion der Hand einsetzen kann, um sich festzuhalten.

> ❯ Bei Kindern mit einer Menigomyelocele wird die innervierte Muskulatur aktiviert und gekräftigt.

4.6.3 Muskeldystrophie

Es gelten die gleichen Punkte wie bei erwachsenen Patienten mit neuromuskulären Erkrankungen (▶ Abschn. 4.5.7).

> ❯ Bei Muskeldystrophien fördert die Hippotherapie den Erhalt der nicht/wenig betroffenen Muskulatur und erhält viele Alltagsfunktionen!

4.6.4 „Syndrom"-Kinder

Da es sehr viele verschieden Syndrome in der Pädiatrie gibt, müssen nach der individuellen Befunderhebung Hippotherapie-spezifische Ziele festgelegt werden. Stehen eher pädagogische Ziele im Vordergrund, so kann das Kind zum Therapeutischen Reiten/Reittherapie empfohlen werden (◘ Abb. 4.41).

4.6.5 Trisomie 21/Hypotone Kinder

Patienten mit Trisomie 21 sind hypoton. Alltagaktivitäten bei Trisomie 21 zu verbessern, kann

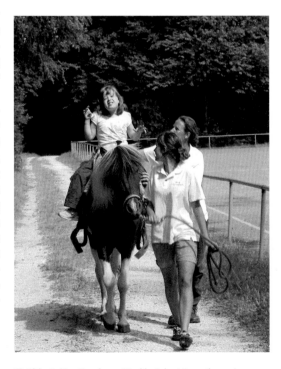

◘ **Abb. 4.41**   Syndrom-Kind bei der Hippotherapie

ein Ziel der Hippotherapie sein. Meist sind keine grundlegenden Veränderung des Hypotonus möglich. Es kann allerdings mit der Hippotherapie eine sinnvolle motorische Entwicklungsförderung erreicht werden, wie z. B. eine verbesserte Sitzbalance. Funktionelle Verbesserungen beispielsweise beim Gehen können erreicht werden.

Eine spätere therapeutische Ergänzung bzw. Weiterführung kann auch das Therapeutisches Reiten oder Reittherapie sein. Allgemeine sportliche Betätigung (wie sie im Rahmen ihrer meist zusätzlich bestehenden Herzproblematik möglich ist) kann sehr wichtig sein. Hippotherapie hat dabei spezifische Vorteile:
Hippotherapie bewirkt gleichzeitig eine
- Aktivierung/Kräftigung der gesamten Rumpfmuskulatur
- Aktivierung/Kräftigung der Becken-, Hüft- und Lendenmuskulatur (Muskulatur des Körperabschnitts Beckens)
- Koordinationsverbesserung (Selektivität) der Rumpfmuskulatur und der Becken/Beinmuskulatur.

4.7 Die Wirkung der Hippotherapie auf orthopädische Krankheitsbilder

4.7.1 Rückenschmerzen

Bei Patienten mit Rückenschmerzen muss eine genaue Befunderhebung erfolgen. Die Therapieziele, die sich aus dem Befund ergeben, müssen mit den spezifischen Zielen der Hippotherapie übereinstimmen.

Rückenschmerzen können durch viele Gründe hervorgerufen werden und haben oft multifaktorielle Ursachen.

> Ursachen für Rückenschmerzen können u. a. sein:
> - Hypomobilität der Wirbelsäule
> - Hypermobilität der Wirbelgelenke
> - Insuffizienz/Schwäche der Rückenmuskulatur
> - Muskeldysbalancen
> - Hypertonus der Rückenmuskulatur
> - Überlastungsbedingte Rückenschmerzen auch bei neurologischen Defiziten

Bei einer Hypomobilität der Wirbelsäule kann durch die gangtypische Mobilisierung der Lendenwirbelsäulen- und Brustwirbelsäulensegmente eine physiologische Bewegungsverbesserung und damit Schmerzreduktion erreicht werden.

Bei einer Hypermobilität der Wirbelgelenke wirkt die Hippotherapie selektiv und reaktiv aktivierend auf die Rumpfmuskulatur, wodurch das Muskelkorsett die Bewegung wieder aktiv mitführen kann, so dass es zur Schmerzreduktion kommt.

Muskeldysbalancen können durch die gangtypische symmetrische Aktivierung sowohl der Rückenmuskulatur als auch der Bauchmuskulatur, der beidseitigen Rotatoren und der beidseitigen Lateralflexoren ausgeglichen werden. Alle Muskelketten des Rumpfes werden selektiv und gangtypisch trainiert.

Ein Hypertonus der Rückenmuskulatur wird nachhaltig durch reziproke Bewegung wie bei der Hippotherapie reduziert. Die Muskulatur muss immer wieder entspannen, sie wird durch die Aktivierung des Antagonisten reziprok entspannt. Der Wechsel zwischen Anspannung und Entspannung wirkt schmerzlösend und fördert die Durchblutung.

Überlastungsbedingte Rückenschmerzen, die entweder durch Ausweichbewegungen beim Gehen oder durch langes Sitzen entstehen können, werden durch das symmetrische, rhythmische Bewegen sinnvoll und effektiv reduziert.

Wichtig sind bei allen Schmerzen ein spezifisches Vorgehen in der Hippotherapie und die Durchführung der Hippotherapie in der Vorwärtsbewegung ohne Kurven, denn nur wenn das Pferd geradeaus geht, kann gezielt auf Asymmetrien eingegangen werden.

Obwohl es sicherlich viele andere effektive Behandlungsmöglichkeiten bei Rückenschmerz-Patienten gibt, kann die Hippotherapie bei Rückenschmerzen eine wertvolle Behandlungsmöglichkeit sein, da sie gangtypisch gerade den Lendenwirbel und Beckenbereich dreidimensional mobilisiert und aktiviert.

> Hippotherapie kann bei Rückenschmerzen eine wertvolle Behandlungsmöglichkeit sein!

4.7.2 Hüftprobleme

Hüftschmerzen werden oft verursacht durch Bewegungseinschränkungen im Hüftgelenk oder

4

durch unphysiologische Belastung des Hüftgelenkes. Auch muskuläre Verspannungen können Ursache von Hüftproblemen sein. Besonders bei CP Kindern, die nicht gehen können, ist die Hüftpfanne und der Hüftkopf oft nicht entsprechend ausgebildet. Hier unterstützt die Stellung des Hüftgelenkes beim hippotherapiespezifischen Sitz die physiologische Stellung und Ausbildung des Hüftgelenkes soweit möglich.

Das Hüftgelenk wird schon durch die Ausgangstellung beim hippotherapeutischen Sitz in eine physiologische Stellung gebracht. Die Positionierung des Hüftgelenks ist in Außenrotation und Abduktion optimal. Der Hüftkopf wird dadurch in der Hüftpfanne zentriert.

Hinzu kommt die Aktivierung der hüftumgebenden Muskulatur bei der Vorwärtsbewegung des Pferdes. Durch das rhythmische An- und Entspannen der Muskulatur kommt es zu einer Harmonisierung der agonistischen und antagonistischen Muskulatur d. h. zu einer muskulären Balance und Kräftigung.

> ❯ Die Ausgangsstellung und die Aktivierung wirkt bei der Hippotherapie in idealer Weise auf das Hüftgelenk und die das die Gelenk umgebende Muskulatur ein!

4.7.3 Skoliose

Eine Skoliose kann von Patienten oftmals in der statischen Haltung gut korrigiert werden. Kommt jedoch eine dynamische Bewegung dazu, wird die Korrektur nur noch unzureichend gehalten. Sinnvoll wäre es, die Patienten erst in einer physiotherapeutischen Behandlungen zu befähigen, ihre Skoliose zu korrigieren. Hierfür wird auf die Skoliosebehandlung nach Schroth verwiesen, bei der die Patienten lernen sich effektiv selbst zu korrigieren. Ist der Patient in der Lage, seine Skoliose statisch zu korrigieren, soll er in der Hippotherapie versuchen, diese Korrektur in der (für ihn viel schwierigeren) Vorwärtsbewegung dynamisch zu halten. Die gesamte Rumpfmuskulatur wird symmetrisch dreidimensional und gangtypisch aktiviert.

Wichtig bei Skoliosepatienten ist die symmetrische Aktivierung (gerade Strecke) und das „Herausräkeln" oder Strecken (groß machen) der Wirbelsäule. Der Therapeut muss bei der Hippotherapie sehr spezifisch auf die Skoliose eingehen und ganz genau das Bewegungsverhalten analysieren. Der große Vorteil in der Hippotherapie ist die Kombination der gleichzeitigen Korrektur in der Frontalebene und in der Transversalebene. Auch die Aufrichtung kann gleichzeitig erarbeitet und verbessert werden (Sagittalebene).

> ❯ **Wichtig**
> Hippotherapie kann eine Skoliose verbessern, stabilisieren oder ein Fortschreiten wie häufig bei CP Kindern im Wachstum reduzieren!
> Schmerzen können ebenfalls vermindert werden!

4.8 Messbarkeit der Hippotherapie (Skalen und Scores)

Wie die Wirkung der Hippotherapie gemessen werden kann, ist eine sehr wichtige, aber auch sehr schwierige Frage. Es können Fragebögen erarbeitet werden, in denen das subjektive Empfinden der Patienten abgefragt wird. Diese sind allerdings nicht valide, gelten so in der Naturwissenschaft nicht als evidenter Nachweis. Trotzdem könnte es ein Mittel sein, um dem Patienten die Wirkung zu verdeutlichen. Für den Therapeuten können diese Fragebögen ein sinnvolles Feedback bedeuten.

Es sollten (valide) Skalen benutzt werden,
- um die Wirkung der Hippotherapie auch wissenschaftlich zu belegen
- um Zielvereinbarungen zu messen
- um den Patienten mit dem messbar Erreichten zu motivieren
- um den Therapeuten zu motivieren
- als Feedback für Therapeuten und Patienten
- als Wirkungsnachweis für Krankenkassen, Ärzte und Angehörige

> ❯ Zur Verlaufs-Dokumentation sollten bei der Hippotherapie (valide) Skalen benutzt werden!

Beurteilungskriterien für Skalen oder Scores:
- Praktikabilität = Aufwand,Kosten
- Reliabilität = Zuverlässigkeit
- Validität = Gültigkeit
- Sensitivität = Empfindlichkeit
- Boden- oder Deckeneffekte

Praktibilität bedeutet, dass der Test für jeden einfach und ohne großen zeitlichen und finanziellen Aufwand durchgeführt werden kann.

Reliabilität meint die Zuverlässigkeit der Messung. Wenn zwei unterschiedliche Personen die Messung durchführen, sollten sie auf dasselbe Ergebnis kommen.

Validität ist die wissenschaftliche Gültigkeit eines Tests. In der praktischen Durchführung werden bei einem Test alle Modalitäten genau beschrieben (z. B. was Abbruchkriterien sind, wie viel Durchgänge durchgeführt werden, wie viel Zeit benötigt werden darf – evtl. werden auch Referenzwerte genannt).

Sensitivität ist die Empfindlichkeit der Messung für das, was gemessen werden soll. Soll eine verbesserte Gehfähigkeit gemessen werden, muss der Test auch spezifische Verbesserungen des Gehens darstellen z. B. Ganggeschwindigkeit oder Ausdauer. Gerade der Barthel-Index als ADL Test ist für Erfolge in der Rehabilitation oft nicht sensitiv genug, da die Einteilung zu grob ist. Beim Rivermead mobility index bei Multiple Sklerose hingegen wurde bewiesen, dass er Reha-Erfolge misst (Vaney et al. 2016; Wiles et al. 2001).

Bestehende Boden- oder Deckeneffekte der Skalen müssen bekannt sein. Der Therapeut muss also beurteilen können, welcher Score für sehr wenig oder für sehr stark betroffene Patienten nicht ideal ist.

Wie bzw. was gemessen wird ist von den Zielen des jeweiligen Patienten in der Hippotherapie abhängig. In Frage kommen valide Assessments, die sich für die Messung der Wirkung der Hippotherapie eignen.

4.8.1 Gangtests

- Timed up and go
- 6 min-Gehtest
- 10 m-Gehtest
- Wie viele Treppenstufen werden in welcher Zeit bezwungen (nicht valide)

Gerade die Verbesserung des Gangs stellt einen wichtigen Effekt der Hippotherapie dar. Beim Gang sollten die zwei wichtigen Qualitäten des Gehens getestet werden. Dies sind einmal das Gangtempo und zum anderen die Gehstrecke. Bei der Ganganalyse muss außerdem speziell auf die Schrittfrequenz geachtet werden. In der Norm geht der Mensch mit einer Schrittfrequenz von 120 Schritten pro Minute. Deshalb kann man durch die Ermittlung der Schrittfrequenz sehr schnell feststellen, ob sich der Gang dem physiologischen Rhythmus angenähert hat. Die Schrittgröße (Amplitude) variiert auch bei Gesunden sehr stark. Deshalb ist dies kein gutes Kriterium, um den Gang zu analysieren.

4.8.2 Gleichgewichtstests

- Tinetti
- Berg-Balance
- MiniBEST (wird gerade validiert ins Deutsche übersetzt)
- Arm reach Test
- Wie lange ist der Einbeinstand möglich (nicht valide)

4.8.3 ADL-Tests

- Rivermead mobility index
- Rivermead ADL Skala
- FIM
- Gross motor function measure (GMFM) bei Kindern

4.8.4 Lebensqualität

- SF-12

4.8.5 Schmerz

- Visuelle analoge Schmerzskala (VAS)

4.8.6 Krafttest

- Muskelfunktionsprüfung = MFT (allerdings oft sehr subjektiv und sehr grobe Einstufungen, nicht funktionell, aber in der Neurologie sehr wichtig, um Paresen/Minussymptomatik zu finden und einzuteilen)

4

4.8.7 Spastik-Tests

- Ashworth- Skala auch modifiziert (sehr grobe Einteilung, nicht funktionell)
- Tardieu-Skala
- Anzahl der einschießenden Spastik pro Tag (nicht valide)

Bei der Hippotherapie ist es wichtig, wann gemessen wird. Viele Patienten sind direkt nach der Hippotherapie erschöpft, oder zumindest angestrengt und müde. Dann sollte erst nach einer Pause, Stunden oder am folgenden Tag gemessen werden. Es muss bedacht werden, dass die Wirkung der Hippotherapie oft erst nach mehreren Therapieeinheiten (wie jede motorische nachhaltige Verbesserung oft erst ab 3–4 Wochen) messbar wird. Natürlich ist die Wirkung auch abhängig von der Häufigkeit der Anwendung pro Woche und der Gesamtdauer der Intervention. Dabei darf auch nicht vergessen werden was der Patient sonst noch zielführend trainiert oder welche Therapie ebenfalls an dem gleichen Alltagsziel arbeitet.

Als Assessments eignen sich u. a.:
- Gangtests
- Gleichgewichttests
- ADL-Tests
- Fragebögen zur Lebensqualität
- Schmerzskala
- Krafttests
- Spastiktests

4.9 Evidenz der Hippotherapie

Dieses Kapitel entstand auch auf Grundlage der Bachelorarbeit von Lisa Schaper „Hippotherapie bei Multipler Sklerose", eigereicht an der SRH Hochschule für Gesundheit Gera Außenstelle Heidelberg Studiengang Physiotherapie.
Betreuer:
1. Prof. Dr. Tobias Erhahrdt
2. MSc Neurorehabilitation Sabine Lamprecht.

sowie
aus der Bachelorarbeit von Katharina Woodland SRH Hochschule für Gesundheit Gera Studiengang Physiotherapie (B. Sc.)

1. Gutachter: Prof. Dr. Björn Eichmann, SRH Hochschule für Gesundheit Gera
2. Gutachterin: Anja Bornand, B. Sc. Physiotherapie
   Eingereicht am: 08.11.2018

4.9.1 Evidenznachweise der Hippotherapie (◘ Abb. 4.42)

Die Evidenz einer therapeutischen Intervention nachzuweisen ist schwierig. Die Evidenzpyramide entspricht klaren naturwissenschaftlichen Kriterien. Medikamentenstudien eigenen sich dafür, für Therapiestudien ergeben sich viele Schwierigkeiten. Therapiesituationen lassen sich nicht leicht in das Evidenzschema pressen. Deshalb weisen sie oft methodische Mängel auf. Folgende Punkte müssen bedacht werden:
- Gibt es eine genügend hohe Patientenanzahl?
- Ist die Patientengruppe homogen? – z. B. Multiple Sklerose Patienten mit einem bestimmten EDSS und einer gleichen Verlaufsform
- Welche Einschluss- und Ausschlusskriterien werden aufgestellt?
- Es sollte randomisiert werden (Auswahl der Patienten nach dem Zufallsprinzip).
- Es sollten Rahmenbedingen der Hippotherapie beschrieben werden – Strecke geradeaus oder in der Halle, Stockmaß der Pferde usw.
- Es sollte ein Ziel definiert werden – z. B. verlängerte Gehstrecke oder erhöhte Gehgeschwindigkeit
- Welche Assessments werden benutzt? – z. B. der 6 min-Gehtest und der SF-36
- Wer testet die Patienten? – Blindung der Studie bedeutet, dass der Untersucher nicht weiß, ob er einen Patienten testet, der in der Hippotherapiegruppe war oder einen, der in der Kontrollgruppe war.
- Wie oft wird die Hippotherapie durchgeführt? – Drei Therapieeinheiten pro Woche zeigen sicherlich schnellere Erfolge als eine.
- Wann werden die Patienten getestet? – Sofort nach der Hippotherapie? – Nach einer Erholungsphase, am Abend oder am nächsten Tag?
- Wie lange wird die Hippotherapie durchgeführt? – Mindestens vier Wochen, um Erfolge nachzuweisen – besser länger

Nach Hüter-Becker, Band 2: Bewegungsentwicklung und Bewegungskontrolle, Georg Thieme Verlag KG

- **G** individuelle Erfahrung
- **F** systematische klinische Dokumenation
- **E** Zusammenfassung aus der Fachliteratur
- **D** Einzelfalldarstellung Fallverlaufstudien
- **C** Quasi-experimentelle Studien (ohne Randomisierung)
- **B** randomisierte prospektive klinische Studien mit Kontrollgruppe
- **A** Metaanalysen zu randomisierten kontrollierten Studien

◻ **Abb. 4.42**   Evidenz-Pyramide

- Es sollte unbedingt eine Kontrollgruppe geben, die eine andere Intervention erhalten
- Ein hoher „drop-out" (Patienten, die die Studie abbrechen) sollte vermieden werden.
- Ein Follow-up nach mehreren Wochen soll ggf. zeigen, wie lange die Effekte anhalten.
- Qualität der Untersuchung an Hand der Pedro-Skala beachten!
- Ähnliche Studiendesigns wären ideal für Metaanalysen und Reviews.

Ein entsprechender Nachweis ist also nicht schnell erbracht. Hält man die obengenannten Kriterien ein, ist ein Nachweis ggf. bei einem bestimmten Krankheitsbild in einer bestimmten Phase erbracht. Man hat allerdings immer noch keinen Nachweis für andere Krankheitsbilder und für andere Effekte wie z. B. Sitzbalance, Gleichgewicht, Schmerzreduktion etc.

Der Gemeinsame Bundesausschuss (GBA) Ärzte/Krankenkassen in Berlin hat sich 2006 gegen eine Aufnahme der Hippotherapie in den Heilmittelkatalog ausgesprochen. Es lagen zwar sehr viele Studien vor, bei denen die positive Tendenz klar zu erkennen war, es waren jedoch zu viele methodische Mängel in den Studien erkennbar. Das Bundesministerium für Gesundheit hat am 20. Juni 2006 mitgeteilt, dass ein therapeutischer Nutzen der Hippotherapie nicht nachgewiesen ist und die Therapie daher als nicht verordnungsfähiges Heilmittel zu führen ist (► Abschn. 6.4).

❯ Eine valide Hippotherapiestudie sollte u. a.:
- Patienten randomisiert den Kontroll- und Behandlungsgruppen zuordnen
- geblindete Untersucher einsetzen
- nur wenige Studienabbrecher haben
- Valide Tests benutzen

4.9.2 **Studiennachweise CP**

Um die Effekte der Hippotherapie auf Patienten mit Zerebralparese zu beleuchten, wurden fünf Studien hinzugezogen, wovon zwei Evidenzlevel I, eine Evidenzlevel II und zwei Evidenzlevel III nachweisen.

Drei Studien bezogen sich auf die Zielvariable Grobmotorik, eine auf den Parameter Funktionalität, eine auf den Parameter Balance, eine auf den Zielparameter Sitzbalance, eine auf verschiedene Gangparameter und eine auf die Zielvariable Spastik.

Die Studie von E.S. Park und Kollegen untersuchte den Einfluss der Hippotherapie auf grobmotorische Funktionen und die Funktionalität bei Kindern mit spastischer CP. Zielparameter waren die Gross Motor Function Measure (GMFM)-66, GMFM-88 und die Pediatric Evaluation of Disability Inventory: Functional Skills Scale (PEDI-FSS), die bei beiden Gruppen zu Beginn der Intervention und nach acht Wochen gemessen wurden.

4

Nach acht Wochen Intervention kam es zu signifikanten Verbesserungen der Durchschnittswerte in der GMFM-66 und der GMFM-88 in beiden Gruppen. Die Hippotherapiegruppe erzielte signifikant größere Verbesserungen in der Dimension E und in der Gesamtpunktzahl des GMFM-66 als die Kontrollgruppe.

Die Ergebnisse zeigen die positiven Effekte der Hippotherapie auf die grobmotorischen Funktionen und die Funktionalität von Kindern mit spastischer CP im Vergleich zur Kontrollgruppe. Die signifikante Verbesserung der PEDI-FSS Punktzahlen suggerieren, dass Hippotherapie sinnvoll sein kann, um die Funktionalität von Kindern mit CP zu maximieren (Park et al. 2014).

J. Kwon und Kollegen untersuchten den Effekt der Hippotherapie auf grobmotorische Funktionen bei Kindern mit CP. Die Intervention bestand aus 30 min Hippotherapie zwei Mal wöchentlich für acht Wochen. Zielparameter waren die GMFM-88, die GMFM-66 und die Pediatric Balance Scale (PBS).

Kwon et al. fassten zusammen, dass Hippotherapie die grobmotorischen Funktionen sowie die Balance von Kindern mit CP mit verschiedenen funktionellen Niveaus positiv beeinflusst (Kwon et al. 2015).

Moraes und Kollegen untersuchten bei einer Längsschnittstudie den Effekte von zwölf, 24 und 36 Hippotherapie Behandlungen auf das posturale Gleichgewicht im Sitz bei Kindern mit CP und die Effekte der Behandlungen nach einer Unterbrechungsperiode von 45 Tagen.

Die Intervention bestand aus zwei Hippotherapie Behandlungen pro Woche über 30 min für insgesamt 36 Behandlungen, mit 45 tägiger Behandlungspause nach der 24 Behandlung.

Gemessen wurde die Verlagerung des Körperschwerpunktes im Sitz in mediolaterale Richtung, die Verlagerung des Körperschwerpunktes im Sitz in anteroposteriore Richtung und die Verschiebungsgeschwindigkeit.

Die Ergebnisse zeigen statistisch signifikante Unterschiede der Schwankungen in mediolaterale Richtung.

Die Schwankungen in anteroposteriore Richtung haben sich ähnlich der in mediolaterale Richtung verbessert (Moraes et al. 2018).

Eine prospektive Längsschnittstudie um den Einfluss von Hippotherapie auf Gangparameter zu beleuchten wurde 2018 von Mutoh und Kollegen veröffentlicht. Die Kinder und Jugendliche erhielten 48 Wochen lang einmal pro Woche 30 min Hippotherapie.

Kurzfristige Ergebnisse der Ganganalyse waren eine signifikante Steigerung der Gehgeschwindigkeit, Schrittlänge und der durchschnittlichen Beschleunigung beim 10 m-Gehtest nach sechs Wochen. (Mutoh et al. 2018).

Lucena-Antón und Kollegen untersuchten in einer randomisierten kontrollierten den Effekt eines zwölf-wöchigen Hippotherapie Interventionsprotokolls auf die Spastizität der Hüftadduktoren bei Kindern mit spastischer CP. Die Interventionsgruppe bekam zusätzlich zur konventionellen Therapie zwölf Wochen lang Hippotherapie einmal wöchentlich 45 min lang, während die Kontrollgruppe nur die konventionelle Therapie erhielt. Beide Gruppen wurden vor und nach dem vollständigen Interventionsprogramm mit Hilfe der Modified Ashworth Scale (MAS) beurteilt. Es kam zu signifikanten Unterschieden der Punktzahlen in der MAS zwischen Interventions- und Kontrollgruppe in beiden Adduktoren nach einer zwölfwöchigen Hippotherapieintervention. Lucena-Antón et al. schlussfolgerten, dass die Ergänzung der konventionellen Therapie mit Hippotherapie bei Kindern mit CP nach zwölf Wochen statistisch signifikante Verbesserungen in der Spastizität der Hüftadduktoren erzeugt und dass es daher scheint, dass die Hippotherapie auf kurze Sicht Vorteile bringt (Lucena-Antón et al. 2018).

4.9.3 Studiennachweise Multiple Sklerose

Aus der Bachelorarbeit von Katharina Woodland SRH Hochschule für Gesundheit Gera Studiengang Physiotherapie (B. Sc.)

Erster Gutachter: Prof. Dr. Björn Eichmann, SRH Hochschule für Gesundheit Gera

Zweite Gutachterin: Anja Bornand, B. Sc. Physiotherapie

Eingereicht am: 08.11.2018

Drei Primärstudien beschäftigten sich mit dem Einfluss der Hippotherapie auf Patienten mit MS. Zwei Studien weisen das Evidenzlevel I auf und eine das Evidenzlevel II. Die Zielparameter waren bei einer Studie die posturale

Kontrolle, bei einer Studie die Gangqualität, Gehfähigkeit und Ausdauer und bei einer Studie das Gleichgewicht, Fatigue, die Spastik, der Schmerz und die Lebensqualität.

Menezes und Kollegen, beschäftigte sich mit den Auswirkungen der Hippotherapie auf die posturale Kontrolle von MS Patienten. Die Hippotherapie Intervention bestand aus zwei 50-minütigen Behandlungen pro Woche für vier Monate. Die posturale Kontrolle wurde vor und nach der Hippotherapie mit Hilfe einer Kraftmessplatte, auf der die Patienten 30 s mit offenen und geschlossenen Augen standen, beurteilt. Die Hippotherapie reduzierte signifikant die Amplitude der Oszillation im anteroposterioren Bereich bei der Interventionsgruppe, während die Werte der Kontrollgruppe unverändert blieben. Menezes et al. fassten zusammen, dass die Hippotherapie funktionelle Anpassungen induzierte, die zu einer Verbesserung der posturalen Stabilität von Patienten mit MS führten (Menezes KM et al. 2013).

Schatz und Kollegen zeigten in Studie, dass Hippotherapie kurz- und mittelfristige Auswirkungen auf Gangqualität, Gehfähigkeit und Ausdauer hat, die die der traditionellen Physiotherapie übersteigen und dass Hippotherapie daher eine wichtige Rolle in der Rehabilitation von Patienten mit MS spielen kann. (Schatz et al. 2014).

Vermöhlen und Kollegen verglichen die Wirkung der Hippotherapie plus Standardversorgung mit der Wirkung von alleiniger Standardversorgung bei MS Patienten.

Primärer Zielparameter war die Veränderung der Berg Balance Scale (BBS) nach zwölf Wochen. Weitere Outcomes waren Fatigue, Schmerzen, Lebensqualität und Spastizität. Das Gleichgewicht, das anhand der BBS gemessen wurde, verbesserte sich in beiden Gruppen, aber zu einem signifikant besseren Grad in der Versuchsgruppe. Fatigue und Spastik verbesserten sich in der Interventionsgruppe, während die Kontrollgruppe keine Veränderungen erzielen konnte.

Die Autoren schlussfolgerten, dass Hippotherapie plus Standardversorgung signifikant das Gleichgewicht, die Fatigue, die Spastik und die Lebensqualität verbessert (Vermöhlen et al. 2018).

4.9.4 Studiennachweise Schlaganfall

Drei Studien über Hippotherapie bei Schlaganfall Patienten entsprachen den Einschlusskriterien, wovon eine das Evidenzlevel I, eine das Evidenzlevel II und eine das Evidenzlevel III aufweist. Zwei Studien bezogen sich auf den Zielparameter Gleichgewicht und alle drei auf verschiedene Gangparameter.

In der Studie von Beinotti und Kollegen konnten signifikante Verbesserungen der motorischen Beeinträchtigung in der unteren Extremität durch die Hippotherapie gezeigt werden. Die Autoren zogen das Fazit, dass die Hippotherapie in Verbindung mit konventioneller Physiotherapie einen positiven Einfluss auf das Gangtraining zeigte und dass sie den Gangstandard des Patienten näher an die Normalität heranbringt als konventionelle Therapie allein. (Beinotti et al. 2010).

In einer Studie untersuchten Lee und Kollegen die Auswirkungen der Hippotherapie auf Gang- und Balance-Fähigkeiten bei Patienten mit Schlaganfall. Die Punktzahl in der BBS, die Schrittgeschwindigkeit und das Verhältnis der Schrittlängen- Asymmetrie wurden in der Hippotherapiegruppe signifikant verbessert. In der Gruppe, die Laufbandtraining erhielt, wurde jedoch nur das Verhältnis der Schrittlängen-Asymmetrie signifikant verbessert. Die Autoren schlussfolgerten, dass die Ergebnisse dieser Studie zeigten, dass Hippotherapie eine hilfreiche Behandlung für Schlaganfallpatienten ist (Lee et al. 2014).

Sunwoo und Kollegen schlussfolgern in ihrer Studie bei erwachsenen Patienten mit chronischen Hirnerkrankungen (60 % der Patienten hatten einen Schlaganfall), dass Hippotherapie eine sichere und wirksame Alternative für erwachsene Patienten mit Gehirnerkrankungen zur Verbesserung der Balance und der Gehfähigkeit ist (Sunwoo et al. 2012).

4.9.5 Studiennachweise bei verschiedenen Erkrankungen

Weitere Studienergebnisse zeigen positive Einflüsse der Hippotherapie auf verschiedene weitere Krankheitsbilder. Diese lassen sich jedoch zum Teil schwer von anderen Bereichen des Therapeutischen Reitens, welche mehr im ergotherapeutischen, erzieherischen oder psychotherapeutischen Kontext stehen (z. B. heilpädagogisches Reiten, ergotherapeutisches Reiten oder psychotherapeutisches Reiten) abgrenzen und sind im Zusammenhang mit anderen Bereichen des Therapeutischen Reitens deutlich öfter und besser untersucht.

Für den geriatrischen Bereich wurde in zwei randomisierten klinischen Studien die Anwendung der Hippotherapie zur Verbesserung der Mobilität untersucht.

De Araújo und Kollegen wiesen in der Hippotherapiegruppe eine statistisch signifikante Verbesserung in der BBS und im Chair rising Test auf, was auf eine Verbesserung des Gleichgewichts und der Muskelkraft der unteren Extremitäten hinweist. Die Studienteilnehmer waren zwischen 60 und 84 Jahre. (Araujo et al. 2013).

Kim und Kollegen verglichen die Wirksamkeit einer Hippotherapie mit einem Laufbandtraining. Die Ergebnisse dieser Studie zeigen, dass die Hippotherapie das statische Gleichgewicht und den Gang älterer Personen verbessern kann. (Kim et al. 2014).

Ajzenman et al. (2013) untersuchten den Einfluss von Hippotherapie auf die Funktion und Teilhabe bei Kindern mit Autismus-Spektrum-Störung und maßen eine signifikante Verbesserung der posturalen Kontrolle, des gesamten adaptiven Verhaltens (rezeptive Kommunikation und Coping) und der Teilhabe an Selbstversorgung, von gering anspruchsvollen Freizeitaktivitäten und der sozialer Interaktion durch Hippotherapie. (Ajzenman et al. 2013).

Oh und Kollegen verglichen die Auswirkungen von Hippotherapie versus Pharmakotherapie bei Kindern mit Aufmerksamkeitsdefizit-/Hyperaktivitätsstörung (ADHS) und beobachteten eine Verbesserung der Aufmerksamkeit, der Impulsivität/Hyperaktivität und der Lebensqualität durch zwölf Wochen Hippotherapie. (Mutoh et al. 2018).

Lee und Kollegen untersuchten die Wirkung von Hippotherapie und Elektroenzephalographie Neurofeedback auf die Gehirnfunktion und den Wachstumsfaktor BDNF (von englisch „brain-derived neurotrophic factor") bei Kindern mit ADHS und berichten von einem signifikanten Anstieg des Blut-BDNF-Spiegels nach dem kombinierten Training aus Hippotherapie und Neurofeedback, was bei Kindern mit ADHS eine Verbesserung der Gehirnfunktion induzieren kann. (Lee et al. 2015).

Bei einer Studie von Giagazoglou und Kollegen wurde eine signifikante Verbesserung von Kraftparametern und vom Gleichgewichts nach zehn Wochen Hippotherapie bei Jugendlichen mit geistiger Behinderung (ID) beobachtet. Zusammenfassend schlossen die Forscher, dass diese Studie den Nachweis liefert, dass die Hippotherapie als wirksame Maßnahme zur Verbesserung des Gleichgewichts und der Stärke von Personen mit ID eingesetzt werden kann und somit die funktionellen Aktivitäten und die Lebensqualität beeinflussen kann. (Giagazoglou et al. 2012).

4.9.6 Diskussion

Zusammenfassend ist die positive Wirkung der Hippotherapie erkennbar. Gut untersucht sind die Auswirkungen der Hippotherapie auf das Gleichgewicht und die Gehfähigkeit bei Multiple Sklerose Patienten. Ebenfalls gute Ergebnisse gibt es bei CP Kindern, wobei hier die Durchführung der Hippotherapie sehr unterschiedlich gehandhabt wird und meist die Abgrenzung zu anderen Therapieformen mit dem Pferd nicht gegeben sind. Auch bei Patientenbefragungen erzielt die Hippotherapie gute Ergebnisse.

Wichtig sind valide standardisierte Assessments (▶ Abschn. 4.8), im besonderen Gehtests wie der 6-Minuten-Gehtest der meist mehr aussagt als der 10-Meter-Gehtest, Gleichgewichttests wie der MiniBEST, der Tinetti-Score oder die Berg Balance Scala verwendet werden. Die Belastung oder Anstrengung kann in der Borg Skala dargestellt werden. Auch sollten Tests wie der FIM (Functional independec measure) oder für Kinder der GMFM (Gross motor function measure) benutzt werden, die die Alltagsaktivitäten prüfen.

❯ Aus der bisherigen Studienlage lässt sich die positive Wirkung der Hippotherapie erkennen. Obwohl viele Studien methodische Mängel aufwiesen, gibt es gerade neuere, gut designte Untersuchungen.

4.10 Evidenzbasierte Methoden und ihre Übertragbarkeit auf die Hippotherapie

Neue evidenzbasierte Methoden in der neurologischen Rehabilitation:
- Repetitives Üben
- Task-orientiertes Training – aufgabenorientiertes Training
- Forced use-Training oder CIMT = constraint induced movement therapy
- Laufbandtraining
- Krafttraining

Außerdem wissen wir, wie der Mensch besser motorisches Lernen kann. Dazu gehört:
- Implizites Lernen
- Selbstwirksamkeit
- Leistungsgrenze
- Aktives Üben
- shaping
  und vieles mehr

Folgende evidenzbasierte Therapieansätze lassen sich auch auf die Hippotherapie übertragen:
- Repetitives Üben
- Task-orientiertes Training
- Forced use – CIMT
- Laufbandtraining
- Krafttraining

und vom motorischen Lernen:
- Implizites lernen
- Leistungsgrenze
- Selbstwirksamkeit
- Aktives Üben
- Positives Feedback

4.10.1 Repetitives Üben

Nudo et al. haben schon 1996 nachgewiesen, dass Wiederholungen einen positiven Effekt auf das zentrale Nervensystem (ZNS) haben. Repetitives Üben (also häufiges Wiederholen von Bewegungen) verbessert motorische Fertigkeiten. Die Geschwindigkeit und die Art und Weise der Durchführung wird verbessert (Bütefisch et al. 1995).

Bei der Hippotherapie werden während der gesamten Therapiedauer (20 min ohne Pausen) sich ständig wiederholende Reize über den KA Becken auf den Rumpf des Patienten übertragen. Vergleichbar ist dies in der Komplexität mit repetitivem Wiederholen beim Gehen auf dem Laufband. Bei einer Hippotherapie-Einheit erfolgen ungefähr 2400 sich wiederholende dreidimensionale Reize, auf die der Körper reagieren muss. Auf den Rumpf und das Becken des Patienten bezogen bedeutet dies 2400 Mal repetitives Üben von Gleichgewicht, Haltungshintergrund und Reaktion der Rumpf- und Beckenmuskulatur während einer Behandlungseinheit.

4.10.2 Task-orientiertes Training

Das aufgabenorientierte Training nach Carr und Shepherd (1998) ist ein Konzept, bei dem auf die selbstständige Bewegungsdurchführung des Patienten geachtet wird. Der Therapeut schafft die optimalen Rahmenbedingungen, damit eine Bewegung selbstständig in Alltagsanforderungen ausgeführt werden kann. Repetitives Üben und shaping – also steigern bzw. anpassen der Behandlungssituation – sind weitere wichtige Bestandteile des task-orientierten Trainings und des motorischen Lernens.

Bei der Hippotherapie agiert der Patient selbstständig. Durch die gegebene Therapiesituation muss der Patient aktiv bzw. reaktiv mitarbeiten. Die optimalen Rahmenbedingungen schafft der Therapeut mit der Auswahl des Hilfsmittels. Alltagsgerecht ist die hippotherapeutische Situation durch die gangtypischen Anforderungen an Becken und Rumpf.

4.10.3 Forced use/Taub'sches Training/CIMT = constraint induced movement therapy

Bestandteile dieses Trainings sind intensive „erzwungene" Aktivität. Das Konzept wird besonders bei Halbseitenlähmungen angewandt, speziell zum Training der Arm-Handfunktion. Dabei wird die Funktion der gesunden

4

Seite erschwert (Schiene), damit der Patient gezwungen wird, mit seiner betroffenen Seite zu agieren. Die Hippotherapie „erzwingt" den Gebrauch der Becken- und Rumpfmuskulatur, dem kann sich der Patient nicht entziehen (Ausweichbewegungen müssen Therapeuten erkennen und entsprechend korrigieren). Da die Symmetrie erarbeitet wird, müssen beide Seiten gleich arbeiten. Dies ist ein Grund, weshalb auf einer geraden Wegstrecke therapiert werden muss.

Hippotherapie ist Forced use der Becken- und Rumpfmuskulatur!

4.10.4 Laufbandtraining

Laufbandtraining hat den Vorteil des repetitiven Übens und des erzwungen Gebrauchs des betroffenen Beines oder auch beider Beine symmetrisch alternierend.

Bei der Hippotherapie wird wie bei der Laufbandtherapie die Rumpf- und Becken/Beinmuskulatur physiologisch repetitiv aktiviert. Der Patient muss reagieren. Allerdings erfolgt bei der Hippotherapie kein Fußbodenkontakt und auch keine Aktivierung der Unterschenkel- bzw. Beinmuskulatur wie dies auf dem Laufband geschieht.

> ❯❯ Gehen wird durch Gehen gelernt! Hippotherapie kann Gangtraining unterstützen.

> Verbesserung des Gangs kann erzielt werden durch:
> − Üben des Gehens auf dem Boden (verschiedene Arten des Untergrunds etc.)
> − Laufbandtraining/Gangtrainer
> − Hippotherapie

4.10.5 Krafttraining

Untersuchungen z. B. von Dalgas und Kollegen zeigen, dass auch neurologische Defizite durch gezieltes Krafttraining verbessert werden können (Dalgas et al. 2010). Auch paretische Muskelgruppen können auftrainiert werden (Ng et al. 2013).

Hippotherapie ist ein funktionelles Krafttraining für die Becken-/Bein- und Rumpfmuskulatur!

Beispiel

Beispiel Multiple Sklerose Patienten:
Bei MS-Patienten stellen oft die Paresen funktionell das Hauptproblem dar, insbesondere die schwache Fußhebemuskulatur in Kombination mit der schwachen Hüftbeugemuskulatur und der schwachen ventralen Rumpfmuskulatur. Die Schwäche dieser Funktionskette wird gerade beim Gehen zum großen Problem der MS-Patienten. Deshalb haben auch MS-Patienten oft mehr Probleme in der Spielbeinphase als in der Standbeinphase, wie es z. B. bei Hemiplegiepatienten oder orthopädische Patienten der Fall ist. Aus diesem Grund benutzen MS-Patienten einen Stock auch meist auf der Spielbeinseite, damit sie sich in der Spielbeinphase am Stock abdrücken können und so das Bein nach vorne bringen. (▶ Abschn. 4.5.1) Die Hippotherapie kräftigt speziell die Hüftflexoren und den ventralen Rumpf und ist deshalb ein spezielles Krafttraining, um den Gang zu verbessern. Da durch Orthesen oder auch funktionelle Elektrostimulation die schwache Fußhebermuskulatur kompensiert werden kann, die Hüftbeugeschwäche jedoch orthetisch oder auch mit FES (funktioneller Elektrostimulation) nicht erreicht wird. Deshalb ist hier die Hippotherapie ein sehr wirkungsvolles Tool.

> ❯❯ Bei der Hippotherapie sind viele Inhalte evidenzbasierter Methoden wiederzufinden:
> − Repetitives Üben (2400 Wiederholungen!)
> − Task-orientiertes Training
> − Forced use/CIMT – der Becken-Rumpfmuskulatur
> − Aktivierung der CPGs
> − Krafttraining – Aktivierung der Hüftbeugemuskulatur u. a.

Für das Motorische Lernen sind folgende Punkte übertragbar:
− Implizites Lernen
− Leistungsgrenze
− Selbstwirksamkeit
− Aktives Üben
− Positives Feedback

4.10.6 Implizites Lernen

Wir wissen (Schmidt et al. 2011), dass wir motorisch besser implizit lernen d. h. nicht durch Erklärungen, sondern durch praktische Ausführung. Dies wird in der Hippotherapie grundlegend so gemacht. Der Patient bekommt eben keine Bewegungsaufträge, sondern die Bewegung des Pferderückens erfordert implizit die Reaktion des Patienten (KA Becken und KA Brustkorb und umgebende Muskulatur sind aktiv).

4.10.7 Leistungsgrenze

Wenn wir an der Leistungsgrenze üben dann können wir bessere motorische Erfolge verzeichnen und der Körper erhält einen Trainingsreiz. Dies kann in der Hippotherapie ideal erfolgen, indem man das Tempo steigert, Sattel erhöht, ein Pferd mit mehr subtiler Bewegungsübertragung nimmt oder auch etwas länger geht. In der Regel bei gut dosierter Hippotherapie sind die Patienten durchaus angestrengt, dies soll nach dem Grundsatz des Übens an der Leistungsgrenze auch so sein.

4.10.8 Selbstwirksamkeit

Selbstwirksamkeit ist ein wichtiger Aspekt bei der erfolgreichen Therapie von Patienten. Die 4 Quellen der Selbstwirksamkeit sind:
1. Eigene Erfolgserlebnisse
2. Stellvertretende Erfahrung
3. Verbale Ermutigung
4. Emotionale Erregung

Die eigenen Erfolgserlebnisse sind oftmals schon das „Reiten" können, das oben bleiben, das oben Sitzen, die zügige Fortbewegung etc.

Die stellvertretende Erfahrungen sind die anderen Patienten bei Hippotherapie erzeugen ähnliche Effekte wie bei einer Gruppentherapie. Der Patient der mir ähnlich ist, hat es geschafft sich zu verbessern.

Die verbale Ermutigung ist das positive Feedback von Angehörigen und Therapeuten.

Die emotionale Erregung ist bei einer Therapie auf dem Pferd in der Natur von sich aus gegeben.

4.10.9 Aktives Üben

Bei der Hippotherapie muss der Patient, ob er will oder nicht, aktivieren. Die Hippotherapie ist eine aktive Therapie.

4.10.10 Positives Feedback

Es muss immer gelobt werden, keine Korrektur oder Kritik, da dies das motorische Lernen stört. Positive Feedback in Form von Lob und Ermutigung von Therapeut und Angehörigen fördert das motorische Lernen.

> Hippotherapie beinhaltet wichtige Elemente des motorischen Lernens wie:
> — Implizites lernen
> — Leistungsgrenze
> — Selbstwirksamkeit
> — Aktives Üben
> — Positives Feedback

Literatur

Ajzenman HF, Standeven JW, Shurtleff TL (2013) Effect of hippotherapy on motor control, adaptive behaviors, and participation in children with autism spectrum disorder. A pilot study. Am J Occup Ther 67(6):653–663

Beinotti F, Correia N, Christofoletti G, Borges G (2010) Use of hippotherapy in gait training for hemiparetic poststroke. Arq Neuropsiquiatr 68(6):908–913

Bütefisch C, Hummelsheim H, Denzler P, Mauritz KH (1995) Repetitive training of isolated movements improves the outcome of motor rehabilitation of the centrally paretic hand. J Neurol Sci 130(1):59–68

Carr JH, Shepherd RB (1998) A motor relearning programme for stroke, 2. Aufl. Heinemann Physiotherapy, London

Dalgas U, Kant M, Stenager E (2010) Krafttraining bei schubförmig verlaufender Multipler Sklerose. Akt Neurol 35(05):213–218

de Araújo TB, de Oliveira RJ, Martins WR, Moura P, de Pereira MM, Copetti F, Safons MP (2013) Effects of hippotherapy on mobility, strength and balance in elderly. Arch Gerontol Geriatr 56(3):478–481

Dietz V (2010) Hintergrund. Central Pattern Generator – Hypothesen und Evidenz. neuroreha 2(01):28–32

Giagazoglou P, Arabatzi F, Dipla K, Liga M, Kellis E (2012) Effect of a hippotherapy intervention program on static balance and strength in adolescents with intellectual disabilities. Res Dev Disabil 33(6):2265–2270

Kim SG, Lee C-W (2014) The effects of hippotherapy on elderly persons' static balance and gait. J Phys Ther 26(1):25–27

Kwon J-Y, Chang HJ, Yi S-H, Lee JY, Shin H-Y, Kim Y-H (2015) Effect of hippotherapy on gross motor function in children with cerebral palsy. A randomized controlled trial. J Altern Complement Med 21(1):15–21

Largo RH (2017a) Babyjahre. Entwicklung und Erziehung in den ersten vier Jahren. Vollständig überarbeitete Neuausgabe. Piper, München

Largo RH (2017b) Kinderjahre. Die Individualität des Kindes als erzieherische Herausforderung. Ungekürzte Taschenbuchausgabe, 32. Aufl. Piper, München (Piper, 3218)

Lee C-W, Kim SG, Yong MS (2014) Effects of hippotherapy on recovery of gait and balance ability in patients with stroke. J Phys Ther Sci 26(2):309–311

Lee N, Park S, Kim J (2015) Effects of hippotherapy on brain function, BDNF level, and physical fitness in children with ADHD. J Exerc Nutrition Biochem 19(2):115–121

Lucena-Antón D, Rosety-Rodríguez I, Moral-Munoz JA (2018) Effects of a hippotherapy intervention on muscle spasticity in children with cerebral palsy. A randomized controlled trial. Complement Ther Clin Pract 31:188–192

Menezes KM, Copetti F, Wiest MJ, Trevisan CM, Silveira AF (2013) Efeito da equoterapia na estabilidade postural de portadores de esclerose múltipla Estudo preliminar. Fisioter. Pesqui. 20(1):43–49

Moraes AG, Copetti F, Ângelo VR, Chiavoloni L, de David AC (2018) Hippotherapy on postural balance in the sitting position of children with cerebral palsy – Longitudinal study. Physiother Theory Pract, doi: ▸ https://doi.org/10.1080/09593985.2018.1484534

Mutoh T, Mutoh T, Tsubone H, Takada M, Doumura M, Ihara M et al (2018) Impact of serial gait analyses on long-term outcome of hippotherapy in children and adolescents with cerebral palsy. Complement Ther Clin Pract 30:19–23

Ng SSM, Shepherd RB (2013) Weakness in patients with stroke. Implications for strength training in neurorehabilitation. Phys Ther Rev 5(4):227–238

Nudo RJ, Wise BM, SiFuentes F, Milliken GW (1996) Neural substrates for the effects of rehabilitative training on motor recovery after ischemic infarct. Science (New York, N.Y.) 272(5269):1791–1794

Park ES, Rha DW, Shin JS, Kim S, Jung S (2014) Effects of hippotherapy on gross motor function and functional performance of children with cerebral palsy. Yonsei Med J 55(6):1736–1742

Schatz L, Boswell S, Eitel A, Gusowski K, Flachenecker P (2014) Hippotherapy in multiple sclerosis – results of a prospective, controlled, randomised single-blind trial and review of the literature. Neurol Rehabil 20(5):246–252

Schmidt RA, Lee TD (2011) Motor control and learning. A behavioral emphasis, 5. Aufl. Human Kinetics, Champaing

Sunwoo H, Chang WH, Kwon J-Y, Kim T-W, Lee J-Y, Kim Y-H (2012) Hippotherapy in adult patients with chronic brain disorders. A pilot study. Ann Rehabil Med 36(6):756–761

Vaney C, Blaurock H, Gattlen B, Meisels C (2016) Assessing mobility in multiple sclerosis using the Rivermead Mobility Index and gait speed. Clin Rehabil 10(3):216–226

Vermöhlen V, Schiller P, Schickendantz S, Drache M, Hussack S, Gerber-Grote A, Pöhlau D (2018) Hippotherapy for patients with multiple sclerosis. A multicenter randomized controlled trial (MS-HIPPO). Mult Scler 24(10):1375–1382

Wiles CM, Newcombe RG, Fuller KJ, Shaw S, Furnival-Doran J, Pickersgill TP, Morgan A (2001) Controlled randomised crossover trial of the effects of physiotherapy on mobility in chronic multiple sclerosis. J Neurol Neurosurg Psychiatry 70(2):174–179

Praktische Durchführung der Hippotherapie

© Springer-Verlag GmbH Deutschland, ein Teil von Springer Nature 2019
A. Soehnle, S. Lamprecht, *Hippotherapie,* https://doi.org/10.1007/978-3-662-59234-2_5

5

5.1 Hilfsmittel

Die therapeutische Wirkung der Hippotherapie wird durch den gezielten Einsatz von verschiedenen Sitzunterlagen verstärkt. Die richtige Führung im Sitz ist bei vielen Patienten eine wertvolle Hilfe, um im Gleichgewicht sitzen zu können. Wichtig ist die auf den Patienten abgestimmte und auf den Befund bezogene Auswahl der zur Verfügung stehenden Hilfsmittel.

5.1.1 Sattel

Der Sattel befindet sich auf der Kontaktfläche zwischen Patient und Pferd und gleicht deren Inkongruenz aus.

Vorteile des Einsatzes eines Sattels
- Durch Vergrößerung der Unterstützungsfläche gibt er Sicherheit
- Er kann die Stellung von Becken und Hüftgelenk beeinflussen
- Er bündelt die subtilen Primärbewegungen des Pferdes (► Abschn. 2.6) und verstärkt so die Wirkung der Pferdebewegung auf den Patienten
- Er mindert die Rutschtendenz gegenüber dem ungesattelten Pferd

---

Das Ausmaß der Bewegungsübertragung eines Sattels ist abhängig von der Hebellänge, d. h. der Entfernung der Sitzbeinknochen des Patienten vom Drehpunkt in der Körpermitte des Pferdes. Je weiter der Patient mit seinen Sitzbeinknochen

vom Pferderücken entfernt ist, desto größer ist die Bewegung, die vom Pferd auf den Patienten übertragen wird. Außerdem sind die Pferdebewegungen für den Patienten durch den Einsatz eines Sattels klarer gebündelt als beim Sitz auf dem blanken Pferderücken oder einer Decke (◻ Abb. 5.1).

> ❯ Die Übertragung der Pferdebewegung auf den Patienten ist mit Sattel deutlicher!

Zum Einsatz in der Hippotherapie kommen
5.1.1.1   Flacher Sattel
5.1.1.2   Tiefer Sattel
5.1.1.3   Übersattel
5.1.1.4   Handelsüblicher Therapiesattel

5.1.1.1 Flacher Sattel

Hierzu gehören z. B. der klassische Dressur- und Springsattel, der Vielseitigkeitssattel und der Töltsattel. Sie haben unterschiedlich stark ausgeprägte Kniepauschen, einen tiefen Schwerpunkt = kurzen Hebel sowie wenig oder nicht hochgezogene Vorder- und Hinterzwiesel, was einerseits eine Reduzierung des Sicherheitsgefühls für den Patienten, andererseits eine Bündelung der übertragenen Bewegung des Pferderückens ohne allzu starke Betonung der Primärbewegungen des Pferdes bedeutet.

Auch der baumlose Sattel kann wegen seinem sehr tiefen Schwerpunkt zu dieser Gruppe gezählt werden. Es muss dabei bedacht werden, dass ein baumloser Sattel oft weich ist und daher weniger Sicherheit für den Patienten bietet (◻ Abb. 5.2 und 5.3).

a
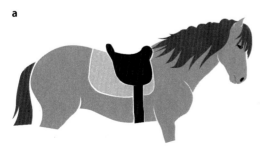

b
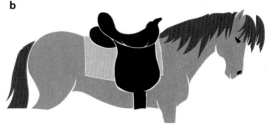

◻ **Abb. 5.1**   Die Entfernung der Sitzbeinknochen des Patienten von der Körpermitte = Drehachse des Pferdes ist beim Westernsattel größer als beim flachen Sattel (© Mona von Winning)

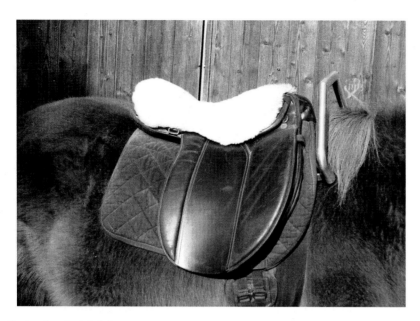

▣ Abb. 5.2   Flacher Sattel mit Fellüberzug

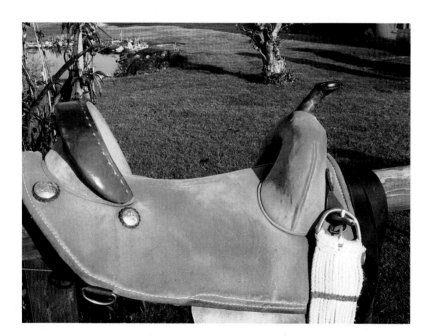

▣ Abb. 5.3   Baumloser Westernsattel

5.1.1.2 Tiefer Sattel

■ **Westernsattel**

Der Westernsattel als breiter, tiefer Sattel bietet viel Unterstützungsfläche und Sicherheit, da Vorder- und Hinterzwiesel hochgezogen sind. Das Horn bietet außerdem nach vorne hin eine

Beschränkung, die für Patienten sehr hilfreich ist und auch als Haltegriff dienen kann.

Die Primärbewegungen des Pferdes wirken durch den längeren Hebel = höheren Schwerpunkt stärker als beim flachen Sattel und fordern dadurch vom Patienten mehr Aktivität. Die deutlichere Bewegungsübertragung kann

5

jedoch für manche Patienten sehr wichtig sein um genügend Reize/Input zu bekommen, die sie für die Aktivierung ihrer Rumpfmuskulatur brauchen (z. B. Patienten mit einer Ataxie).

Bei Barock- und Westernsätteln sowie bei spanischen Sätteln liegt der Schwerpunkt des Sattels leicht hinter der Mitte, was bedeutet, dass die Sitzfläche nach hinten abfällt und das Becken leichter nach hinten kippt. Dies kann gezielt zu Korrektur der Beckenstellung eingesetzt werden, es kann aber auch hinderlich sein (◘ Abb. 5.4).

- Mc Clellan- oder Wanderreitsattel

Eine Besonderheit der tiefen Sättel stellen die Wanderreitsättel wie z. B. der Mc Clellan-Sattel dar. Sie haben keine Kniepauschen und werden deshalb bei geringer Abduktionsfähigkeit des Patienten als schmaler, tiefer Sattel eingesetzt (◘ Abb. 5.5 und 5.6).

5.1.1.3 Übersattel

Mit dem Übersattel kann man jeden flachen Sattel zum Therapiesattel machen. Er wird auf dem Sattel festgeschnallt und mit einem Gurt um den Bauch zusätzlich rutschfest fixiert. Alle Polster sind durch Klettband verstellbar und

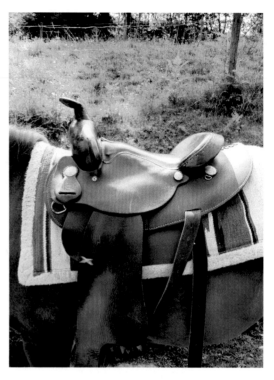

◘ **Abb. 5.4**   Der Westernsattel bietet viel Sicherheit, aber auch eine deutliche Bewegungsübertragung

werden so ganz individuell an die Bedürfnisse des Patienten angepasst. Es können damit die

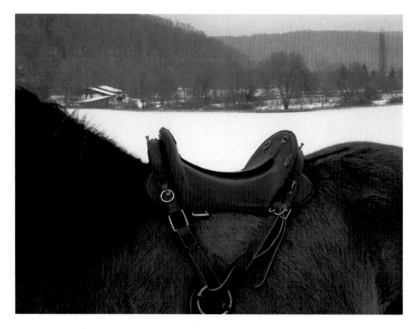

◘ **Abb. 5.5**   Der Mc Clellan-Sattel als schmaler, tiefer Sattel bietet viel Sicherheit und fordert nicht so viel Spreizfähigkeit von den Patienten wie ein Sattel mit Pauschen

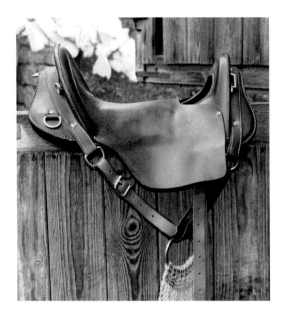

Abb. 5.6 Der französische Wanderreitsattel Malibaud Randonée ist besonders gut für kurze und breite Pferde geeignet

Unterstützungsfläche vergrößert, Beingewicht abgelegt und Beinstellungen korrigiert werden (◘ Abb. 5.7).

Eine weitere Möglichkeit ist das Hippopad oder die Klötzlidecke, die beide für die Hippotherapie entworfen wurden. Beim Hippopad wird der Druck durch eine Aussparung für die Wirbel gleichmässig auf den Pferderücken verteilt. Beide Pads bestehen außen aus weichem Klett. Mittels verschiedener Klötze kann die Ausgangsstellung der Patienten individuell unterstützt und auch während der Therapie immer wieder optimal angepasst werden (◘ Abb. 5.8).

5.1.1.4 Handelsüblicher Therapiesattel (Massimo Smile)

Der Massimo Smile-Sattel ist ein Therapiereitsattel, der durch seinen Aufbau allerdings mehr für das Behindertenreiten geeignet ist als für die Hippotherapie. Der Sattel wird individuell an das Pferd angepasst, ist leicht und gut gepolstert. Die Bewegungsübertragung wird stark verdeutlicht durch den Sattel. Die Sitzfläche ist schmal. Es gibt zwei zusätzliche Kissen, um die Sitzfläche zu verkleinern bzw. das Becken besser nach vorn zu kippen. Dadurch wird jedoch die Sitzfläche sehr klein, wodurch nur noch schmale Patienten auf den Sattel passen. Die Beine können mit einem breiten Klettband fixiert werden. Handelsübliche Bügel und -riemen können entweder durch Klettriemen direkt am Sattel fixiert oder am Haltegriff eingehängt werden. Der Haltegriff ist recht hoch, breit und mit Leder ummantelt,

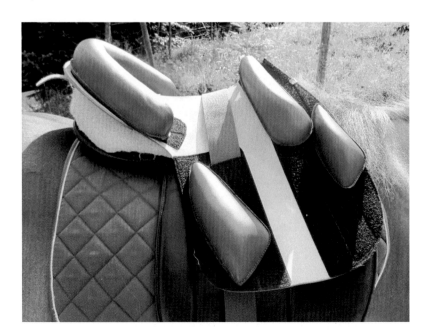

Abb. 5.7 Dieser speziell angefertigte Übersattel kann flexibel auf die individuellen Bedürfnisse der Patienten angepasst werden

5

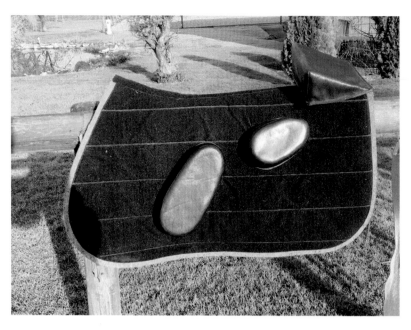

❑ **Abb. 5.8**   Klötzlidecke

was das Festhalten angenehm und sicher macht. Durch die stark ausgeprägten vorderen und hinteren Pauschen werden die Beine gut in der Reitsitzposition gehalten, was vor allem bei *Reitern* mit Querschnittlähmung und Amputationen sehr nützlich ist. In der Hippotherapie mit spastischen Patienten wäre es von Vorteil, wenn die vorderen Pauschen abnehmbar wären, um die

Beine weiter vorne in vermehrter Hüftflexion ablegen zu können (❑ Abb. 5.7 und 5.9).

5.1.2 **Haltegriff**

Der Haltegriff wird an einem Vorgurt oder Sattel fest montiert. Er vermittelt erwachsenen

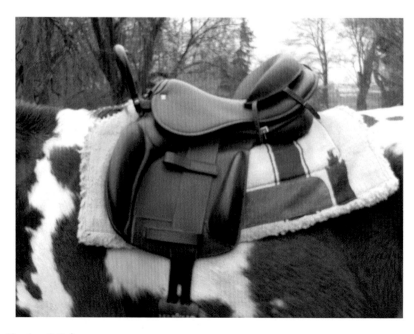

❑ **Abb. 5.9**   Massimo-Sattel

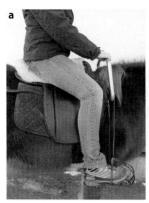
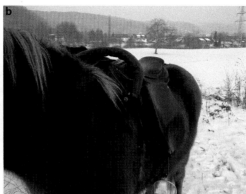

Abb. 5.10 Haltegriff

Patienten die Sicherheit, sich jederzeit festhalten zu können – das aktive Festhalten soll aber mit der Zeit bewusst abgebaut werden. Bei Kindern besteht eher die Gefahr, dass sie sich stark auf den Griff fixieren und festklammern. Beim Festhalten muss man unterscheiden, zwischen Ziehen am Griff oder Abstützen. Stützt sich der Patient eher ab, kann das akzeptiert werden. Hält sich jedoch der Patient am Haltegriff so fest, dass er daran zieht oder klammert, muss dies sofort vermieden werden, da dadurch die Bewegungsübertragung gehemmt wird (☐ Abb. 5.10).

5.1.3 Bügel

In der Ausgangsstellung für die Hippotherapie haben die Oberschenkellängsachsen einen Winkel von 30° bis 45° zur Horizontalen. Der Einsatz von Bügeln ist in folgenden Fällen zu überlegen:
- Vergrößerung der Auflagefläche = Vergrößerung der Unterstützungsfläche zur Verbesserung der Sicherheit
- Abnahme des Beingewichts bei Schmerzen
- Stellungskorrektur an Beinen und Becken, wenn z. B. das Beingewicht durch zu starken ventralen Zug am Becken bei Patienten mit paretischen Beinen weiterlaufend die Lendenwirbelsäule in Extension zieht (Dieser Effekt kann andererseits auch ausgenutzt werden, um durch das ventrale Gewicht der Beine bei nach hinten gekipptem Becken eine Vertikalisierung des Beckens zu erreichen.)

❯ **Bügel immer auf beiden Seiten einsetzen!**

Der Aufhängepunkt der Bügel ist grundsätzlich weiter vorne als beim Reiten, entweder am Sattel oder Haltegriff, und der Fuß steht tiefer im Bügel (☐ Abb. 5.11).

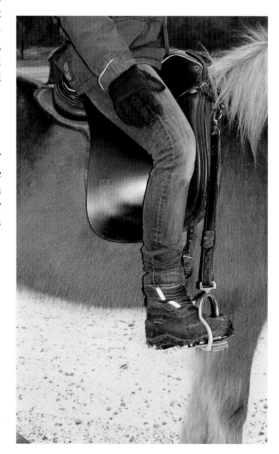

Abb. 5.11 Einsatz von Bügeln in der Hippotherapie

Durch den Fuß-Bügel-Kontakt darf allerdings keine pathologische Tonuserhöhung ausgelöst werden. Sicherheitsbügel verhindern das Durchrutschen des Fußes. Western-, Körbchen- und Sicherheitsbügel eignen sich besonders, da sie bereits im richtigen Winkel zum Pferd stehen und der Patient bequem und ohne Kraftaufwand einsteigen kann. Knickt der Fuß in die Supinations-Stellung ab, kann der Einsatz einer Keileinlage zur Stellungskorrektur in Erwägung gezogen werden.

Bei Kindern ist das Beingewicht durch das Verhältnis Beinlänge zu Durchmesser des Pferderumpfes meist auf dem Pferd abgelegt, so dass der Einsatz von Bügeln nicht nötig ist.

Die Indikation für den Einsatz von Bügeln besteht bei Ataxien (Vergrößerung der Unterstützungsfläche), Querschnitt (Stellungskorrektur und Gewichtsabnahme) und bei Schmerzen.

■ Oberschenkelschienen

Ist der Einsatz von Bügeln nicht möglich, weil der Fußkontakt im Bügel eine pathologische Tonuserhöhung auslöst, besteht die Möglichkeit, Oberschenkelschienen anzubringen. Sie dienen ebenfalls der Gewichtsabnahme des Beins, der Vergrößerung der Unterstützungsfläche sowie der Stellungskorrektur des Oberschenkels (◘ Abb. 5.12).

5.1.4 Hippotherapie ohne Sattel

Grundlegende Voraussetzung für die Durchführung der Hippotherapie ohne Sattel ist, dass es für den Patienten *und* für das Pferd bequem sein muss, es darf zu keiner punktuellen Druckbelastung auf den Pferderücken kommen. Der Patient sitzt dabei nie ganz ohne Unterlage auf dem Pferd. Dies kann nicht nur schmerzhaft sein (besonders, wenn das Pferd älter ist), sondern auch sehr unsicher und rutschig. Die Frage, ob bei der Hippotherapie die Pferdewärme eine große Rolle spielt, ist in diesem Zusammenhang auch sehr in Frage zu stellen. Hippotherapie ohne Sattel bedeutet immer den Einsatz einer gepolsterten Unterlage (Pad), die mit einem Gurt fixiert wird und rutschfest sein sollte. Der Gurt mit einem oder zwei Haltegriffen soll Sicherheit geben, birgt aber die Gefahr in sich, dass diese zum Festklammern verführen. Idealerweise sollte die Möglichkeit bestehen, Bügel daran befestigen zu können (◘ Abb. 5.13).

Bei Kindern sollen die Beine des Patienten bequem in Abduktionsstellung am Pferderumpf abgelegt werden können. Besteht eine zu geringe Abduktionstoleranz der Beine, so gibt es die Möglichkeit, zur Erhöhung und Verschmälerung der Sitzfläche eine gefaltete Decke unter das Pad zu legen (◘ Abb. 5.14).

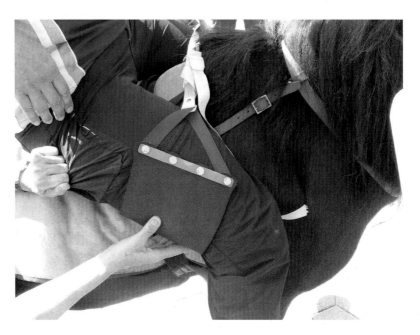

◘ **Abb. 5.12** Oberschenkelschiene

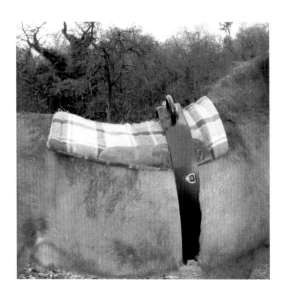

Bei erwachsenen Patienten kann das Beingewicht durch den Einsatz von Bügeln oder
Oberschenkelschienen abgenommen werden,
um die potentielle Beweglichkeit des Beckens zu
erhöhen. Bügel oder Oberschenkelschienen sollten auch dann zum Einsatz kommen, wenn die
Kontaktfläche zur Erhöhung der Sicherheit vergrößert werden muss.

Hippotherapie ohne Sattel vermittelt die
subtilen Bewegungen des Pferdes weniger deutlich. Durch den Einsatz von Hilfsmitteln und
durch Fazilitation des Therapeuten kann die
Pferdebewegung zusätzlich zielorientiert für den
Patienten unterstützt werden. Durch einen Hal-
tebügel auf dem Sattel oder dem Pad wird die
Sicherheit nur scheinbar erhöht. Ein Abstützen
im Sinne einer Parkierfunktion der Hände kann
dem Patienten ein sicheres Gefühl geben, doch
ein Festhalten im Sinne von klammern oder ziehen ist in der Hippotherapie nicht erwünscht.

> **Sicherheit in der Hippotherapie wird
> gewährleistet durch**
> – eine gute Auswahl und Ausbildung der
>   Pferde
> – Adäquate Primärbewegung
>   (Pferdeschritt)
> – Adäquate Sitzhilfen (Sattel u. a. Hilfsmittel)
> – Adäquate Hilfegebung durch den
>   Therapeuten

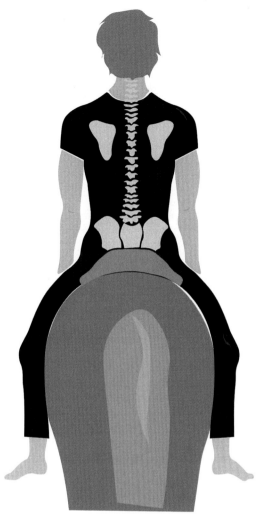

◘ **Abb. 5.14** Gefaltete Decke zur Erhöhung und Verschmälerung der Sitzfläche (© Mona von Winning)

Wenn die Therapie ohne Sattel durchgeführt
wird, ist es auch möglich, dass der Therapeut
mit auf dem Pferd sitzt. Voraussetzung dafür ist
natürlich, dass das Pferd dafür ausgebildet ist
das Gewicht, das nicht nur höher ist, sondern
auch nach hinten verlagert ist, zu (er)tragen
(◘ Abb. 5.15).

Unter folgenden Aspekten ist es von Vorteil,
wenn der Therapeut mit auf dem Pferd sitzt
– Sicherheitsgefühl bei ängstlichen Kindern
– Therapeut kann Asymmetrie besser erkennen
  und manipulativ korrigieren
– Vergrößerung der Unterstützungsfläche
  durch die Oberschenkel und den Oberkörper
  des Therapeuten

5

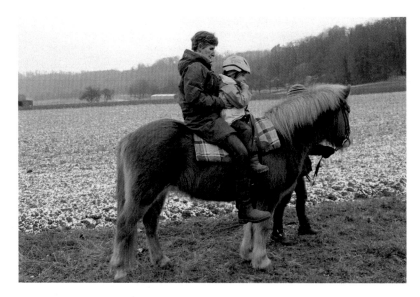

Nachteile
— Kind lehnt sich an
— Bei zu kurzem Pferd sitzt das Kind zu weit vorne und bekommt dadurch keine Impulse der subtilen Primärbewegungen des Pferderückens (■ Tab. 5.1)

5.2 Die Rampe oder Aufsteigehilfe

Wenn es die Fähigkeiten erlauben, ist es aus psychologischen Gründen wichtig, dass der Patient selbständig auf das Pferd steigt, auch wenn er das Treppensteigen nur mit Hilfe bewältigt. Er soll den Höhenunterschied zwischen Boden und Pferderücken bewusst erleben und dadurch das Pferd in seiner ganzen Größe wahrnehmen.

Bewährt hat sich die Treppe mit flachen Stufen, einer Aufsteigehöhe von ca. 70 cm und möglichst großem Podest. Für den Patienten ist das Treppensteigen mit beidseitigem Handlauf sicherer als das Gehen auf schräger Ebene (■ Abb. 5.16).

> **Tipp**
>
> Für gehbehinderte Patienten mit neurologischen Erkrankungen ist es einfacher, auf einer Treppe zu gehen als auf einer schrägen Ebene!

Da es im Handel nur wenige geeignete Aufsteigerampen gibt, ist Kreativität gefragt, um die für die eigene Therapiestelle geeignete Rampe zu (er)finden. Diese kann aus den unterschiedlichsten Materialien hergestellt werden, sollte aber den allgemeinen Sicherheitsbestimmungen entsprechen. Bei einer schrägen Ebene ist darauf zu achten, dass diese nicht zu steil sein darf.

Eine Rampe aus Aluminium hat den Vorteil, dass sie leicht und witterungsbeständig ist, es muss dabei aber auf absolute Rutschfestigkeit geachtet werden (■ Abb. 5.17).

Eine Aufsteigerampe aus Holz hat den Vorteil, dass sie ganz individuell angefertigt werden kann und die Herstellungskosten nicht so hoch sind. Sie muss aber in der Regel wegen ihres Gewichts an einem Ort fest aufgebaut und kann daher weniger gut transportiert werden. Außerdem verwittert sie im Laufe der Zeit und kann bei Feuchtigkeit sehr rutschig sein, deshalb sollten zur Sicherheit Anti-Rutsch-Matten angebracht werden. Geschlossene Treppenstufen sind für Patienten geeigneter, da sie mit der Fußspitze nicht hängen bleiben können (■ Abb. 5.18).

Wer Therapiestrecken an unterschiedlichen Orten hat und mit der Aufsteigerampe flexibel sein muss, ist mit einer mobilen Rampe gut bedient, die auf einen handelsüblichen Pkw-Anhänger montiert wird (■ Abb. 5.19).

◘ Tab. 5.1 Gezielter Einsatz von Hilfsmitteln

	Flacher Sattel	Tiefer Sattel	Pad + Gurt	Dorsale Stütze	OS-schiene	Über-Sattel/ Klettpad	Mit Bügel	Ohne Bügel
Paresen Querschnitt	−	++	+	++	++	++	++	−
Ataxie	−	++	+	+	++	++	++	−
Spastik	+	++	++	+	−	++	−	+
Doppelsitz	0	0	++	0	+	0	+	+
Schmerzen Hüftgelenk/ LWS	+	+	+	+	++	++	++	−
Klonus	+	+	+	+	++	++	−	++
Hypotone Pat.	++	+	++	+	+	−	+	+
Dystonie	+	++	++	++	+	++	+	+
Asymmetrie	+	+	0	0	+	++	0	0
Spastische Kinder	0	+	++	+	−	++	−	+
Ataktische Kinder	+	++	+	+	++	++	+	0
Dystone Kinder	+	++	++	+	0	++	0	0

++ sehr zu empfehlen
+ möglich
0 keine Wirkung
− eher wirkungslos
– deutlich gegenteilige Wirkung

Eine Aufsteigerampe kann auch an die örtlichen Gegebenheiten angepasst werden. Dabei ist immer auf Sicherheit und Praktikabilität zu achten (◘ Abb. 5.20, 5.21 und 5.22).

Der Einsatz eines *Lifters* als passive Aufsteigehilfe ist fast nie nötig. Wenn der Sattel dieselbe Höhe hat wie der Rollstuhl, der Therapeut die Umsetztechnik gut beherrscht und das Therapiepferd zuverlässig steht, ist das Aufsteigen auch für Querschnittsgelähmte kein Problem. Ein Lifter kann höchstens zur Abnahme des Gewichts bei sehr schweren Patienten und somit zur Unterstützung des Therapeuten eingesetzt werden (◘ Abb. 5.23).

Lifter kommen hauptsächlich beim Behindertenreitsport zum Einsatz, wo die Betroffenen möglichst ohne fremde Hilfe auf das Pferd kommen möchten.

> Beim Bau einer Aufsteigerampe muss auf Sicherheit, Flexibilität und Praktikabilität geachtet werden!

5.3 Therapiestrecke

Die Therapiestrecke liegt im Idealfall an einem ruhigen, ungestörten Ort, wo keine oder wenig Ablenkung durch Zuschauer stattfinden kann. Es zeigt sich allerdings immer wieder, dass Kinder, aber auch erwachsene Patienten, ganz gerne auf dem Pferd gesehen werden.

5.3.1 Gerade Strecke

Ein möglichst langer, gerader Weg hat viele Vorteile:
- Symmetrie
- Erleichterung der Bewegungsübertragung für das Training der Sitzbalance
- Keine oder wenige Wendungen und Richtungswechsel, die den bewegungsbehinderten Patienten in seinem Rhythmus und der Symmetrie stören
- optimale Gleichmäßigkeit im Bewegungsablauf/Rhythmus (◘ Abb. 5.24)

5

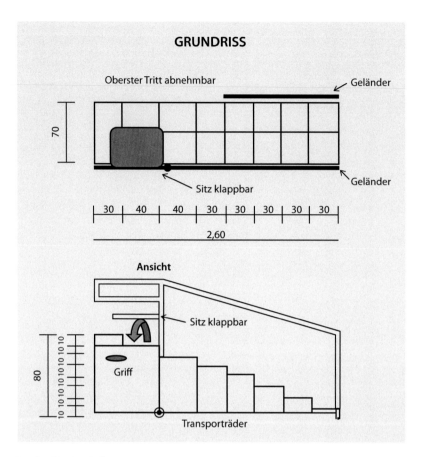

GRUNDRISS

Oberster Tritt abnehmbar

Geländer

70

Sitz klappbar

Geländer

| 30 | 40 | 40 | 30 | 30 | 30 | 30 | 30 |

2,60

Ansicht

Sitz klappbar

80

10 10 10 10 10 10 10 10

Griff

Transporträder

□ **Abb. 5.16**   Bauplan für eine Aufsteigerampe

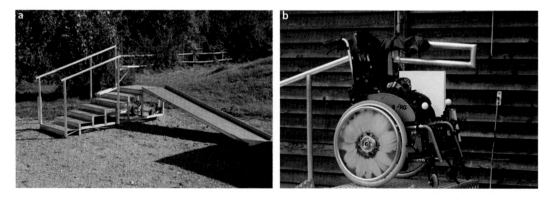

□ **Abb. 5.17**   Nach dem Plan gebaute Aufsteigehilfe aus Aluminium – zusätzlich mit abnehmbarer schräger Ebene für Rollstühle, integriertem Sitz, wegklappbarem Geländer und abnehmbarem obersten Tritt

Bei Wendungen und Kurven muss darauf geachtet werden, dass diese den Fähigkeiten des Patienten entsprechend langsam, gleichmäßig und im großen Bogen durchgeführt werden. Da die Patienten oft durch die Unsicherheit in dieser Situation verkrampfen, muss danach immer wieder die Ausgangsstellung des Patienten kontrolliert und ggf. korrigiert werden.

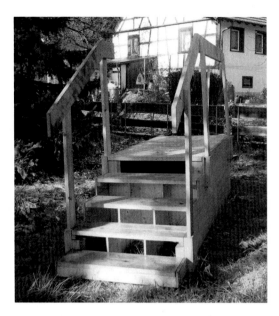

5.3.2 **Bodenbeschaffenheit der Therapiestrecke**

Die Hippotherapie soll auf einem ebenen, stabilen, aber weichen Untergrund stattfinden, um die Gleichmäßigkeit der Bewegungsübertragung zu gewährleisten.

— Ist der Boden *zu hart* (z. B. Asphalt), wird die Primärbewegung des Pferdes abgekürzt. Für den Patienten bedeutet dies ein abruptes, hartes Abbremsen des Bewegungsablaufs.
— Ist der Boden *zu weich* (z. B. auf einem Reitplatz mit tiefem, weichem Sand), kann es zu Unregelmäßigkeiten in der Schrittbewegung des Pferdes und dadurch zu Unsicherheit des Patienten kommen.

Ideal sind entweder ein spezieller angelegter Therapieweg oder ein Naturweg.

5.3.3 **Neigung der Therapiestrecke**

Die unterschiedliche Betonung der Bewegungsübertragung bei ansteigendem bzw. abfallendem Weg durch die Beeinflussung der Schrittbewegung des Pferdes kann therapeutisch genutzt werden.

Während auf flachem Gelände keine besondere Betonung stattfindet, haben unterschiedliche Neigungen des Wegs auch verschiedene Auswirkungen auf die Bewegungsübertragung auf den Menschen:
— Bei leicht *aufwärts* verlaufender Strecke kommt es durch vermehrtes Untertreten und Schub der Hinterhand zu einer Verstärkung

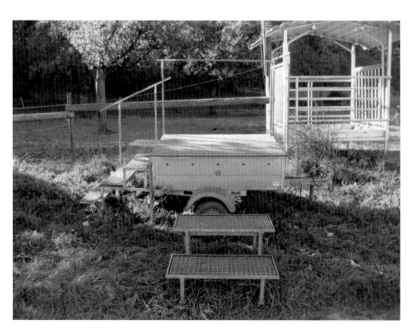

5

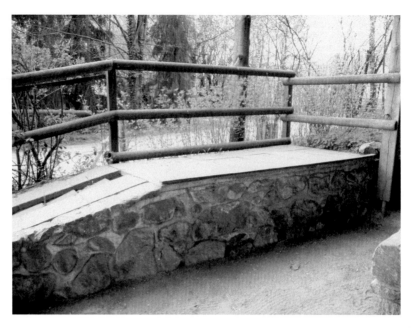

□ Abb. 5.20   Diese Rampe ist sehr stabil und bietet Fußgängern und Rollstuhlfahrern einen guten Zugang

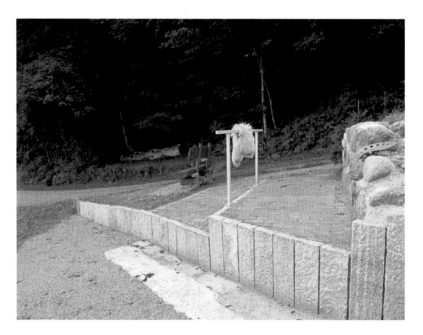

□ Abb. 5.21   Hier wurde die Aufsteigehilfe mit zwei unterschiedlichen Höhen in die landschaftlichen Gegebenheiten eingepasst

der subtilen Primärbewegung des Pferdes in seiner vertikalen Transversalebene (Pferde-brustkorb-Rotation) und horizontalen Verschiebeebene (alternierender Vorwärts-transport einer Rumpfseite durch alter-nierendes Abfußen der Hinterhand), was eine eine intensivere Betonung des frontalen und

transversalen Becken mobile des Patienten bedeutet.
— Bei leicht *abwärts* geneigter Strecke kommt es zu einer betonten Abbremsung der Vorwärts-bewegung durch die Vorhand. Der Patient bekommt vermehrt extensorische Impulse auf den Rumpf, was therapeutisch ausgenutzt

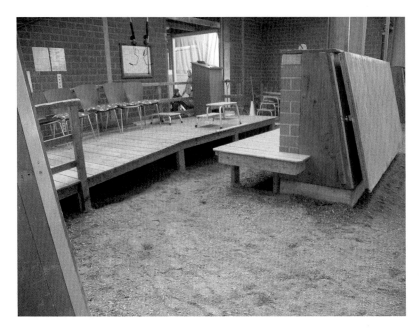

Abb. 5.22 Ganz unverwüstlich, im Eingangsbereich einer Reithalle, in der Hippotherapie durchgeführt wird, ist diese doppelseitige Aufsteigerampe mit Lifter eingebaut worden

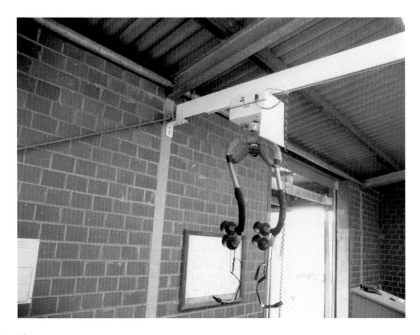

Abb. 5.23 Lifter

werden kann. Der Impuls darf allerdings nicht zu stark sein, da es sonst leicht zu Unsicherheit und kompensatorischer Fixation führt (**Abb. 5.25**).

Die Neigung der Therapiestrecke darf nur leicht sein, sie sollte nicht übertrieben werden, da ansonsten nicht der gewünschte Effekt erzielt werden kann. Bei starkem Gefälle bergab kommt es beispielsweise hauptsächlich zu einer Verschiebung der Sattellage nach rechts und links (zwingende Primärbewegung in der frontalen Verschiebeebene), was keine Selektivität im Rumpf fordert.

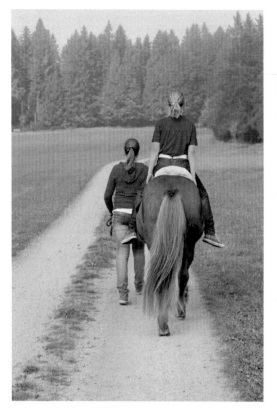

◨ **Abb. 5.24**   Ein langer gerader Naturweg ist für die Hippotherapie ideal

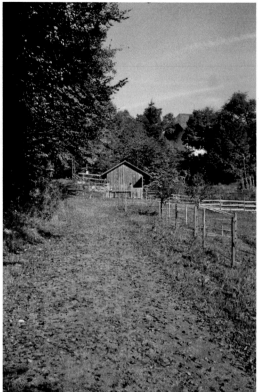

◨ **Abb. 5.25**   Der ideale Therapieweg ist gerade, weich und leicht geneigt

5.4   Auf- und Absteigen

Auf- und Absteigen ist Teil der Therapie. Dabei sind folgende Aspekte des Auf- beziehungsweise Absteigens zu beachten:

- Wie stark ist der Patient betroffen?
- Welches Krankheitsbild liegt zugrunde beziehungsweise welche Symptome?
- Welcher Transfer ist der beste/sicherste?
- Werden Hilfspersonen benötigt?
- Welches Hilfsmittel wird benutzt?
- Wie sind der Ausbildungsstand und die Verlässlichkeit des Pferdes?
- Wie routiniert ist der Pferdeführer?

Der wichtigste Aspekt des Auf- und Absteigens ist jedoch die *Sicherheit!* Oft kann mit schwer betroffenen Patienten keine Hippotherapie durchgeführt werden, wenn der Therapeut den Transfer nicht perfekt beherrscht oder das Pferd die verschiedenen Transfers nicht kennt oder nicht akzeptiert.

> **Tipp**
>
> Der wichtigste Aspekt des Auf- und Absteigens ist die Sicherheit!

5.4.1   Aufsteigen

In der Reihenfolge von leicht betroffenen Patienten zu schwerer betroffenen Patienten:

5.4.1.1   Der Patient steht mit dem Gesicht zum Pferdekopf und hebt ein Bein in Außenrotation und Abduktion über den Pferderücken (◨ Abb. 5.26)

Zu beachten bei dieser Umsetztechnik:
1. Wahl des Stand-/und Spielbeins
   - Bei Hemiplegie-Patienten wird das betroffene Bein häufig als Standbein eingesetzt, um diese Funktion zu trainieren.

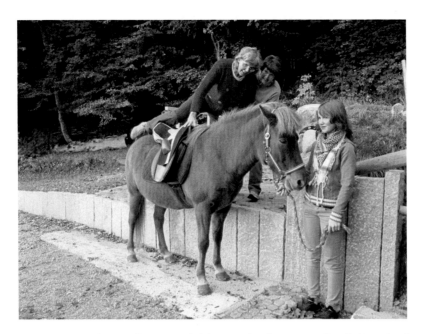

◘ Abb. 5.26 Das Bein schwingt beim Aufsteigen in Abduktion und Außenrotation über die Hinterhand

— Bei MS-Patienten soll oft das schwächere Bein in der Spielbeinfunktion aktiviert werden, da viele MS-Patienten aufgrund der Schwäche der Hüftflexoren mehr Probleme in der Spielbeinphase haben.
2. Soll der Patient sich abstützen und wenn ja, wo?
— auf dem Pferdehals
— auf einem Hilfsmittel z. B. auf dem Knauf vom Westernsattel oder einem Haltegriff
— Günstig ist, wenn es an der Rampe eine Haltestange gibt, an der sich der Patient festhalten kann (◘ Abb. 5.27).
3. Der Therapeut muss entscheiden, wo er dem Patienten Hilfe gibt.
— Unterstützung des Spielbeins: mit einem Griff am Knie und Unterschenkel/Knöchel wird das Bein über die Hinterhand geführt (◘ Abb. 5.28).
— Unterstützung des Standbeins, wobei das Knie gesichert wird (◘ Abb. 5.29).

5.4.1.2 Der Patient setzt sich seitlich auf den Pferderücken und führt dann sein Bein vorne über den Pferdehals auf die andere Seite. Dabei muss der Pferdeführer den Pferdekopf nach unten führen. (◘ Abb. 5.30)

Zu beachten:
— Das Pferd muss zuverlässig stehen bleiben. Es darf die Hinterhand nicht wegdrehen
— Das Pferd muss den Kopf bei Aufforderung durch den Pferdeführer senken, damit der Patient das Bein nicht so hoch heben muss
— Die Auswahl des Hilfsmittels ist sehr wichtig: ein Westernsattel ist oft zu schmal, um seitlich zu sitzen, auch kann der Aufbau vorne zu hoch sein. Diese Aufsteigetechnik eignet sich am besten, wenn eine Decke mit Gurt oder ein flacher Sattel benutzt wird.

5.4.1.3 Variante der Aufsteigtechnik unter ▸ Abschn. 5.4.1.2 für Patienten, die vom Rollstuhl aufs Pferd transferiert werden müssen

Was ist dabei zu beachten?
— Es muss überlegt werden über welche Seite umgesetzt werden soll, um zu entscheiden, in welcher Richtung das das Pferd an die Rampe gestellt wird.
— Der Rollstuhl soll im Winkel von 45° zum Pferd stehen.
— Der Transfer muss vom Therapeuten beherrscht werden. Beide Knie werden fixiert.

5

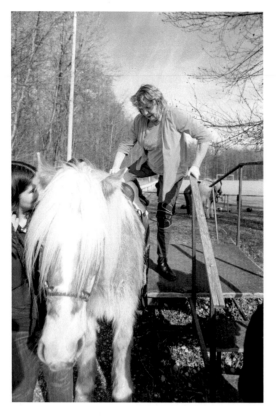

◘ **Abb. 5.27** Die Patientin hat mehr Sicherheit, wenn sie sich an der Haltestange festhalten kann

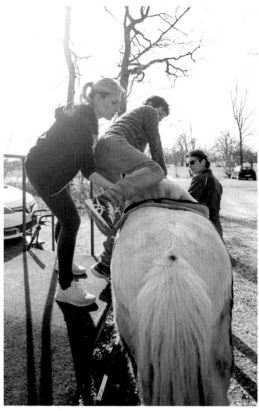

◘ **Abb. 5.28** Aufsteigen mit Hilfe am Spielbein

Der Oberkörper des Patienten muss weit nach vorne über die Knie gebracht werden.
— Das Pferd muss ganz dicht an der Rampe stehen.
— Zur Sicherheit kann ein zweiter Therapeut hinten auf dem Pferd sitzen, um den Patienten zu sichern. Dies kann wichtig sein für den Moment, in dem das Bein über den Pferdekopf genommen wird, um bei einer Schwäche der ventralen Muskelkette den Patienten zu sichern (◘ Abb. 5.31).

5.4.1.4 Transfer vom Rollstuhl aus, wobei ein Bein des Patienten über den Pferdehals gelegt wird

Der Patient rutscht daraufhin seitlich auf den Pferderücken. Dieser Transfer klappt meist sehr gut bei Querschnittpatienten. Der Patient muss gut gedehnte Beinmuskulatur haben (◘ Abb. 5.32).

Was ist dabei zu beachten?
— Der Rollstuhl muss seitlich parallel zum Pferd stehen.
— Der Patient muss entsprechend gut gedehnt sein.
— Es ist günstig, wenn der Patient mit den Armen mithelfen kann.
— Der Therapeut sollte gegebenenfalls am Knie des „Standbeins" von vorne sichern.
— Die zweite Hand des Therapeuten kann am Becken/Sitzbeinknochen mithelfen.
— Auch bei dieser Transfertechnik kann zur Sicherheit ein zweiter Therapeut hinten auf dem Pferderücken sitzen.
— Diese Art des Transfers eignet sich am besten mit Decke und Gurt.

5.4.1.5 Aufsteigen mit Kindern

Kinder können je nach Gewicht und Alter vom Boden aus auf das Pferd gehoben werden oder von der Rampe aus aufsteigen (mit den Techniken unter ▶ Abschn. 5.4.1.1 bis 5.4.1.4). Eine zusätzliche

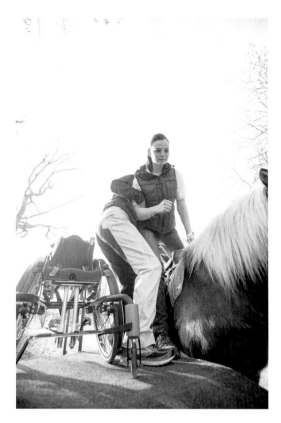

Abb. 5.29 Aufsteigen mit Hilfestellung am Standbein

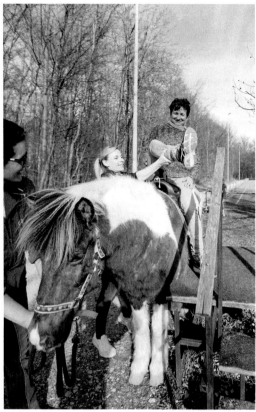

Abb. 5.30 Aufsteigen und Bein mit Schwung vorne über den Pferdehals

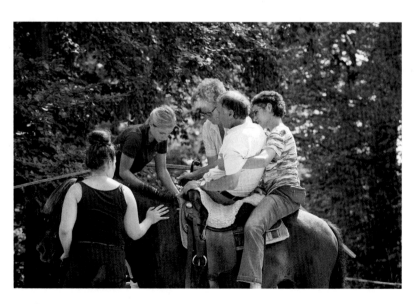

Abb. 5.31 Transfer vom Rollstuhl in den Seitsitz

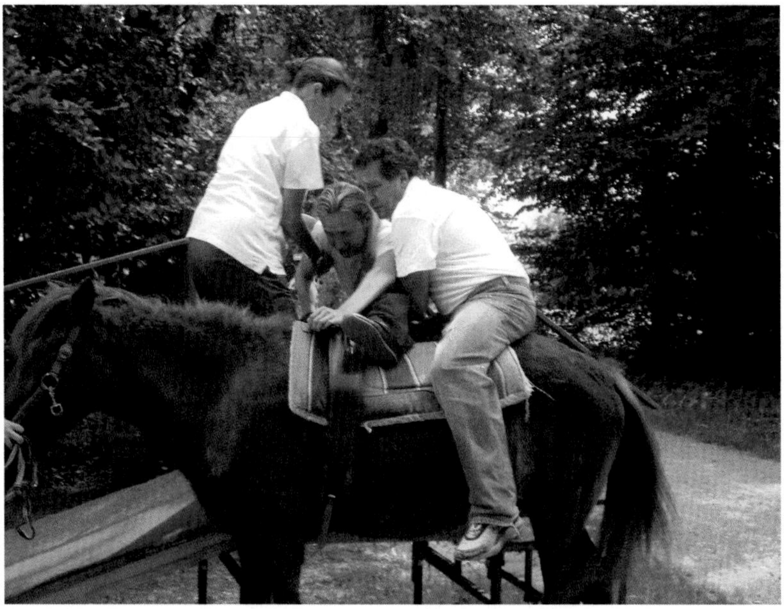

Abb. 5.32 Aufsteigen, ein Bein über Pferdehals

Hilfsperson, die auf dem Pferd sitzt und sichert, ist in der Regel nicht notwendig. Meist ist die Rampe für Kinder zu niedrig, deshalb muss entweder eine Hilfsperson das Kind etwas anheben oder es wird ein stabiler Tritt, eine Palette oder ähnliches auf die Rampe gelegt, damit das Kind selbstständig auf das Pferd kommen kann (Abb. 5.33 und 5.34).

5.4.2 Absteigen

5.4.2.1 Absteigen über die Rampe, dabei führt der Patient sein Bein hinten über den Pferderücken

Was muss dabei beachtet werden?

- Nach der Hippotherapie kann der Tonus so stark reduziert sein, dass das Standbein nicht mehr genügend Aktivität (Tonus) hat, um das Körpergewicht zu tragen. Dies bedeutet, dass es beim Absteigen notwendig sein kann, das stärkere bzw. weniger betroffene Bein als Standbein einzusetzen.
- Auf dem Hintergrund dieser Situation ist es günstig, wenn der Patient sich an einem Haltegriff festhalten und abstützen kann. Da ein Haltegriff meistens nur an einer Seite der Rampe möglich ist, kann dies die Entscheidung, auf welcher Seite abgestiegen wird, bestimmen. Dabei sollte auch beachtet werden, ob es eine kräftigere Seite der oberen Extremität gibt.
- Der Therapeut muss entscheiden, ob er am Standbein hilft, indem er das Knie sichert, oder am Spielbein, indem er neben dem Pferd steht und das Bein mit dem Unterstützung am Knie/Unterschenkel über die Hinterhand des Pferdes führt (Abb. 5.35).

5.4.2.2 Das Patientenbein wird vorne über den Pferdekopf geführt, sodass der Patient erst seitlich sitzt, um aus dem Seitsitz in den Rollstuhl umgesetzt zu werden

Was muss dabei beachtet werden?

- Ist evtl. ein Absteigen direkt auf den Boden sicherer und einfacher?
- Steht der Therapeut auf der Rampe, um beim Patienten zu sein, wird ein weiterer Helfer benötigt, um das Patientenbein über den Pferderücken zu heben. Dies könnte u. U. auch der Pferdeführer sein, wenn das Pferd zuverlässig steht.
- Das aktive Aufstehen vom Pferderücken aus ist durch die Tonusreduzierung oft sehr schwierig für den Patienten. Das gleiche gilt für einen passiven Transfer in den Rollstuhl (Abb. 5.36).

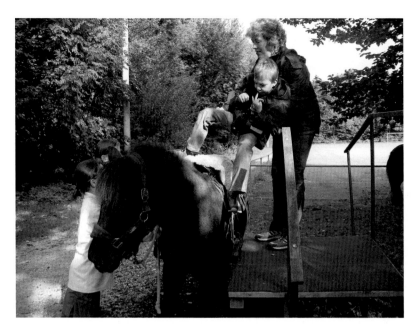

Abb. 5.33 Aufsteigen, Kindertransfer

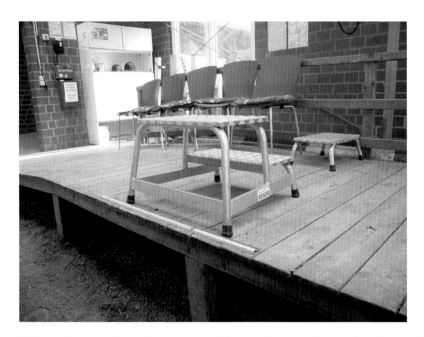

Abb. 5.34 Erhöhung der Rampe für Kinder mit einem stabilen Tritt, damit sie selbstständig aufsteigen können

5.4.2.3 Transfer direkt auf den Boden

Der Patient neigt sich mit dem Oberkörper auf den Pferdehals, das Patientenbein wird hinten über die Hinterhand geführt.

Zu beachten:

— Der Patient muss seinen Oberkörper sehr weit nach vorne verlagern.

— Er sollte keine Schwierigkeiten damit haben, sich auf die Mähne zu legen.

— Das Pferd muss dabei den Kopf oben halten (Aufgabe des Pferdeführers!).

— Der Therapeut muss entscheiden, welches Bein er über die Hinterhand führt. Dieses Bein muss deutlich besser beweglich/dehnbar sein.

5

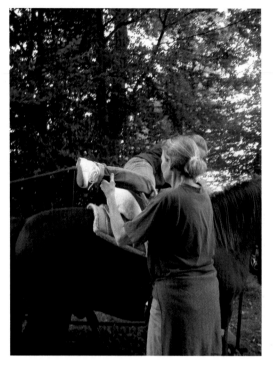

Abb. 5.35   Absteigen mit Hilfe am Spielbein

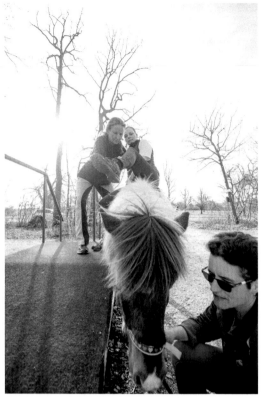

Abb. 5.36   Seitliches Absteigen auf die Rampe

— Der Patient gleitet seitlich am Pferd nach unten. Das Pferd muss zuverlässig den Druck aushalten und stehen bleiben.

— Durch die Tonusreduzierung kann es sein, dass der Patient nicht mehr genügend Stehfähigkeit bzw. Strecktonus hat, deshalb sollte der Therapeut mit seinem Knie die Knie des Patienten sichern.

— Günstig ist es, wenn eine Hilfsperson den Rollstuhl von hinten an den Patienten heran schiebt.

5.4.2.4 Absteigen auf den Boden, das Patientenbein wird vorne über den Pferdekopf genommen

▪ Variante 1

Der Patient gleitet mit dem Rücken am Pferd nach unten.

— Der Patient gleitet mit dem Rücken zum Pferderumpf nach unten. Das bedeutet, es kommt Druck auf das Pferd. Das Pferd muss stehen bleiben.

— Diese Absteigetechnik wird manchmal vom Patienten als weniger sicher empfunden als

wenn der Patient mit dem Gesicht zum Pferd nach unten rutscht.

— Der Patient braucht genügend ventrale Muskelaktivität, damit er seinen Oberkörper nach hinten verlagern und halten kann, wenn das Bein vorne über den Pferdekopf genommen wird. Meistens muss der Patient sich dabei abstützen.

▪ Variante 2

Der Patient dreht sich während dem Heruntergleiten mit dem Gesicht zum Pferd.

Was dabei beachtet werden muss:

— Falls als Hilfsmittel ein Gurt benutzt wird, muss sich der Therapeut überlegen, ob der Gurt vorher abgenommen wird. Dies ist meist günstig, da die Decke dann mit dem Patienten nach unten gleiten kann.

— Diese Variante wird vom Patienten als viel sicherer und angenehmer empfunden als wenn der Patient mit dem Rücken zum Pferd absteigt.

Der Therapeut greift zwischen den Oberschenkeln durch, hält den vorderen Oberschenkel nach hinten zurück und dreht den Patienten beim Heruntergleiten so, dass dieser mit dem Gesicht zum Pferderumpf dreht (◻ Abb. 5.37a–d).

▪ Variante 3

Bei einem schwer betroffenen Patienten mit besonders langem Rumpf muss folgendes beachtet werden:

— Falls der Patient sich abstützt, sollte er sich bei einer Hilfsperson die auf der anderen Pferdeseite steht z. B. an den Schultern abstützen.
— Die Hilfsperson muss entsprechend groß sein. Der Patient kann sich mit Oberköperrotation auch mit beiden Händen abstützen. Dies ist oft sicherer.
— Der Therapeut kann sehr gut am Becken halten und den Patienten nach hinten in den Rollstuhl bringen.

— Auch hier ist es günstig, wenn der Therapeut noch die Knie des Patienten fixieren kann und eine Hilfsperson den Rollstuhl richtig platziert (◻ Abb. 5.38a–c).

5.4.2.5 Absteigen mit Kindern direkt auf den Boden oder auf die Rampe (◻ Abb. 5.39 und 5.40)

Was dabei beachtet werden muss:

— Beim Absteigen auf die Rampe können je nach Alter, Größe und Gewicht des Kindes alle oben genannten Möglichkeiten angewandt werden.
— Die Kinder können seitlich auf dem Pferd sitzen und werden von dort herunter genommen.
— Die Kinder werden direkt aus dem Spreizsitz vom Pferd gehoben.
— Bei beiden Möglichkeiten ist es manchmal therapeutisch günstig, die Kinder (falls sie nicht stehfähig sind) in einer Abduktionsstellung der Beine auf dem Arm zu behalten.

a
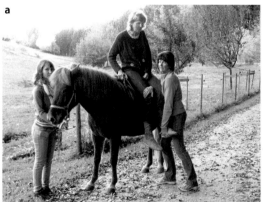

b
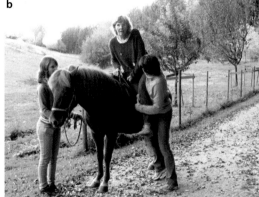

c
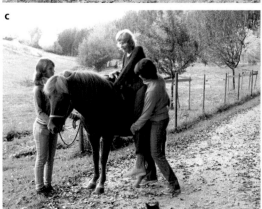

d
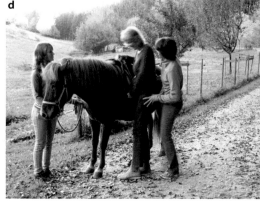

◻ **Abb. 5.37   a–d** Absteigen auf den Boden mit Drehung und Abstützen am Sattel

5

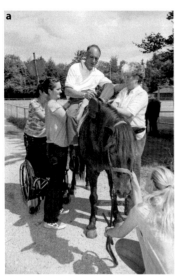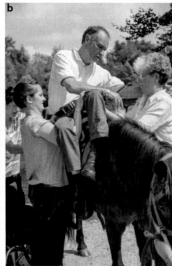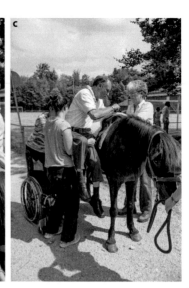

◩ **Abb. 5.38   a–c** Absteigen auf den Boden mit Drehung und Abstützen an einer Hilfsperson bei einem schwer betroffenen Patienten

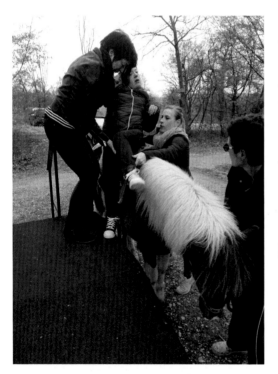

◩ **Abb. 5.39**   Absteigen eines Kindes auf die Rampe

Nach der Hippotherapie kann eine Verbesserung der Tonussituation auch genutzt werden, um z. B. bei Kindern den Fersen-Boden-Kontakt sofort an Ort und Stelle zu erarbeiten. Man kann das

Kind etwas in die Hocke nehmen und von hinten Druck auf die Knie geben, damit die Ferse besser auf den Boden kommt.

Oft ist das Gehen für erwachsene Patienten sofort nach der Hippotherapie schwieriger, da die Tonussituation sich verändert hat. Viele Patienten sind auch erschöpft und müde, dann muss eine Erholungspause sofort oder zu Hause erfolgen. Falls Patienten von Funktionsverbesserung berichten und das Gehen direkt nach der Hippotherapie für sie besser ist, sollten die Patienten dies auch sofort ausnützen und noch einige Schritte gehen.

> **Tipp**
>
> Ein Hippotherapeut, der mit schwer betroffenen Patienten Hippotherapie durchführt, muss die Transfertechniken sicher beherrschen und ein Pferd haben, das absolut zuverlässig an der Rampe steht.

5.5   Übungsstufen

Die Einteilung in Übungsstufen erfolgt nach dem Modell von Ursula Künzle, der Begründerin der Hippotherapie-K® (Künzle 2000).

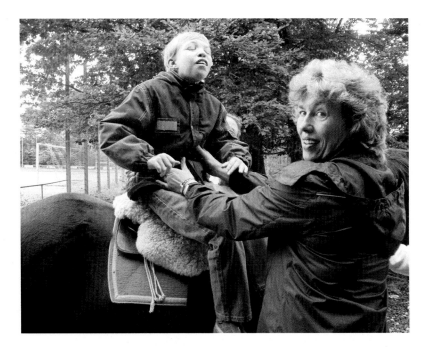

◻ **Abb. 5.40**   Absteigen eines Kindes auf den Boden

5.5.1 Globalziel „Sitzbalance"

Zur Schulung von Haltungsreaktionen im Sitzen wird die Hippotherapie zum besseren methodischen Vorgehen in Übungsstufen eingeteilt.

5.5.1.1 Vorstufe

– Ziel: Aufbau der Körperlängsachse = Einordnen von Becken und Brustkorb
– Durchführung: Hier wird zuerst am stehenden Pferd an der Ausgangsstellung gearbeitet. Besonders Kindern mit pathologischen Reflexmechanismen gelingt die Einordnung oft nicht von Anfang an.
– Beeinflussungsmöglichkeiten: Bei grenzwertiger Abduktionsfähigkeit kann die Auswahl eines schmalen Pferdes, eines Sattels ohne Pauschen (z. B. Wanderreitsattel) oder einer gefalteten Decke unter dem Pad die Einnahme der korrekten Ausgangsstellung erleichtern (◻ Abb. 5.41).

5.5.1.2 Übungsstufe 1

– Ziel: Vorwärts-Transport der vertikal eingeordneten und dynamisch stabilisierten Körperabschnitte Brustkorb und Becken
– Durchführung: Die in der Körperlängsachse eingeordneten und stabilisierten

Körperabschnitte Becken, Brustkorb und Kopf werden kontinuierlich mit der Pferdebewegung vorwärts transportiert. Es findet eine muskuläre Verankerung der Körperlängsachse an den Oberschenkeln und der Kontaktflächen des Körpers an der Unterlage statt (◻ Abb. 5.42).
– Beeinflussungsmöglichkeiten: Hier müssen befundorientiert die entsprechenden Hilfsmittel (▶ Abschn. 5.1), das passende Therapiepferd in Größe, Primärbewegung (▶ Abschn. 3.2) und die adäquaten therapeutischen Hilfen (▶ Abschn. 5.6) eingesetzt werden, um den Patienten bei der Einhaltung der Aufrichtung zu unterstützen.

5.5.1.3 Übungsstufe 2 = „Horizontales Becken mobile"

– Ziel: Differenzierung und Ausdauer in der dynamischen Stabilisation des Körperabschnitts Brustkorb in der Sagittalebene
– Durchführung: Durch die zwingende Primärbewegung in Vorwärtsrichtung wird das Becken im Rhythmus des Pferdes mit nach vorne transportiert, bleibt dabei aber vertikal stabilisiert. Der Körperabschnitt Brustkorb kommt verzögert translatorisch nach und sortiert sich im Schrittrhythmus immer

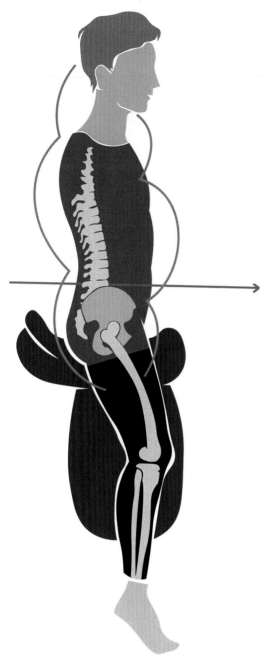

◘ Abb. 5.41 Kontinuierlicher Vorwärtstransport des eingeordneten Rumpfes mit muskulärer Verankerung. (© Mona von Winning)

wieder über dem Becken ein. Die Bewegung wird im Bereich obere Lendenwirbelsäule/untere Brustwirbelsäule translatorisch aufgefangen (◘ Abb. 5.43).

Werden die Voraussetzungen für die optimale Übertragung der Primärbewegung erfüllt,

kommt es zu einer Aufnahme dieser hochdifferenzierten Bewegung (▶ Abschn. 2.6.4.1).

— Beeinflussungsmöglichkeiten: Um die Aufnahme der Pferdebewegung und Differenzierung zwischen Becken und Brustkorb zu ermöglichen, ist eine nicht zu große Amplitude der Schrittbewegung, wie sie z. B. bei Großpferden der Fall ist, sehr wichtig (▶ Abschn. 3.2). Für eine gute und sichere Ausgangsstellung können auch Steigbügel und entsprechende Sitzhilfen (tiefer Sattel, Übersattel) eingesetzt werden (▶ Abschn. 5.1). Therapeutische Hilfen kommen mit dem Ziel der Stabilisierung des Brustkorbs und zur Wahrnehmung der Beckenbewegung zur Anwendung (▶ Abschn. 5.6). Auch eine entsprechende Armstellung und optische Orientierung an der Pferdemähne kann das verzögerte Nachkommen des Brustkorbs verdeutlichen (◘ Abb. 5.44).

> Bei adäquater Pferdebewegung findet keine Schaukelbewegung des Beckens statt.

5.5.1.4 Übungsstufe 3 = „Frontales Becken mobile"

— Ziel: Differenzierung und Ausdauer in der dynamischen Stabilisation des Körperabschnitts Brustkorb in der Frontalebene

— Durchführung: Die subtile Primärbewegung des Pferdes „Rotation des Brustkorbs" nimmt das Becken des Patienten abwechselnd rechts und links nach unten mit. Der Brustkorb bleibt stabil und die Bewegung wird im Bereich obere Lendenwirbelsäule/untere Brustwirbelsäule aktiv lateralflexorisch aufgefangen (◘ Abb. 5.45a,b).

— Beeinflussungsmöglichkeiten: Das frontale Becken mobile eignet sich hervorragend, um einen sogenannten „Beckenblock" zu lösen. Dabei werden zusätzlich manipulative und verbale Hilfen (▶ Abschn. 5.6) eingesetzt. Ein Pferd mit viel Bewegung bei der Brustkorbrotation, evtl. sogar einer Schrittvariante in Richtung Passtendenz, fördert die Bewegung in dieser Ebene (▶ Abschn. 3.2). Besteht zudem die Möglichkeit, auf einen leicht ansteigenden Therapieweg zu gehen, wird die Bewegung des Pferderückens durch das verstärkte Untertreten beim leichten Bergaufgehen verstärkt (▶ Abschn. 5.3).

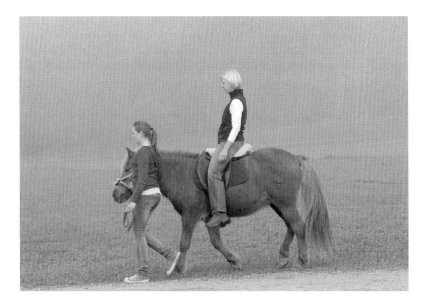

5.5.1.5 Übungsstufe 4 = „Transversales Becken mobile"

– Ziel: Differenzierung und Ausdauer in der dynamischen Stabilisation des Körperabschnitts Brustkorb in der Transversalebene
– Durchführung: Bei der subtilen Primärbewegung des Pferdes in der horizontalen Verschiebeebene, die durch den alternierenden Abdruck der Hinterhand des Pferdes zustande kommt, wird abwechselnd die rechte und linke Beckenseite des Patienten mit nach vorne genommen (◼ Abb. 5.46).

Es kommt dadurch zu einer Drehpunktverschiebung im Hüftgelenk und einer weiterlaufenden Rotation in die Lendenwirbelsäule. Durch die Drehpunktverschiebung des Hüftgelenks kommt es zu einer Extension im Hüftgelenk vom distalen Hebel her. Der Brustkorb bleibt stabil und die Bewegung wird im Bereich obere Lendenwirbelsäule/untere Brustwirbelsäule aktiv rotatorisch aufgefangen (◼ Abb. 5.47).

Als Ausdruck dieser Fähigkeit kommt es zu einem reaktiven Armpendel des Patienten, der gegengleich zur Vorhand des Pferdes stattfindet.

– Beeinflussungsmöglichkeiten: Es ist günstig, wenn man bei einer Auswahl an Therapiepferden ein Pferd zur Verfügung hat, das diese subtile Primärbewegung besonders

anbietet. Zudem können manipulative und verbale Hilfen zur Förderung der Beckenbewegung in die Rotation und Drehpunktverschiebung des Hüftgelenks angewandt werden (▶ Abschn. 5.6). Besteht zudem die Möglichkeit, auf einen leicht ansteigenden Therapieweg zu gehen, wird die Bewegung des Pferderückens durch das verstärkte Untertreten beim leichten Bergaufgehen verstärkt (▶ Abschn. 5.3; ◼ Tab. 5.2).

❯ Mit dem Gelingen des reaktiven Armpendels ist die höchste Stufe der Hippotherapie mit dem Globalziel „Sitzbalance" erreicht!

5.5.2 Lokalziele

Symptomorientiert.

5.5.2.1 Tonusregulation bei pathologischen Reflexmechanismen

– Ziel: Tonushemmung bei Massensynergien (Hypertonus) bzw. Tonusaufbau von reziprok gehemmten Muskeln (Hypotonus)
– Durchführung: Zur Tonushemmung bei Massensynergien (Hypertonus) wirkt sich die günstige Ausgangsstellung im Spreizsitz

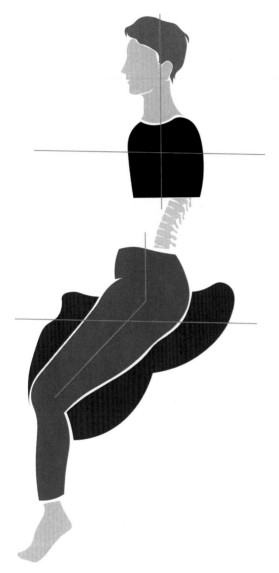

◻ Abb. 5.43 Der Brustkorb kommt verzögert nach und sortiert sich im Schrittrhythmus immer wieder über dem Becken ein. (© Mona von Winning)

der geschwächten Muskeln zu erarbeiten. Dies geschieht ebenfalls beim Üben in der Stufe 3 = „Frontales Becken mobile", da die Gewichtsverlagerung in der Frontalebene am leichtesten fällt. Außerdem kann durch ein Verstärken des Übens in der Frontalebene des Patienten der Bewegungsimpuls der zwingenden Primärbewegung des Pferdes gemindert werden.

▬ Beeinflussungsmöglichkeiten: Eine optimale und sichere Ausgangsstellung kann durch den Einsatz geeigneter Hilfsmittel unterstützt werden (▶ Abschn. 5.1). Bei der Pferdeauswahl sollte die Spreizfähigkeit des Patienten berücksichtigt und auf eine gute Betonung der Pferdebrustkorbrotation Wert gelegt werden (▶ Abschn. 3.2). Die Fazilitation der Beckenbewegung in der Frontalebene durch den Therapeuten ist eine wichtige Unterstützung bei der Verfolgung des Lokalziels „Tonusregulation" (▶ Abschn. 5.6). Ebenso kann durch die Arbeit auf einem leicht ansteigenden Therapieweg die subtile Primärbewegung verstärkt werden (▶ Abschn. 5.3).

5.5.2.2 Tonusregulation bei Norm-Motorik

▬ Ziel: Harmonisierung des Muskeltonus bei muskulärer Dysbalance, die bei neurologischen und orthopädischen Krankheitsbildern auftreten kann.
▬ Durchführung und Beeinflussungsmöglichkeiten: siehe ▶ Abschn. 5.5.2.1.

> **Tipp**
>
> Mit dem Ziel der Tonusregulation wird immer in der Übungsstufe 3 therapiert!

positiv aus. Für das Erreichen des Lokalziels „Tonusregulierung" und zum Lösen eines sogenannten „Beckenblocks" wird hauptsächlich in der Stufe III = „Frontales Becken mobile" gearbeitet.

Zum Tonusaufbau von reziprok gehemmten Muskeln (Hypotonus) hat ein Patient mit muskulären Schwächen die Möglichkeit, durch den Sitz auf dem Pferd und den gesicherten Ebenen das Lokalziel „Tonusregulierung" in einer guten Ausgangsstellung im Sinne einer Aktivierung

5.5.2.3 Training der axialen Muskulatur

▬ Ziel: Erhalten bzw. Fördern der Kraft und Ausdauer der axialen Muskulatur
▬ Durchführung: Es besteht zum einen die Möglichkeit, störenden Hypertonus der Beine auszuschalten und eine vertikale Beckenstellung zu erreichen, um ein funktionelles Rumpftraining im Sitz aufzubauen. Des weiteren wird bei Paresen die autochthone Rückenmuskulatur durch die rhythmischen Bewegungsimpulse des Pferdes aktiviert.

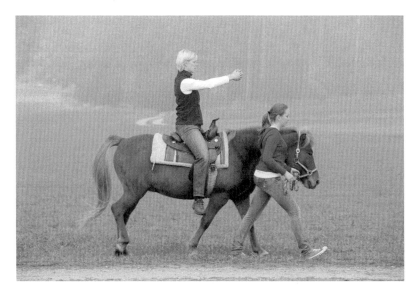

▣ Abb. 5.44   Die nach vorne gestreckten Arme verdeutlichen die Stellung des sagittotransversalen Thoraxdurchmessers und das verzögerte Nachkommen des Brustkorbs

a

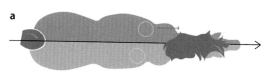

b

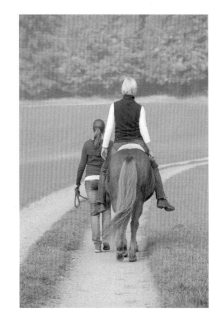

▣ Abb. 5.45   a und b Frontales Becken mobile
(Abb. 5.45a: © Mona von Winning)

Das Training beginnt mit der Vorstufe bzw.
Übungsstufe I und kann entsprechend der
Therapie mit dem Globalziel „Sitzbalance"

über die Übungsstufen 2 bis 4 fortgesetzt
werden (▶ Abschn. 5.5.1).
— Beeinflussungsmöglichkeiten: Das Fazilitieren des frontalen Becken mobile löst
den „Beckenblock" und ermöglicht eine
Vertikalstellung des Beckens. Das Üben in
den verschiedenen Übungsstufen kann vom
Therapeuten manipulativ und verbal unterstützt werden (▶ Abschn. 5.6). Mit einer
befundorientierten Auswahl des Therapiepferdes (▶ Abschn. 3.2) und der Hilfsmittel
(▶ Abschn. 5.1) kann das Erarbeiten des
Lokalziels „Training der axialen Muskulatur"
weiter gefördert werden. Ein symmetrischer,
rhythmischer Bewegungsablauf vervoll-
ständigt das ideale funktionelle Rumpftraining.

5.5.2.4 Verbesserung der Gelenkbeweglichkeit

— Ziel: Verbesserung der Beweglichkeit sowohl
in den *Hüftgelenken* als auch in der *Lendenwirbelsäule.*
Im Lendenbereich kann es bei neurologischen Patienten mit einem „Beckenblock" (durch Spastik, Schwäche, Ataxie
oder pathologischen Bewegungssynergien),
aber auch bei Patienten mit orthopädischen
Erkrankungen („LWS-Syndrom") zu schmerzhaft verspannter Muskulatur mit Bewegungseinschränkungen der LWS kommen.

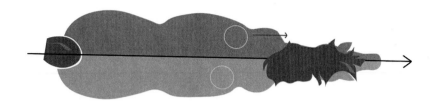

Abb. 5.46 Subtile Primärbewegung des Pferdes in der horizontalen Verschiebeebene. (© Mona von Winning)

5

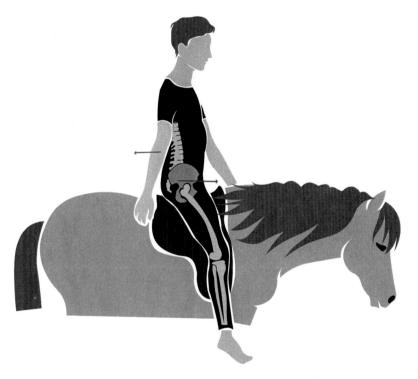

Abb. 5.47 Transversales Becken mobile mit reaktivem Armpendel. (© Mona von Winning)

Tab. 5.2 Übungsstufen				
	Stufe 1	Stufe 2	Stufe 3	Stufe 4
Stabile Körper-abschnitte	Becken, Brustkorb, Kopf	Brustkorb, Kopf	Brustkorb, Kopf	Brustkorb, Kopf
Ebene des mobilen Beckens		Horizontal	Frontal	Transversal

Im Hüftbereich kann es bei Hypertonus der Beinmuskulatur (besonders der Adduktoren und Rotatoren) und bei arthrotischen Veränderungen der Hüftgelenke ebenfalls zu schmerzhaft verspannten Muskeln und Einschränkungen der Beweglichkeit in den Hüftgelenken kommen.
— Durchführung: In einer optimalen, sicheren und schmerzfreien Ausgangsstellung im

Hippotherapiesitz kann durch die feinen, rhythmischen Bewegungen des Pferdes eine Lockerung der Muskulatur und damit eine Verbesserung der Gelenkbeweglichkeit erreicht werden.
Gearbeitet wird vorwiegend in der Stufe 3 = Frontales Becken mobile. Es werden alle Möglichkeiten der passiven Unterstützung der Ausgangsstellung ausgeschöpft

(▶ Abschn. 5.1), damit diese schmerzfrei und sicher ist. Die adäquate Auswahl an Therapiepferd, therapeutischen Hilfen und Therapiestrecke unterstützen den Hippotherapeuten bei der Arbeit mit dem Ziel der Mobilisation von Hüft- und Lendenwirbelsäulengelenke.

5.6 Therapeutische Hilfen

Das Ziel aller therapeutischen Hilfen ist es, die Ausgangsstellung und die Bewegungsübertragung zu optimieren.

Neben geeigneten Hilfsmitteln, der Auswahl eines adäquaten Pferdes in Form und Bewegung sowie der idealen Therapiestrecke stehen dem Hippotherapeuten noch weitere Möglichkeiten der Einflussnahme zur Verfügung. Dies sind vor allem

— verbale Hilfen zur Verbesserung der Wahrnehmung
— manipulative Hilfen (Fazilitationen)
— Armstellungen und -bewegungen

5.6.1 Verbale Hilfen

Mit verbalen Hilfen wird der Patient instruiert, eine Stellung oder Bewegung bewusst wahrzunehmen. Das Bewusstwerden einer neuen Stellung stellt dabei einen wertvollen Lernprozess dar. Bei Bedarf können auch taktile Wahrnehmungshilfen mit einbezogen werden.

Beispiele für verbale Wahrnehmungshilfen sind:

— Spüren der gleichmäßigen Belastung der Sitzbeinknochen
— Spüren der Kontaktflächen am Pferd
— Wahrnehmen der vertikalen Beckenstellung
— Wahrnehmen des Schrittrhythmus
— Bewusstmachen zweier Distanzpunkte (z. B. Brustbeinspitze und Bauchnabel/Symphyse)
— Spüren des Beingewichts
— optische Orientierung an Sattel, Mähne oder eigenem Körper

Bei Kindern müssen diese Anweisungen altersentsprechend sein, z. B. „groß wie ein Riese", „stolz wie ein König", „wie ein Segelflieger" (◘ Abb. 5.48).

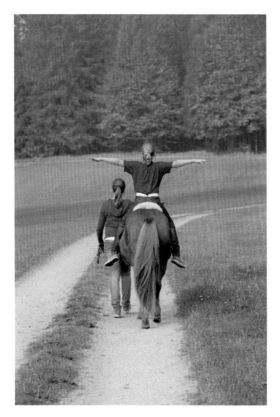

◘ **Abb. 5.48** „Wie ein Segelflieger" darf nur angewendet werden. Wenn die Arme nicht betroffen sind

> **Tipp**
>
> Verbale Hilfen müssen verständlich und altersgerecht sein!

5.6.2 Manipulative Hilfen

Hierzu gehören stabilisierende und fazilitierende Hilfen durch den Therapeuten, hauptsächlich am Becken, Brustkorb und Oberschenkel. Sie müssen dem Rhythmus der Pferdebewegung angepasst sein und dürfen den Patienten nicht stören.

Einsatz der manipulativen Hilfen in den verschiedenen Übungsstufen:

■ **Vorstufe (Einordnung in die Körperlängsachse)**
— Stabilisierung des Beckens in bestmöglicher Vertikalstellung
— Stabilisierung des Brustkorbs

5

- Stufe 1 (dynamische Stabilisation der Körperlängsachse in den Hüftgelenken in der Vorwärtsbewegung)
- Approximation über Schultern oder Brustkorb
- Stabilisation des Beckens in der Vertikalen am Sacrum
- Stabilisation des Brustkorbs ventral und dorsal zur Förderung der Aufrichtung (◻ Abb. 5.49)

- Stufe 2 (horizontales Becken mobile)
- Führen des Beckens im Rhythmus (◻ Abb. 5.50)
- Führen des Brustkorbs in leichter Verzögerung im Schrittrhythmus (◻ Abb. 5.51)

- Stufe 3 (frontales Becken mobile)
- Fazilitation mit einer Hand am *Sacrum* zur Beckenstabilisation in der Vertikalen, mit der anderen Hand Zug an den Femurkondylen nach unten (◻ Abb. 5.52)

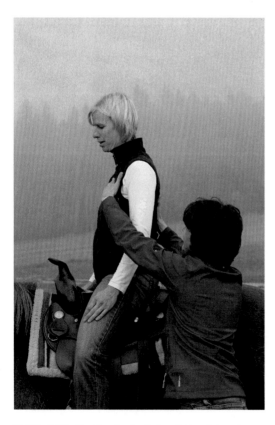

◻ **Abb. 5.49**   Der Brustkorb wird ventral und dorsal stabilisiert

- Fazilitation mit einer Hand an der *Brustwirbelsäule* in Extension, mit der anderen Hand Zug am distalen oder proximalen Oberschenkel (Trochanterpunkt) nach unten (◻ Abb. 5.53)
- *alternierende* Fazilitation im Schrittrhythmus: erst schiebt der Therapeut mit einer Hand das Becken zur Seite weg, dann zieht er mit der anderen Hand am Oberschenkel nach unten
- Therapeut legt eine Hand seitlich ans Becken der Gegenseite, die andere Hand an den Oberschenkel und betont *gleichzeitig* die Beckenbewegung zu sich her
- Therapeut legt beide Hände seitlich ans Becken und fazilitiert *rhythmisch alternierend* zu sich hin und von sich weg. Bei dieser Fazilitation muss darauf geachtet werden, dass der Therapeut die Hände immer alternierend an einer Beckenseite anlegt und an der anderen betont weggeht (◻ Abb. 5.54a und b)

- Stufe 4 (transversales Becken mobile)
- eine Hand gibt am Becken einseitigen transversalen Schub, die andere Hand widerlagert am Oberschenkel (◻ Abb. 5.55)
- Schub am Trochanterpunkt nach vorne
- eine Hand gibt Schub am Trochanterpunkt nach vorne, die andere Hand fazilitiert *alternierend* am Oberschenkel nach unten in die frontale Bewegung
- eine Hand gibt Schub am Trochanterpunkt nach vorne, die andere Hand hilft, den Arm **gleichzeitig** als Gegenschwung zurückzuhalten (◻ Abb. 5.56)

Der adäquate Einsatz der Fazilitationen erfordert vom Therapeuten einige Übung, bis das Gefühl für die richtige Dosierung und die Koordination *„Gehen – Rhythmus des Pferdes aufnehmen – Fazilitieren des Patienten"* vorhanden ist. Gleichzeitig muss immer auf die Einhaltung der korrekten symmetrischen Ausgangsstellung geachtet werden. Zu starke oder unrhythmische Hilfen können beim Patienten zur muskulären Fixation und somit zum Becken-Block führen. Bleiben bei den manipulativen Hilfen die Hände zu lange am Patienten, verleitet es diesen dazu, sich anzulehnen.

> **Tipp**
>
> Die richtige Dosierung der manipulativen Hilfen erfordert Übung!

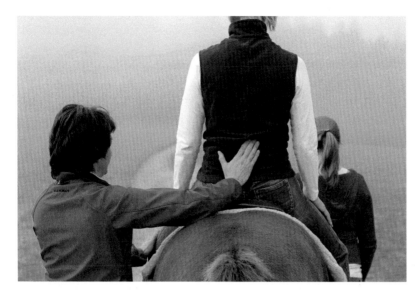

◨ Abb. 5.50   Führen des Beckens

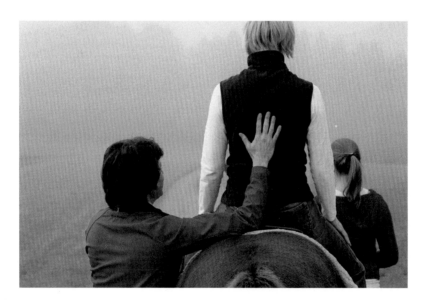

◨ Abb. 5.51   Führen des Brustkorbs

5.6.3 Armstellungen und -bewegungen

Der Einsatz dieser Hilfen ist nicht geeignet, wenn bei Patienten mit neurologischen Erkrankungen die Arme mit betroffen sind, d. h. nicht selektiv bewegt werden können (◨ Abb. 5.57).

Armstellungen:

— seitliches Ausstrecken beider Arme zur Verlängerung und bewussten Wahrnehmung des frontotransversalen Thoraxdurchmessers und gleichzeitig als „Balancierstange" zur Unterstützung des Gleichgewichts (◨ Abb. 5.58)

— Ausstrecken der Arme mit gefalteten Händen nach vorne zur Verlängerung und bewussten Wahrnehmung des sagittotransversalen Thoraxdurchmessers und zur Stimulation der Extension in der Brustwirbelsäule (◨ Abb. 5.59)

— Seitliches Ausstrecken eines Arms zur Aktivierung einer lateralflexorischen Verankerung des lateralen Gewichts

5

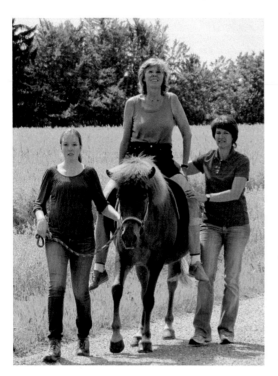

Abb. 5.52   Fazilitation des „frontalen Becken mobile"
am Sacrum und Oberschenkel

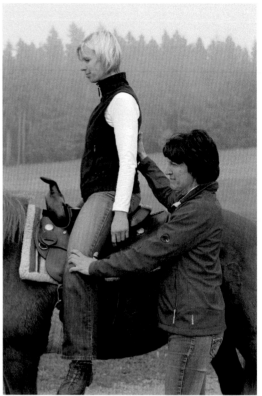

Abb. 5.53   Fazilitation des „frontalen Becken mobile"
an der Brustwirbelsäule und am distalen Oberschenkel

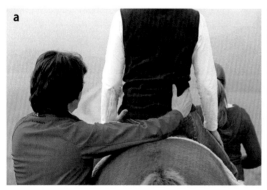
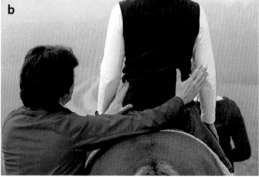

a   b

Abb. 5.54   a Fazilitation des Beckens zum Therapeuten her, **b** Fazilitation des Beckens vom Therapeuten weg

Armbewegungen:
- aktive Armbewegung beider Arme
  nach hinten im Schrittrhythmus zur Unterstützung der aktiven Widerlagerung des
  Brustkorbs bei eingeordnetem Körperabschnitt Brustkorb
- aktiver Armschwung eines Arms oder
  beider Arme im Schrittrhythmus und im

Einklang mit den frontalen und transversalen
Beckenbewegungen zur Förderung des
Gleichgewichts und der Stabilisierung des
Brustkorbs (**Abb. 5.60**)
- reaktiver Armpendel im Schrittrhythmus
  als Zeichen für ein gut funktionierendes
  transversales Becken mobile
  (**Abb. 5.61**)

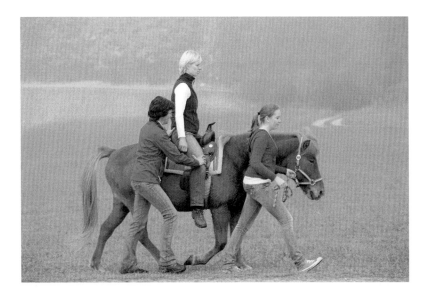

Abb. 5.55 Die Hand der Therapeutin am Oberschenkel hält den Oberschenkel zurück bei gleichzeitiger Fazilitation des Beckens nach vorne

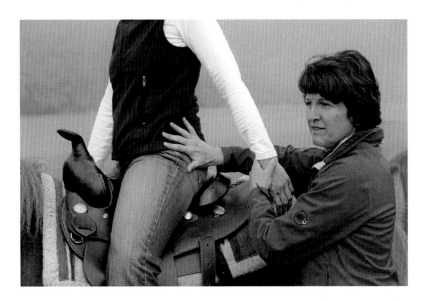

Abb. 5.56 Die Koordination „Becken vorschieben und gleichzeitig Arm zurückhalten" muss im Schrittrhythmus erfolgen

Armübungen wie Kreisen, Spiele mit Ball oder anderen Geräten werden in der Hippotherapie nicht angewendet, da sie das Brustkorb stabile – Becken mobile stören.

> Keine aktiven Armbewegungen, wenn bei Patienten die Arme mitbetroffen sind!

5.7 Ausweichmechanismen

5.7.1 Ursachen für Ausweichmechanismen

Abweichungen von der optimalen Ausgangsstellung des Patienten im Sitz auf dem Pferd und Bewegungsübertragung auf den Patienten

5

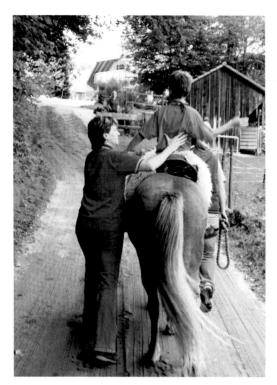

Abb. 5.57 Bei Kindern mit dissoziierten Bewegungen der Arme macht es keinen Sinn, Bewegungen mit den Armen zu provozieren

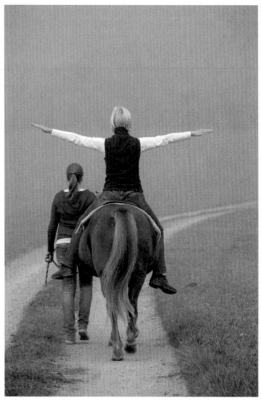

Abb. 5.58 Mit den seitlich ausgestreckten Armen wird der stabile Brustkorb bewusst gemacht

können den Erfolg der Hippotherapie deutlich beeinträchtigen. Deshalb ist es sehr wichtig, dass der Therapeut diese erkennt und korrigiert.

Es beginnt bereits beim Aufsteigen bzw. Umsetzen auf das Pferd. Je besser es dem Therapeuten gelingt, den Patienten in der richtigen Stellung zu positionieren, umso weniger muss anschließend an der Ausgangsstellung korrigiert werden. Hier ist auch die Auswertung des Befundes von entscheidender Bedeutung, um die für den Patienten passenden Hilfsmittel auszuwählen, damit dieser nicht unter-, aber auch nicht überfordert wird (**Abb. 5.62**).

Manche Patienten haben aufgrund ihrer neurologischen Erkrankung und der körperlichen Defizite *Angst*, die es gilt, vor der Hippotherapie abzubauen bzw. zu minimieren. Eine gute Vorbereitung in der physiotherapeutischen Behandlung auf der Rolle gehört dabei genauso dazu wie eine umfassende Information über den Ablauf der Hippotherapie. Angst und Unsicherheit haben eine Tonuserhöhung zur Folge, was sich immer in einem Klammern der Beine und evtl. der Hände zeigt. Dadurch

ist keine freie Beweglichkeit des Beckens und Rumpfes möglich, es kommt zu einem sogenannten „funktionellen Beckenblock" und möglicherweise zu einem „funktionellen Schulterblock". Dies hat zur Folge, dass keine Selektivität bzw. Becken-Bein-Differenzierung möglich ist.

Schmerzen können ein weiterer Grund für eine nicht optimale Sitzstellung sein, hierbei stehen eine grenzwertige Abduktionstoleranz der Hüftgelenke, erhöhter Tonus der Adduktoren, aber auch Druck- oder Reibeschmerz an den Kontaktflächen zum Sattel im Vordergrund.

Patienten mit neurologischen Erkrankungen können unter Sensibilitätsstörungen und gestörter/veränderter *Wahrnehmung* leiden, was das Gefühl für eine symmetrische Sitzhaltung erschwert oder sogar unmöglich macht.

Eine gründliche Befunderhebung zeigt bereits, ob beim Patienten mit *Kraft*mangel zu rechnen ist. Bei MS-Patienten ist auch an Ermüdungserscheinungen wie Fatigue zu denken.

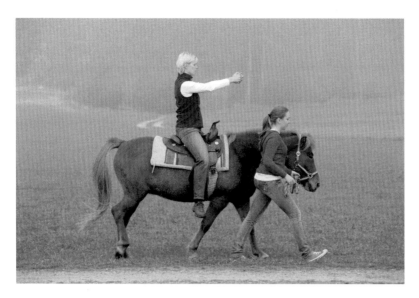

Abb. 5.59 Die nach vorne gestreckten Arme betonen die Brustkorbstellung und stimmulieren als ventrales Gewicht die BWS-Extension

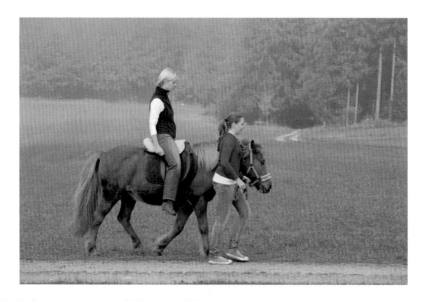

Abb. 5.60 Beide Arme schwingen gleichzeitig im Schrittrhythmus mit

Defizite in der *Beweglichkeit* können artikulärer Genese sein, aber auch durch erhöhten Muskeltonus entstehen.

Pathologische Bewegungssynergien (Extensorenaktivität) und andere *neurologische Dysfunktionen* (Hyper-/Hypotonus) sind weitere mögliche Ursachen für Ausweichmechanismen, die vom Patienten ausgehen.

Auch der Therapeut trägt einen wesentlichen Teil zum Vermeiden von Fehlstellungen und Ausweichmechanismen bei. Durch die exakte Befunderhebung ist eine gezielte *Auswahl des Therapiepferdes* mit zum Patient passenden Proportionen und Schrittbewegungen möglich. Die ausgewählten *Hilfsmittel* müssen den Bedürfnissen des Patienten angepasst sein und sollten diesen nicht über-, aber auch nicht unterfordern. Die Auswahl einer geeigneten *Therapiestrecke* in Länge, Bodenbeschaffenheit und Steigung liegt ebenfalls im Aufgabenbereich

5

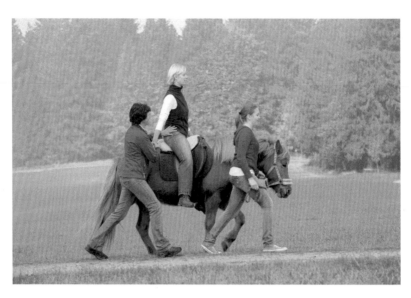

■ **Abb. 5.61**   Reaktiver Armpendel

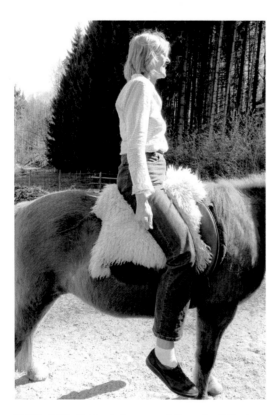

■ **Abb. 5.62**   Optimale Ausgangsstellung des Patienten

des Therapeuten. Ebenso sollten die verbalen und manipulativen *Hilfen des Therapeuten* an den Patienten angepasst sein, um diesen je nach Bedarf zu unterstützen oder zu fordern (■ Tab. 5.3).

Beim *„funktionellen Block des Beckens"* wird das Becken in der Lendenwirbelsäule und in den Hüftgelenken aktiv oder reaktiv fixiert, d. h. es sind keine selektiven Reaktionen möglich. Dabei steht die Beckenlängsachse meist nach hinten geneigt, die Brust- und Lendenwirbelsäule ist in Totalflexion fixiert und die Beine fixieren adduktorisch (klammern).

In diesem Zustand der muskulären Fixation ist es absolut unmöglich, eine adäquate Schulung von Haltungsreaktionen zu erreichen.

Beim *„funktionellen Block des Schultergürtels"* werden die Arme aktiv oder reaktiv an einem Haltegriff oder durch Balancieren mit den Armen fixiert. Diese Fixation muss abgebaut werden, um selektive Reaktionen schulen zu können.

5.7.2 Übersicht der Fehlstellungen und Ausweichbewegungen in den 3 Bewegungsebenen

Für eine bessere Einteilung der Ausweichmechanismen bietet es sich an, diese den verschiedenen Beobachtungsebenen zuzuordnen (■ Tab. 5.4).

5.7.2.1 Sagittalebene

Fehlhaltungen und Ausweichmechanismen in der Sagittalebene werden von der Seite beobachtet, d. h. der Therapeut kann diese beim

▢ Tab. 5.3 Ursachen für Ausweichmechanismen

Innere	Äußere
– Neurologische Dysfunktionen (Hyper-/Hypotonus) – Mangelnde Beweglichkeit – Mangelnde Kraft/Ermüdung – Veränderte Wahrnehmung – Schmerz – Unsicherheit/Angst ⇒ „funktioneller Block"	– Nicht adäquate Pferdebewegung – Nicht adäquate Pferdeproportionen – Nicht adäquate Hilfsmittel – Nicht adäquate Hilfen des Therapeuten – Nicht adäquate Therapiestrecke

▢ Tab. 5.4 Ausweichmechanismen in verschiedenen Ebenen

	Häufigste Fehlstellungen
Sagittalebene	– Becken nach vorn oder hinten gekippt – Brustkorb nach vorn eingesunken – Schultern nach vorn hängend – HWS hyperlordosiert – Knie hochgezogen – Knie gestreckt
Frontalebene	Asymmetrie von Becken oder/und Brustkorb – Becken auf einer Seite tiefer – Sitzbeinknochen auf einer Seite mehr belastet – Brustkorb zu einer Seite translatiert – Brustkorb zu einer Seite geneigt – Kopf zu einer Seite geneigt
Transversalebene	Rotations-Abweichung von Becken oder/und Brustkorb

Nebenhergehen sehr gut feststellen. Sie können hauptsächlich in Fehlhaltungen mit Belastung hinter bzw. vor den Sitzbeinknochen unterteilt werden.

Abweichende Sitzstellung mit Belastung hinter den Sitzbeinknochen

Eine häufige Gewohnheitshaltung (auch bei Menschen mit normalem Tonus) ist der Sitz mit Belastung hinter den Sitzbeinknochen. Bei Patienten mit pathologisch erhöhtem Tonus in den Beinen ist die Rumpfmuskulatur meist hypoton (durch reziproke Hemmung), was ebenfalls zu einem Zusammenfallen der Brust- und Lendenwirbelsäule in Totalflexion führt. Die

Halswirbelsäule steht dabei in einer kompensatorischen Hyperlordose, Schultergürtel und Arme fallen nach vorn (▢ Abb. 5.63).

Im Sitz auf dem Pferd hat man nun die Möglichkeit, durch die Dehnung der Adduktoren im Spreizsitz den Tonus der Beine zu reduzieren. Durch die Mobilisation des Beckens in der Vorwärtsbewegung können weitere störende Muskelspannungen im Becken- und Rumpfbereich abgebaut werden, so dass eine optimale Ausgangsstellung erreicht werden kann. Das Becken muss in eine vertikale Stellung mit Belastung auf den Sitzbeinknochen gebracht werden, um eine selektive Kräftigung der Rumpfmuskulatur in der aufrechten Sitzhaltung zu trainieren.

Zur Korrektur der Sitzstellung kommen verbale und manipulative Hilfen zum Einsatz (▶ Abschn. 5.6) aber auch Hilfsmittel wie z. B. ein tiefer Sattel ohne Kniepauschen oder eine Keileinlage unter dem hinteren Teil des Sattels (▢ Abb. 5.64).

Wird diese Fehlstellung in der Vorwärtsbewegung nicht oder unzureichend korrigiert, kommt es zur Verstärkung der Fehlstellung, zur Zunahme der pathologischen Tonusverhältnisse und zum sog. „funktionellen Block" des Beckens und/oder des Schultergürtels (s. o.). Dabei ist es entscheidend, die Ursache dieser muskulären Fixation herauszufinden, um sie zu beheben. Dies können z. B. Angst und Unsicherheit durch zu große Pferdebewegung oder zu labile Sitzposition sein, aber auch fehlende Kraft oder Wahrnehmungsstörungen.

Durch die Beschleunigungskräfte in der Vorwärtsbewegung werden weitere Fehlstellungen verstärkt:

- rhythmisches Nicken des Kopfes als Zeichen für einen destabilisierten, fixierten Rumpf – der Kopf zeigt als distalen Zeiger den größten Bewegungsausschlag (▢ Abb. 5.65)

5

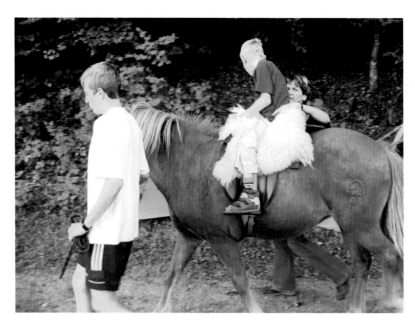

◘ Abb. 5.63   Trotz stützendem Übersattel fallen Brust- und Lendenwirbelsäule in Totalflexion, die Halswirbelsäule ist in Hyperlordose

- Arhythmischer Vorwärtstransport des Rumpfes als Hinweis darauf, dass die Bewegung des Pferdes nicht vom Patienten aufgenommen werden kann
- Abnorme Bewegungsmuster wie Extensionssynergien der Beine können verstärkt werden, es kommt dabei zusätzlich zur nach hinten geneigten Beckenlängsachse zu einer Extension in den Kniegelenken (◘ Abb. 5.66)
- Durch Ermüdung bei schwachen Rumpfextensoren (z. B. Fatigue bei MS-Patienten) fällt der Patient nach einer gewissen Zeit in eine Totalflexion von Lenden- und Brustwirbelsäule zusammen

Abweichende Sitzstellung mit Belastung vor den Sitzbeinknochen

Zu einer Druckbelastung vor bzw. vorn an den Sitzbeinknochen mit einer Mehrbelastung der inneren Oberschenkelseiten kommt es hauptsächlich bei Angst, Unsicherheit und zu starkem Pferdeimpuls. Aber auch ein hoher Adduktorentonus, pathologischer Extensorentonus des Rumpfes oder schwache ventrale Rumpfmuskulatur können zu diesem Ausweichmechanismus führen.

Die Unterschenkel werden dabei zum Ausgleich nach hinten gezogen, evtl. auch die Arme, wenn viel fallverhindernde Aktivität nötig ist (◘ Abb. 5.67).

In der Vorwärtsbewegung verstärken sich das Klammern (flexorische/adduktorische Verankerung) und die extensorische Fixation der Wirbelsäule. Außerdem kann es zu einem rhythmischen Kopfnicken kommen. Die Arme werden möglicherweise steif nach hinten gezogen, um die extensorische Aktivität zu unterstützen, oder sie werden parallel nach hinten geschwungen.

Auch hier muss die Ursache des Ausweichmechanismus gefunden werden, um diese zu beheben. Nur dann kann eine optimale Ausgangsstellung und Bewegungsübertragung erfolgen.

> **Tipp**
>
> Immer zuerst Beckenstellung korrigieren!

5.7.2.2 Frontalebene

Abweichungen in der Frontalebene werden vom Therapeuten von hinten (oder von vorn) beobachtet. Dies bedeutet, dass sich der Therapeut vom Patienten lösen muss, um sich in eine gute Beobachtungsstellung zu entfernen. Der Patient muss zu jedem Zeitpunkt gut gesichert sein, d. h. es muss entweder eine andere Person

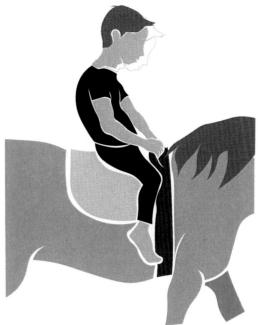

◘ Abb. 5.65 Bei fixiertem Rumpf kann es zum Kopf-nicken als weiterlaufende Bewegung kommen (© Mona von Winning)

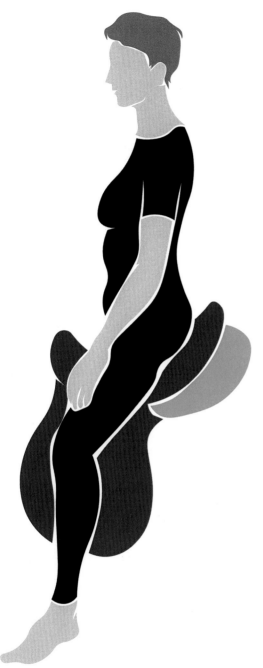

◘ Abb. 5.64 Durch den Keil unter dem hinteren Teil des Sattels kann die Sitzfläche zur Sitzkorrektur leicht nach vorn gekippt werden (© Mona von Winning)

die Sicherung übernehmen oder der Patient muss so sicher sitzen, dass ihn der Therapeut bedenkenlos alleine sitzen lassen kann.

Es werden asymmetrische Stellungen und Bewegungen des Beckens und des Brustkorbs festgestellt, die jede für sich oder auch in Kombination auftreten können.

Einseitig eingeschränkte Hüftgelenksbeweglichkeit, einseitig erhöhter Tonus oder Schwäche der Bein- oder Rumpfmuskulatur, aber auch Wahrnehmungs- oder Koordinationsstörungen können hierfür die Ursache sein.

Fehlstellungen des Beckens und daraus folgende Ausweichmechanismen

Steht das Becken nach rechts verschoben und rechts tiefer (z. B.: bei tonusbedingter Einschränkung der Hüftbeweglichkeit rechts), so kann es zu verschiedenen Erscheinungen führen:

- Der Brustkorb wird kompensatorisch nach links translatiert, was einen Gewichtsausgleich mit annähernd gleichmäßiger Belastung beider Sitzbeinknochen zur Folge hat (◘ Abb. 5.68)
- Das Gewicht des Brustkorbs wird nach links geneigt, dadurch besteht ein Mehrgewicht auf der linken Seite, was mit einer erhöhten Adduktorenaktivität rechts gehalten werden muss (◘ Abb. 5.69)

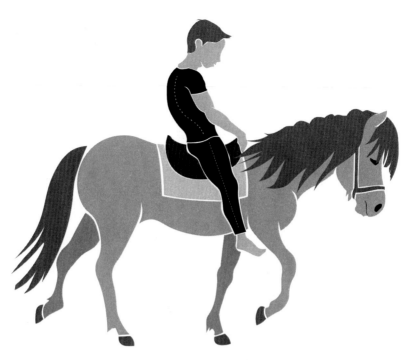

◨ **Abb. 5.66** Verstärkte Hüftextension durch nach hinten gekipptes Becken und Extensionsmuster der Beine (© Mona von Winning)

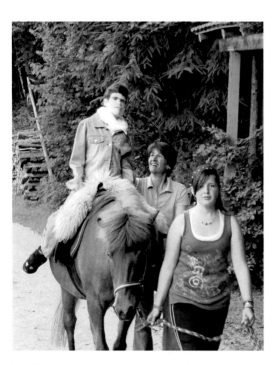

◨ **Abb. 5.67** Bei Belastung vor den Sitzbeinknochen und Falltendenz nach vorne werden als Gegenaktivität die Unterschenkel nach hinten gezogen

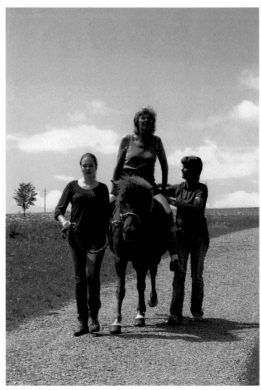

◨ **Abb. 5.68** Bei hemiplegischen Patienten kommt es häufig zu Beckenfehlstellungen in der Frontalebene, die vom Therapeuten erkannt und korrigiert werden müssen

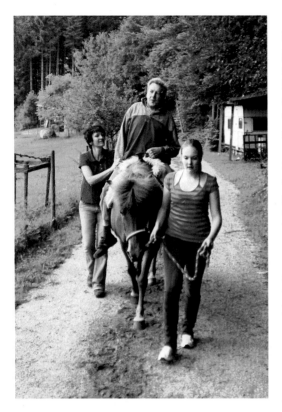

■ **Abb. 5.69** Auch Wahrnehmungsstörungen können ein Grund für die Asymmetrie sein

Fehlstellungen des Brustkorbs bei eingeordneter Beckenstellung

– Translatorische Verschiebung des Brustkorbs (z. B. bei einseitiger Rumpfschwäche zur paretischen Seite), evtl. mit Abheben des kontralateralen Armes als Gegengewicht
– Asymmetrie des Rumpfes bei Wahrnehmungs-/Koordinationsstörungen

Diese Fehlstellungen müssen möglichst schon in der Ausgangsstellung korrigiert werden.

❯ Eine Korrektur muss immer zuerst am Becken erfolgen!

5.7.2.3 Transversalebene

Fehlstellungen und Ausweichmechanismen in der Transversalebene müssten, wenn man es ganz genau nehmen würde, aus der Helikopterperspektive beobachtet werden. Da dies nicht möglich ist, muss man sich andere Beobachtungskriterien zunutze machen.

Eine rotatorische Fehlstellung des Beckens kann z. B. auch an einer einseitig nach vorn geschobenen Spina iliaca anterior superior bzw. der einseitig vorgedrehten Verbindungslinie der Spinae festgestellt werden. Dasselbe kann bei rotatorischer Fehlstellung des Brustkorbs am einseitig vorrotierenden frontotransversalen Thoraxdurchmesser beobachtet werden (■ Abb. 5.70).

Fehlstellungen in der Transversalebene sind fast immer kombiniert mit Fehlstellungen in der Frontalebene. Bei eingeschränkter Hüftgelenkbeweglichkeit wird das Becken auf der eingeschränkten Seite nach vorn (rotiert in der Transversalebene) und gleichzeitig nach unten (abgesenkt in der Frontalebene) stehen.

Zu unterscheiden sind fixierte Fehlstellungen, z. B. bei Skoliose (die nicht korrigierbar sind), von Ausweichmechanismen als Reaktion auf eine primäre Fehlstellung, zu große Primärbewegung des Pferdes, Ermüdung oder Nachlässigkeit in der Aufrichtung (■ Abb. 5.71).

5.8 Fallbeispiele

5.8.1 Patient mit MS rollstuhlpflichtig (■ Abb. 5.72)

5.8.1.1 Allgemeine Beschreibung

Bei dem 56-jährigen Patienten wurde vor 20 Jahren MS diagnostiziert. Rumpfinstabilität/-schwäche und spastische Paraparese der Beine, Sehbehinderung mit 3 % Sehfähigkeit. Der Patient ist aktiver Rollstuhlfahrer.

Im Alter von 34 Jahren hatte der damalige Leistungssportler innerhalb eines Jahres 3 schwere Schübe. Seitdem gab es keine weiteren Schübe mehr und auch kein Fortschreiten der Behinderung.

5.8.1.2 Hippotherapiespezifischer Befund

Beim Hippotherapiespezifischen Befund zeigt sich ein Klonus in beiden Beinen, Streckspastik in beiden Beinen sowie selten einschießende Beugespastik. Die Paraparese betrifft beide Beine und das Becken. (MFP = 0). Rumpfkraft ventral MFP 2, dorsal 2–3. Lateralflexoren links Kraftgrad 3, Lateralflexoren rechts 2, Rotatoren beidseitig 3.

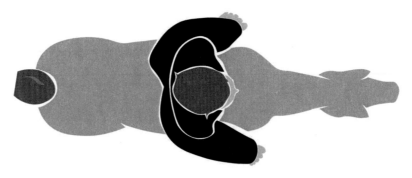

Abb. 5.70   Rotatorische Fehlstellung des Beckens (© Mona von Winning)

5

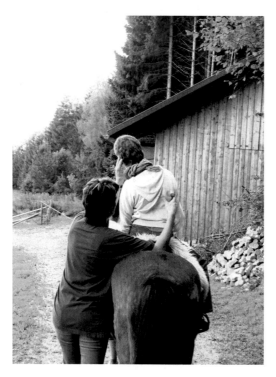

Abb. 5.71   Korrektur einer Patientin mit Skoliose

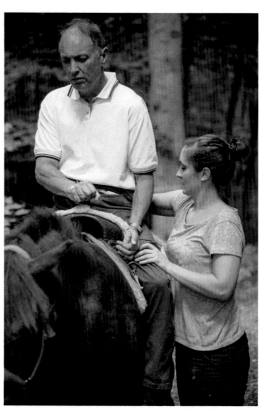

Abb. 5.72   MS-Patient mit Paraparese und Rumpfinstabiltät

5.8.1.3 Problemanalyse/Funktionelles Hauptproblem

— Hauptstörung: Rumpfasymmetrie (rechts schwächer als links) und Instabilität
— Folgestörung: einschießende Spastik der Beine
— Relevante zusätzliche Störungen: Fehlende Sensibilität/Tiefensensibilität ab der unteren LWS

5.8.1.4 Ziele der Hippotherapie

— Funktionsziel im Alltag: verbesserte, symmetrische Rumpfaktivität und eine Tonusregulation im Körperabschnitt Becken.

Beispiel

In der Aktivitätsebene bedeutet die Rumpf-instabilität für Herrn I. Probleme beim Umsetzen und verminderte Aktivität und Ausdauer der Arme. Auch sein Greifradius wird dadurch eingeschränkt. Die einschießende Spastik der Beine kann für Herrn I. in der Partizipationsebene ein Problem darstellen, da Herr I. als Lehrer tätig ist und einschießende Spasmen zu unliebsamen Reaktionen bei seinen Schülern führen können.

— Zielvereinbarung: sicheres Umsetzen ohne Hilfe, Reduzierung der einschießenden Spastik (von 50 Mal täglich auf 10 Mal täglich), verbesserte Funktion der Arme (Schriftbild-vergleich)
— Therapeutisches Nahziel:

Lokalziel - Normalisierter Tonus der Becken-/Bein-muskulatur

Globalziel - Symmetrische Rumpfaktivität und Rumpf-aufrichtung = verbesserte Sitzbalance

5.8.1.5 Vorgehen in der Hippotherapie

— Pferdeauswahl: Da der Patient eine aus-geprägte Rumpfschwäche aufweist, sollte man ein Pferd nehmen mit wenig Bewegungsüber-tragung wählen. Da Herr I. schon jahrelang Hippotherapie macht, kann er diese heute auf einem Pferd mit rhythmischer, klarer Bewegungsübertragung durchführen.

— Übungsstufe: Zu Beginn der Hippotherapie wird entweder nur in Stufe 1 gearbeitet oder es kann durch die Arbeit in Stufe 3 eine verbesserte Einordnung der Körperlängs-achse erreicht werden. Für die symmetrische Aktivierung wird in jedem Fall in Stufe 3 fazilitiert.
— Hilfsmittelauswahl: Begonnen wurde mit ein Pad und Gurt, um die Bewegungsüber-tragung zu minimieren und keine zu starken Bewegungsreize zu setzen, die die Rumpf-kraft des Patienten überfordert hätten und dadurch zu einer Fixation hätten führen können. Inzwischen wird ein Western-sattel mit Fell benutzt, da Herr I. jetzt die Bewegungsimpulse des Pferderückens gut aufnehmen kann und eine vermehrte Rumpfaktivierung zur Stabilitätsver-besserung möglich ist.
— Therapeutische Hilfen: Durch die Rumpf-asymmetrie hat der Patient große Schwierig-keiten, die Bewegungen des Pferderückens symmetrisch aufzunehmen. Besonders die schwache rechte Rumpfseite kann nicht kontrahieren, was dazu führt, dass der Patient beim frontalen Becken mobile die linke Beckenseite nicht absinken lassen kann. Die Aufgabe des Therapeuten ist es, diese Bewegung am Becken links nach unten zu fazilitieren. Dabei sollte der Brustkorb mög-lichst stabil bleiben (◻ Abb. 5.73).

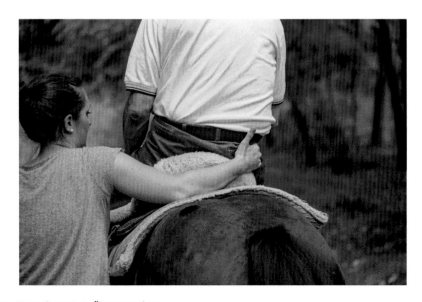

◻ **Abb. 5.73** Hippotherapie in Übungsstufe 3

5

- Aufsteigen von der Rampe über den Seitsitz: Ein Therapeut sitzt hinten auf dem Pferd. Der andere setzt den Patienten über den Seitsitz auf das Pferd. Der Kopf des Pferdes muss nach unten genommen werden, das Bein des Patienten wird mit Hilfe vorne über das Pferd genommen. Der Therapeut, der umgesetzt hat, geht sofort auf die andere Seite und hilft dort, das Bein in die richtige Ausgangsstellung zu bringen (◘ Abb. 5.74).

- Absteigen auf den Boden mit Drehung, so dass der Patient mit dem Gesicht zum Pferd nach unten gleitet:
  Der Patient stützt sich auf einen Helfer links vom Pferd. Der andere Helfer nimmt das linke Bein vorne über das Pferd (Pferdekopf muss tief sein). Der Therapeut steht rechts vom Pferd und greift zwischen den Beinen des Patienten durch am vorderen Oberschenkel, um den Patienten beim Herabgleiten zum Pferd zu drehen. Der Rollstuhl steht seitlich vom Therapeuten. Der Therapeut führt den Patienten am Becken in den Rollstuhl (◘ Abb. 5.75).

- Zu erwartende Schwierigkeiten: Der Patient braucht deutliche Fazilitation (v. a. zu Beginn der Hippotherapie) an der linken Beckenseite, jedoch nur so viel, dass er den Brustkorb noch stabil halten kann. Hat sich der Beckenblock gelöst, muss deutlich weniger fazilitiert werden. Wegen der reduzierten

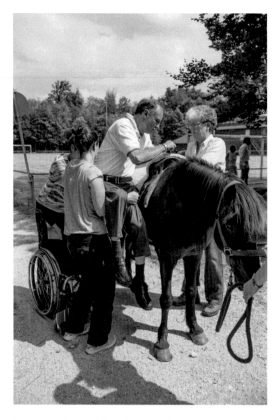

◘ **Abb. 5.75** Absteigen in den Rollstuhl

Tiefensensibilität muss mehr manipulativ gearbeitet werden, die Brustkorbstellung kann auch verbal korrigiert werden.

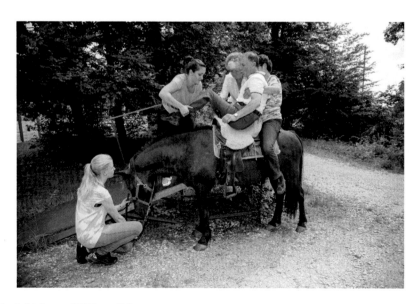

◘ **Abb. 5.74** Aufsteigen mit Hilfe am Bein

5.8.1.6 Ergebnisse

Herr I. zeigt im Alltag bessere Umsetzsicherheit. Er braucht jetzt keine Hilfe mehr beim Transfer vom Bett in den Rollstuhl. Sein Schriftbild hat sich deutlich verbessert. Durch seine Sehschwäche schreibt er sehr groß und „krakelig". Er nimmt keine Antispastika mehr, da die einschießende Spastik sich weitgehend reduziert hat. Dies schreibt er im Wesentlichen der Hippotherapie und dem täglichen Stehen im Stehtrainer zu. Sein Greifradius hat sich verbessert, er kann jetzt auch wieder Dinge vom Boden hochheben.

Seine Schmerzen im Schultergürtel (besonders links) haben sich von Schmerzgrad VAS 8 auf 4 reduziert. Herr I. ist nach der Hippotherapie sehr angestrengt und muss sich zuhause kurz hinlegen. Er selbst empfindet die Hippotherapie als einen der wichtigsten Bestandteile seiner Therapie. Als Beihilfe-Patient wird die Hippotherapie von der Beihilfe bezahlt.

5.8.2 Querschnitt-Syndrom C 6/7

Herr Sch., 21 J.

5.8.2.1 Allgemeine Beschreibung

Herr Sch. war Leistungssportler, als er auf dem Weg zum Training im Sommer 2007 einen schweren Verkehrsunfall mit seinem Motorrad erlitt – Diagnose: C 6/7-Querschnitt! Heute spielt er Rollstuhlrugby (auch international). Er ist nicht berufstätig.

5.8.2.2 Hippotherapiespezifischer Befund

- Muskelstatuts gemäß seiner Querschnitthöhe: Biceps beidseits 5 MFP, Triceps links 5/rechts 4, Rumpfmuskulatur links MFP 2–3 in der oberen/rechts 1–2 in der oberen Rumpfmuskulatur
- Handfunktion: keine Funktionshand, jedoch Dorsalextension möglich (links besser als rechts).

5.8.2.3 Problemanalyse/Funktionelles Problem

- Hauptstörung: Einschießende Spasmen der Beine und Rumpfasymmetrie rechtskonvex
- Folgestörung: ständige Adduktion und Innenrotation des rechten Beines im Sitzen und Liegen
- Relevante zusätzliche Störungen: Stark eingeschränkte Handfunktion

5.8.2.4 Ziele der Hippotherapie

- Funktionsziel im Alltag: Herr Sch. braucht einen sicheren, stabilen Sitz für die Fortbewegung im Alltag und beim Sport. Dies bekommt er durch symmetrische Aktivierung der Rumpfmuskulatur und Reduzierung der einschießende Spastik, da diese, wenn sie sehr stark ist, auch schon dazu geführt hat, dass er aus dem Rollstuhl gefallen ist.
- Zielvereinbarung: sicherer Sitz im Rollstuhl auch in schnellen Kurven, reduzierte Spastik beim Umsetzen, Reduzierung der konstanten Innenrotation/Adduktion des rechten Beines
- Therapeutisches Nahziel:

Lokalziel - Tonusregulation der Beine, symmetrische Aktivierung der Rumpfmuskulatur, dynamische Korrektur der Stellung des Beines im Hüftgelenk in Außenrotation und Abduktion

Globalziel - stabilere Sitzbalance und verbesserte Ausdauer

5.8.2.5 Vorgehen in der Hippotherapie

- Pferdeauswahl: Das Therapiepferd muss beim Transfer sicher stehen. Es sollte v. a. subtile Primärbewegungen deutlich übertragen und möglichst wenig zwingende Primärbewegung/Schub haben. Wichtig ist auch, dass es sehr rhythmisch geht.
- Aufsteigen: Transfer mit einem Bein vorne über Pferdehals (Abb. 5.76)

Der Rollstuhl wird parallel zum Pferd positioniert. ein Helfer sitzt auf dem Pferd. Ein Bein wird vorne über den Pferdehals genommen. Das Pferd senkt dabei den Kopf. Der Patient hält sich, soweit das möglich ist, am Gurt fest. Der Oberkörper ist weit nach vorne verlagert. Der Therapeut transferiert am Becken den Patienten. Ein Therapeutenknie verhindert das Vorrutschen der Knie/Oberschenkel beim Transfer.

Bei der ersten Therapieeinheit blieb der 2. Therapeut/Helfer mit auf dem Pferd.

- Absteigen: Der Patient neigt sich weit nach vorne und das Bein wird mit Unterstützung eines Helfers über die Hinterhand geführt. Der Patient gleitet mit Gesicht zum Pferd nach unten und wird vom

5

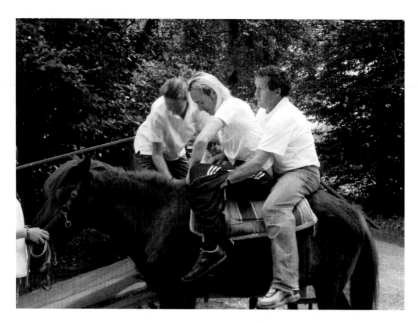

◻ Abb. 5.76 Aufsteigen Herr Sch

Therapeuten direkt in den Rollstuhl transferiert.

– Übungsstufe: Zu Beginn der Hippotherapie wurde hauptsächlich in der Übungsstufe 1 gearbeitet, aber auch schon in Übungsstufe 3, um den Tonus zu senken und die Symmetrie zu verbessern.

Schon in der 3. Therapieeinheit konnte der Patient seinen Rumpf soweit stabilisieren bzw. den Rhythmus des Pferderückens aufnehmen, dass auf den 2. Helfer hinter dem Patienten verzichtet werden konnte. Der Therapeut konnte von unten in Stufe 3 arbeiten. Die einschießenden Spasmen waren auf dem Pferd kaum noch vorhanden.

– Hilfsmittel: Gurt und Pad
– Zu erwartende Schwierigkeiten: Durch die einschießende Spastik kann es zu spontanen Unsicherheiten beim Sitz auf dem Pferd kommen. Der Pferdeführer muss sehr achtsam sein, um bei kurzfristigem Bedarf sofort anhalten zu können.

5.8.2.6 Ergebnisse

Es ist eine signifikante Reduktion der Spastik von Ashworth 3–4 vorher zu Ashworth 0–1 nach der Hippotherapie messbar. Dies machte sich vor allem durch eine Erleichterung des Transfers bemerkbar. Die Reduktion der Spastik hält noch den ganzen Tag an.

Der Rumpf zeigt nach der Hippotherapie eine bessere symmetrische Einordnung.

Das rechte Bein zieht deutlich weniger in die Innenrotation, so dass auf eine weitere Hilfmittelversorgung verzichtet werden könnte.

5.8.3 MS-Patient Rollstuhlpflichtig

Herr P., 45 J.

5.8.3.1 Allgemeine Beschreibung

Herr P. hat seit 20 Jahren MS. Bis zum Frühjahr 2010 war er teilweise für sehr kurze Strecken an Unterarmstützen oder am Rollator gehfähig. Einige Treppenstufen konnte er überwinden, dies war allerdings sehr stark abhängig von der Tagesform. Wegen einer chronisch obstruktiven Bronchitis kann Herr P. kein Cortison nehmen. Er wird je nach Genehmigung der Kasse mit Immunglobulinen behandelt. Im April 2010 bekam Herr P. einen erneuten Schub. Als er von der Klinik wieder in die Praxis kam, war Herr P. nicht mehr gehfähig.

5.8.3.2 Hippotherapiespezifischer Befund

Der Patient hat eine starke Spastik in den unteren Extremitäten (Ashworth 4–5) und häufige einschießende Spasmen in den unteren Extremitäten und im Rumpf.

Seine Rumpfmuskulatur hatte MFP 2-Werte, die ventrale Rumpfmuskulatur war schwächer als die dorsale und die rechte schwächer als die linke Rumpfseite. Die Hüftbeuger haben einen MFP-Wert von 0–1. Sein rechter Arm war paretisch = 2er-Werte, seine Handfunktion ermüdete sehr schnell und zeigte dann fast keine Aktivität mehr.

5.8.3.3 Problemanalyse/Funktionelles Problem

— Hauptstörung: Spastik und Paresen
Starke Spastik in der unteren Extremität und Rumpf, auch einschießend. Wenn die Spastik reduziert ist, dominieren die Paresen in der unteren Extremität, im Becken und im Rumpf, es ist keine keine Hüftflexion möglich.
— Folgestörung: Schwäche der ventralen Kette
— relevante zusätzliche Symptome: Durch den schwachen rechten Arm ist das Stützen schwer möglich, außerdem ermüdet der Arm sehr schnell.

5.8.3.4 Ziele in der Hippotherapie

— Funktionsziel im Alltag: Wiedererlangen der Steh- und Gehfähigkeit
— Zielvereinbarung:
Steigerung der Dauer der Stehfähigkeit im Stehtisch von 10 min auf eine Stunde, unterstützte Gehfähigkeit im Laufband (wenige Schritte)
— Therapeutisches Nahziel:

Lokalziel - Reduzierte Spastik, Verankerung des Beckens, Einordnung der Köperabschnitte in die Körperlängsachse
Globalziel - Aktivierung der hüftumgebenden Muskulatur und der Rumpfmuskulatur gangtypisch bei gleichzeitiger Reduzierung des Hypertonus.

5.8.3.5 Vorgehen in der Hippotherapie

— Therapiepferd: Ein Pferd mit deutlicher Bewegungsübertragung(da mit Pad therapiert wird, muss das Pferd eine deutliche Bewegungsübertragung haben, damit ausreichend Bewegungsreize gesetzt werden) und sicherem Stehen an der Rampe. Da der Patient eine tonusbedingte eingeschränkte Abduktion hat, wird ein besonders schmales Pferd gewählt.
— Aufsteigen: Der Versuch, den Transfer vom Rollstuhl über den Seitsitz zu machen, scheiterte, da der Extensorentonus der unteren Extremität zu hoch war. So konnte der Patient zwar stehen, aber es war schwer möglich, ihn zum Sitzen zu bringen. Deshalb wurde die Technik gewählt, bei der der Patient sein Bein über den Pferdhals legt und mit Unterstützung am Becken parallel auf den Pferderücken transferiert wird. Der Patient hält sich dabei am Gurt fest. Ein Helfer sitzt hinten auf dem Pferd.
— Hilfsmittel: Pad und Gurt, um den sehr schwachen Rumpf nicht mit zu großen Bewegungsimpulsen zu überfordern. Außerdem können zu deutliche Bewegungsreize einschießende Spastik auslösen. Bei der Hippotherapie gehen aus Sicherheitsgründen zwei Therapeuten seitlich am Pferd.
Es kommt bei den ersten Malen sehr häufig zu einschießenden Spasmen, die den Patienten blitzartig nach vorne ziehen. Dabei muss der Pferdeführer sehr aufmerksam sein und sofort stoppen. Die Therapeuten müssen den Patienten sehr schnell sichern. Nach kurzem Stopp kann dann der Patient wieder aufgerichtet werden und es kann weitergehen. Das Pferd muss sehr gleichmäßig und rhythmisch gehen.
— Übungsstufe: Es wird therapeutisch in Stufe 3 gearbeitet. Nach wenigen Hippotherapie-Einheiten hatten sich die einschießende Spasmen deutlich verringert (von ungefähr 15 zu 2–3 Mal). Vorher musste man Pausen machen und den Rumpf des Patienten stützen, damit der Patient seinen Arm entlasten konnte.
— Absteigen: Der Gurt wird gelöst, damit die Decke mit dem Patienten vom Pferd rutscht was das Heruntergleiten erleichtert. Der Patient beugt sich maximal nach vorne, um keinen Extensorentonus auszulösen. Ein Bein des Patienten wird hinten über das Pferd geführt. Der Patient gleitet mit dem Gesicht zum Pferderumpf nach unten. Der Therapeut sichert dabei von hinten den Patienten und verhindert ein Einknicken der Beine, indem er mit seinem Bein von vorne am Knie des Patienten dagegenhält.

5.8.3.6 Ergebnisse

Messbar ist eine Reduzierung der Spastik von Ashworth 4–5 auf Ashworth 3. Die Anzahl der einschießenden Spasmen hat sich reduziert, sowohl bei der Hippotherapie als auch im Alltag.

5

Die Aktivierung der schwächeren Muskulatur führte zu Verbesserung der Kraftgrade um einen Punkt. Das Stehen im Stehtrainer hat sich innerhalb von 3 Monaten von 10 min auf eine halbe Stunde verbessert. Herr P. kann wieder auf dem Laufband (Füße werden nach vorne gebracht) ohne Gurtunterstützung gehen (3 Wiederholungen mit jeweils 5, 4, 3 min). Somit bleibt das Fernziel „Gehen am Gehwagen" durchaus realistisch. Es ist jedoch nur mit einem Zusammenspiel aller therapeutischen Möglichkeiten möglich, was in diesem Fall bedeutet: Kletterwand, Laufband, Vojta, Dehnen, Stehtrainer (hat der Patient jetzt auch zuhause) und Ergotherapie.

5.8.4 Orthopädischer Patient mit Skoliose

Herr L., 23 J.

5.8.4.1 Allgemeine Beschreibung

Im Alter von 14 Jahren wurde bei Herrn L. eine in der BWS rechtskonvexe Skoliose mit COBB Winkel von 30 Grad diagnostiziert. Es folgte ein Reha-Aufenthalt in Bad Sobernheim in der Katherina-Schroth-Klinik, wo ihm ein Korsett verordnet wurde. Mit 19 Jahren bekam er während des Abiturs starke Rückenschmerzen. Obwohl er weiterhin seine Schroth-Übungen durchführte, wurden die Schmerzen im Schulter-Nackenbereich und auch im oberen Lendenwirbelsäulenbereich nicht wesentlich besser.

5.8.4.2 Hippotherapiespezifischer Befund

3-bogige Skoliose thorakal rechtskonvex, Schulterhochstand rechts, Schmerzen besonders in der rechten Schultergürtelmuskulatur und auf der linken Seite im Bereich des M. quadratus lumborum der oberen Lendenwirbelsäule. Die Muskulatur ist in diesem Bereich sehr hyperton. Das Becken steht auf der linken Seite hoch, die linke Beckenseite ist vorrotiert.

5.8.4.3 Problemanalyse/Funktionelles Problem

- Hauptstörung: 3-bogige Skoliose thorakal rechts konvex.

- Folgestörung: Schmerzen am Schultergürtel und thorakolumbal (M. quadratus lumborum)
- relevante zusätzliche Symptome:

5.8.4.4 Ziele der Hippotherapie

- Funktionsziel im Alltag: Schmerzfreiheit
- Zielvereinbarung: Nach 5 Therapieeinheiten sollen die Schmerzen in der VAS um 3 Punkte reduziert sein.
- Therapeutisches Nahziel:

Lokalziel - Lockerung der schmerzhaft verspannten Rückenmuskulatur, Aktivierung der aufrichtenden Rumpfmuskulatur, Korrektur der Skoliose.

Globalziel - Verbesserter symmetrischer Haltungshintergrund im Sitz (Automatisierung).

5.8.4.5 Vorgehen in der Hippotherapie

- Therapiepferd: Es wird ein Pferd mit möglichst viel Bewegungsübertragung gewählt, um den Rumpf dreidimensional zu aktivieren.
- Hilfsmittel: Westernsattel zur Verstärkung der Primärbewegungen
- Therapeutische Hilfen: Das Becken des Patienten wird rotatorisch rechts nach ventral mobilisiert und lateralflexorisch links nach kaudal.
- Übungsstufe: Stufe 4, dies erfolgt im Gangrhythmus, der Patient wird dabei aufgefordert die in der Schroth-Therapie erlernten Wirbelsäulenkorrekturen einzunehmen.
- zu erwartende Schwierigkeiten: Es muss sehr genau beobachtet werden, inwiefern dem Patienten die Korrektur seiner Skoliose gelingt.

5.8.4.6 Ergebnisse

Der Patient hatte nach drei Hippotherapie-Einheiten von jeweils 20 min deutlich weniger Schmerzen.

Inzwischen ging der Wert der VAS von 8 auf 4 zurück und es gab Tage, an denen er überhaupt keine Rückenschmerzen mehr bemerkte. Er führt seitdem einmal wöchentlich Hippotherapie durch. Auch gibt er subjektiv an, dass er seinen Rücken jetzt besser und leichter korrigieren kann. Die Korrektur gelinge „ganz automatisch".

5.8.5 Hemiparese links

Frau D. 46 J.

5.8.5.1 Allgemeine Beschreibung

Im Alter von 26 Jahren erlitt Frau D. einen Schlaganfall, lag 2 Wochen im Koma und verbrachte nach Stabilisierung ihres Zustands 6 Monate in der Neurologischen Rehabilitationsklinik, wo sie zwischenzeitlich schon mehrere Aufenthalte absolvierte. Frau D. ist Erzieherin und übt ihren Beruf noch stundenweise aus. Sie fährt mit dem Bus zur Arbeit und führt ihren Haushalt selbstständig.

5.8.5.2 Hippotherapiespezifischer Befund

Die gesamte linke Körperhälfte zeigt eine starke Tonuserhöhung. Frau D. kann ohne Hilfsmittel auch längere Strecken gehen. Der linke Unterschenkel ist mit einer Heidelberger Schiene versorgt. Die Patientin hat keine Schwungbeinphase links, das linke Bein wird über eine Circumduktion, Hochziehen des Beckens und eine rechtskonvexe Lateralflexion nach vorne gebracht.

An der oberen Extremität ist die Tonuserhöhung erkennbar an der Elevationsstellung des linken Schulterblatts, der Ellbogen ist in Extension, die Finger sind gefaustet (◘ Abb. 5.77).

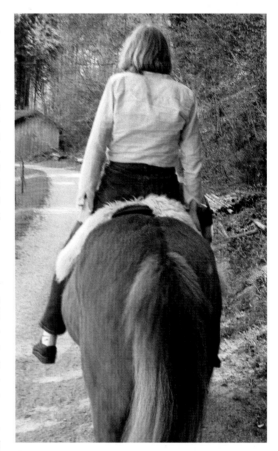

◘ **Abb. 5.77** Asymmetrische Ausgangsstellung

5.8.5.3 Problemanalyse/Funktionelles Problem

- Hauptstörung: einseitige Tonuserhöhung links
- Folgestörung: Asymmetrie im Rumpf, Beckenblock sowie Schulterblock
- relevante zusätzliche Symptome: Tonuserhöhung der linken oberen Extremität

5.8.5.4 Ziele

- Funktionsziel im Alltag: Verbesserte Gehstrecke
- Zielvereinbarung: verkürzte Zeit beim 10 m-Gehtest
- Therapeutisches Nahziel

Lokalziel - Tonussenkung der linken Körperhälfte, um ein Becken mobile zu ermöglichen

Globalziel - Symmetrische Aktivierung der Rumpfmuskulatur, um ein verbessertes Gehen zu ermöglichen

5.8.5.5 Vorgehen in der Hippotherapie

- Therapiepferd: Als Therapiepferd wird eine Islandstute mit einem Stockmaß von 140 cm und schwungvollen, deutlichen Primärbewegungen eingesetzt.
- Hilfsmittel: Es wird ein flacher Sattel mit Übersattel als Hilfsmittel eingesetzt, der eine gute Bewegungsübertragung zulässt und die Oberschenkel dorsal mit einem Polster abstützt und verhindert, dass die Patientin in die Asymmetrie rutscht (◘ Abb. 5.78).
- Übungsstufe: Geübt wird in der Übungsstufe 3 zur Erarbeitung des frontalen Becken mobile und der Symmetrie sowie in Übungsstufe 4 zur Erarbeitung des transversalen Becken mobile in Kombination mit passiv-assistivem Armschwung links im Schrittrhythmus und im Einklang mit den frontalen und transversalen Beckenbewegungen zur Förderung

5

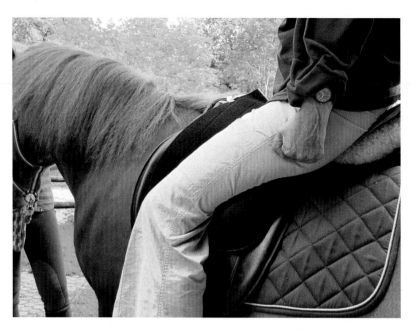

◻ Abb. 5.78 Spezial-Übersattel mit dorsaler Stütze am Oberschenkel, um das Beingewicht abzunehmen und die Symmetrie zu sichern

der Selektivität des Schultergürtels gegenüber dem dynamisch stabilisierten Brustkorb.

– Auf- und Absteigen: Die Patientin kommt seit vielen Jahren zur Hippotherapie, deshalb besitzt sie bereits eine große Sicherheit beim Aufsteigen, Absteigen und im Verlauf der Hippotherapie. Sie benutzt ihr hemiplegisches Bein als Standbein und schwingt das andere Bein hinten über der Sattel, dabei stützt sie sich mit der gesunden Hand am Sattel ab. Sie benötigt dabei lediglich ein wenig Hilfe zur Stabilisierung auf dem Standbein (◻ Abb. 5.79).

– zu erwartende Schwierigkeiten/Kompromisse: Immer wieder muss während der Therapie die symmetrische Ausgangsstellung korrigiert werden (◻ Abb. 5.80).

5.8.5.6 Ergebnisse

Frau D. empfindet subjektiv direkt im Anschluss an die Hippotherapie eine deutliche Tonussenkung der linken unteren und oberen Extremität, was sich durch schnelleres, leichteres Gehen und bessere Armfunktion äußert. Außerdem ermöglicht ihr die Lockerung eine bessere Wahrnehmung für die Symmetrie. Beim 10 m-Gangtest ist eine signifikante Verbesserung v. a. direkt im Anschluss an die Hippotherapie erkennbar.

5.8.6 Infantile Cerebralparese (bilateral beinbetonte spastische CP)

F., 11 Jahre.

5.8.6.1 Allgemeine Beschreibung

F. ist ein naturverbundener, tierlieber und handwerklich interessierter und geschickter Junge. Er kam im Alter von 2 Jahren zum freien Gehen, besuchte mit 4 Jahren einen Waldorf-Kindergarten und ist seit 4 Jahren Schüler einer Körperbehinderten-Schule. Er besucht gerne den Sportunterricht und liebt ganz besonders das Schwimmen. In den vergangenen Jahren hat F. schon mehrfach an einem „Mini-Marathon" teilgenommen, wo im Grundschulalter eine Distanz von 2,1 km bewältigt werden muss (die ersten 2 Jahre fuhr er mit dem Dreirad, im letzten Jahr schaffte er die Strecke laufend).

5.8.6.2 Hippotherapiespezifischer Befund

F. geht im flüssigen diplegischen Muster ohne volle Kniestreckung, aber relativ ausdauernd. Es besteht eine deutliche Schwäche der Hüftbeuger (MF 2–)und -strecker (MF 3+) sowie Kniestrecker (MF 3–) und Wadenmuskulatur (MF 3+).

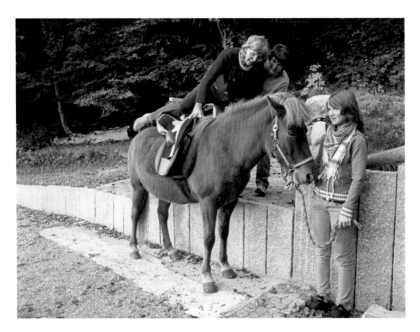

Abb. 5.79 Aufsteigen von der Rampe über das hemiplegische Bein

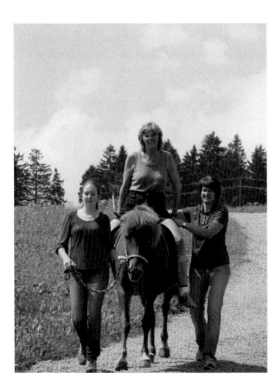

Abb. 5.80 Hier weicht die Patientin in die Asymmetrie in der Frontalebene aus

Im Gross Motor Function Classification System (→ GMFCS) entspricht er der Stufe II. Der Einbeinstand ist rechts und links jeweils 6–8 Sek. Möglich.

5.8.6.3 Problemanalyse/Funktionelles Problem

- Hauptstörung: Schwäche der Antischwerkraftmuskulatur im Becken-Bein-Bereich mit Becken-Beuge-Haltung
- Folgestörung: Duchenne-Hinken mit Brustkorb mobile und aktivem Armeinsatz (**Abb. 5.81**)
- Relevante zusätzliche Symptome: Schwäche der ventralen Rumpfmuskulatur

5.8.6.4 Ziele der Hippotherapie

- Funktionsziel im Alltag: Verlängerte Gehstrecke
- Zielvereinbarung:
- Therapeutisches Nahziel

Lokalziel - Tonussenkung der Becken-Bein-Muskulatur, Rumpfkräftigung

Globalziel - Rumpfkoordination im Sinne einer selektiven Rumpfaktivität mit Ausdauercharakter

5.8.6.5 Vorgehen in der Hippotherapie

- Therapiepferd: F. benötigt ein schmales Pferd mit einem schmalen Sattel, da er zu Beginn der Therapie oft Mühe bei der Einnahme des Spreizsitzes hat. Bei ihm ist es günstig, wenn er vor der Hippotherapie bereits eine Eigendehnung der Adduktoren durchführt (**Abb. 5.82**).

5

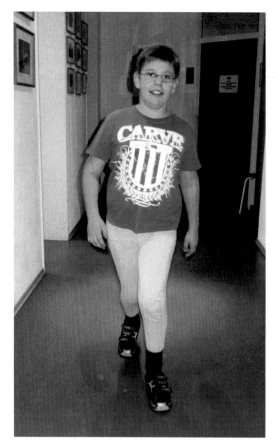

— Hilfsmittel: Es wird ein flacher, schmaler Sattel mit Übersattel als Hilfsmittel eingesetzt, der eine gute Bewegungsübertragung zulässt und die Oberschenkel dorsal mit einem Polster abstützt. Außerdem sitzt F. auf einem Fell, das die Rutschtendenz mindert (◻ Abb. 5.83).

— Übungsstufe: Vorwiegend wird zur Tonusregulation in der Stufe 3 gearbeitet. Zur Verbesserung der Wahrnehmung für den stabilen Brustkorb werden die Arme entweder nach vorne ausgestreckt, um den sagittotransversalen Thoraxdurchmesser zu verdeutlichen oder seitlich ausgestreckt, um den frontotransversalen Thoraxdurchmesser optisch deutlich zu machen (◻ Abb. 5.84).

— Auf- und Absteigen: F. steigt fast selbstständig von der höheren Rampe auf das Pferd auf, er benötigt lediglich etwas Hilfe, wenn er das Bein hinten über das Pferd schwingt. Dieselbe minimale Hilfe braucht er auch beim Absteigen.

— zu erwartende Schwierigkeiten: Ist der Tonus der Adduktoren zu hoch, kommt es bei F. immer wieder zu Schmerzen. Meist gelingt eine Entlastung durch die Einnahme einer veränderten Beinstellung, indem die Oberschenkel mithilfe der dorsalen Polster des Übersattels in vermehrte Horizontalstellung gebracht werden.

◻ **Abb. 5.81**   F. kann zügig gehen, der mobile Brustkorb und der aktive Armeinsatz sind deutlich erkennbar

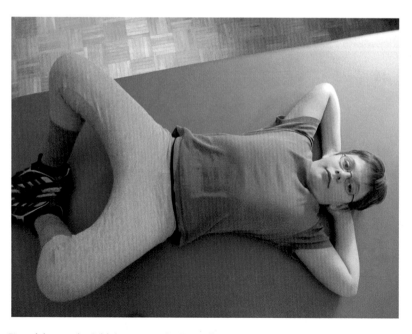

◻ **Abb. 5.82**   Eigendehnung der Adduktoren vor der Hippotherapie

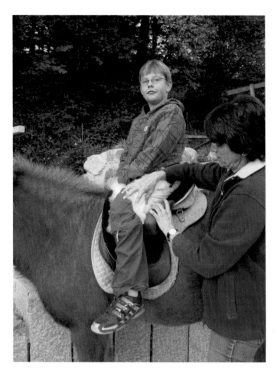

◘ **Abb. 5.83** Für eine sichere Ausgangsstellung sorgen die dorsale Stütze am Oberschenkel und das rutschfeste Fell

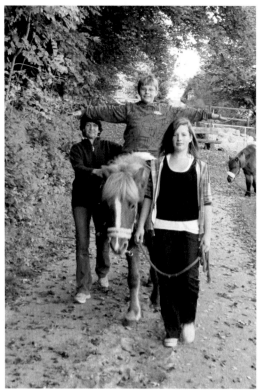

◘ **Abb. 5.84** Durch das seitliche Ausstrecken der Arme wird die Wahrnehmung für das frontale Becken mobile gefördert

5.8.6.6 Ergebnisse

Bereits im Verlauf der Hippotherapie wird die Tonussenkung der Adduktoren für F. deutlich spürbar. Direkt im Anschluss an die Hippotherapie ist das schnellere Laufen über eine längere Strecke möglich. Übungen wie der Einbeinkniestand gelingen in der anschließenden physiotherapeutischen Behandlung leichter, auch beim Laufbandtraining fallen eine bessere Beinachsenstellung, eine vergrößerte Schrittlänge und ein schnelleres Tempo auf (◘ Abb. 5.85 und 5.86).

5.8.7 Rett-Syndrom

K., 9 Jahre.

5.8.7.1 Anamnese

Das Rett Syndrom ist eine genetisch verursachte Erkrankung, die nur Mädchen betrifft. Nach einer normalen Schwangerschaft waren zunächst keine besonderen Auffälligkeiten zu erkennen. Erst später wurden innere Zurückgezogenheit, ein vermindertes Kopfwachstum, Verlust von vorher erworbenen Fähigkeiten und erhebliche Störung der Sprachentwicklung offenbar. K. ist geistig behindert. Sie lehnt alle herkömmlichen Physiotherapien ab. Sie erhält nur Musiktherapie, Hippotherapie und gelegentlich Delphintherapie. Sie spielt ständig mit ihren Händen oder steckt sie in den Mund. Sie geht seit ihrem vierten Lebensjahr frei, allerdings unsicher und breitspurig (◘ Abb. 5.87). Die Arme hängen locker.

5.8.7.2 Hippotherapiespezifischer Befund

K. zeigt eine starke Asymmetrie in der Frontalebene links konkav auch im Sitzverhalten. Selbst der Kopf ist nicht in die Körperlangsachse eingeordnet. K. hat außerdem eine Gesichtsskoliose. Der Tonus ihrer linken Rumpfseite ist deutlich erhöht aber die Werte der MFP liegen bei links 2, rechts 3. Beim Test der Selektivität in der Frontalebene kann sie ihre linke Beckenseite nicht absinken lassen.

5

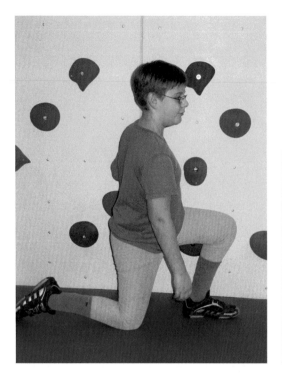

◨ **Abb. 5.85**   Einbeinkniestand

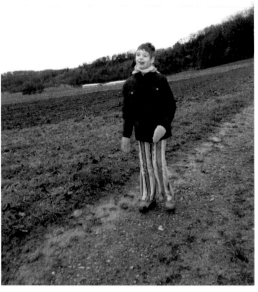

◨ **Abb. 5.87**   K. geht frei im unebenen Gelände

5.8.7.3 Problemanalyse/Funktionelles Problem

- Hauptstörung: Tonussteigerung der linken Rumpfseite
- Folgestörung: muskluäre links-konkave C-Skoliose, die auch die HWS und die Kopfstellung betrifft.
- relevante zusätzliche Symptome: geistige Behinderung

5.8.7.4 Ziele der Hippotherapie

- Funktionsziel im Alltag: verbesserte Gangsicherheit
- Zielvereinbarung: Verbesserter 10 m Gangtest von 30 s auf 10 s.
- Therapeutisches Nahziel

Lokalziel - Tonusnormalisierung im Rumpf, Verbesserte symmetrische Aufrichtung des Rumpfes, Verhinderung von knöchern fixierter Skoliose

Globalziel - verbesserte Sitzbalance/Gleichgewicht

5.8.7.5 Vorgehen in der Hippotherapie

- Pferdeauswahl: Islandpferd mit viel subtiler Bewegungsübertragung

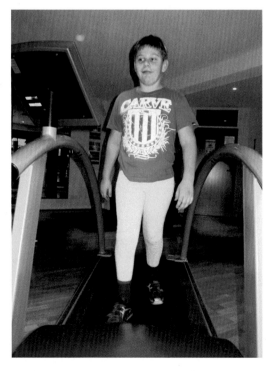

◨ **Abb. 5.86**   Laufband

- Übungsstufe: Fazilitiert wird in Stufe 3 mit Betonung der Bewegung des Beckens links nach unten
- Hilfsmittel: Die deutliche Bewegungsübertragung des Pferdes wird durch einen hohen Sattel (Westernsattel) verstärkt. Während der Therapie hat K. ihre Hände ruhig auf den Haltegriffen oder dem Pferdehals platziert. Sie lautiert fröhlich und bildet Silben.
- Therapeutische Hilfen: Die Therapeutin sitzt hinter ihr auf dem Pferd, weil sie so besser auf die Symmetrie einwirken kann und der Patientin Sicherheit gibt (◻ Abb. 5.88).
- Aufsteigen: K. kommt strahlend zur Hippotherapie und steigt mit Hilfe der Therapeutin die Treppen der Rampe hoch und aufs Pferd.
- Absteigen: K. steigt über die Rampe ab.
- Zu erwartende Schwierigkeiten: K. kann nicht alleine in der Symmetrie sitzen, da der Rumpf zu stark muskulär in der Asymmetrie fixiert ist.

5.8.7.6 Ergebnisse

Die Rumpfmuskulatur links wird deutlich weicher und der hohe Tonus normalisiert sich. Nach der Hippotherapie ist die funktionelle Skoliose deutlich weniger ausgeprägt. Dies zeigt sich auch sehr stark am symmetrisch eingeordneten Kopf. Die gesamte KLA (Körperlängsachse) ist in allen drei Ebenen besser eingeordnet. Der Gang ist sofort nach der Hippotherapie viel sicherer. Beim 10 m Gangtest erreichte sie 10 s.

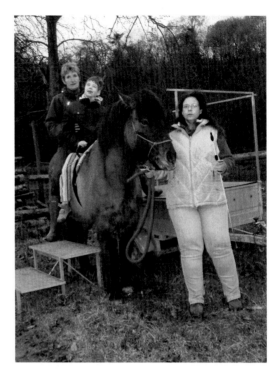

◻ **Abb. 5.88**   Nur wenn die Therapeutin mit auf dem Pferd sitzt, kann sie das Becken (Becken links nach caudal) entsprechend stark fazilitieren und gleichzeitig den Brustkorb stabilisieren

Literatur

Künzle U (2000) Hippotherapie auf den Grundlagen der Funktionellen Bewegungslehre Klein-Vogelbach. Springer, Berlin

Rahmenbedingungen

© Springer-Verlag GmbH Deutschland, ein Teil von Springer Nature 2019
A. Soehnle, S. Lamprecht, *Hippotherapie,* https://doi.org/10.1007/978-3-662-59234-2_6

6.1 Infrastruktur

Absolut notwendige Infrastruktur
- Ausgebildeter Therapeut
- Geeignetes Kleinpferd
- Geschulter Pferdeführer
- Geeigneter Patient
- Geeignete Hilfsmittel
- Geeignetes Gelände
- ausreichender Versicherungsschutz

Relativ notwendige Infrastruktur
- Aufenthaltsraum/Praxis
- WC
- Halle als Ausweichmöglichkeit bei ungünstiger Witterung

6.1.1 Ausgebildeter Therapeut

Der Therapeut muss Physiotherapeut mit abgeschlossener Zusatzausbildung „Hippotherapeut" sein. Dies befähigt ihn, zunächst einmal einen hippotherapiespezifischen Befund (▶ Abschn. 4.1) durchzuführen, um die Indikation für die Hippotherapie zu stellen. In seinen Aufgabenbereich fallen auch das Führen eines Verlaufsprotokolls und Erstellen von Arztberichten. Des weiteren liegt es im Aufgabenbereich des Hippotherapeuten, das passende Therapiepferd (▶ Kap. 3) mit den entsprechenden Hilfsmittel (▶ Abschn. 5.1) individuell für jeden Patienten auszuwählen. Befundorientiert entscheidet der Hippotherapeut, welches Behandlungsziel er mit welchen Maßnahmen erreichen will. Während der Therapie ist er verantwortlich für die Sicherheit des Patienten vom Auf- bis zum Absteigen, er korrigiert die Ausgangsstellung und sorgt mit allen Möglichkeiten an therapeutischen Hilfen (▶ Abschn. 5.6) für eine optimale Bewegungsübertragung.

6.1.2 Geeignetes Kleinpferd

Im Idealfall stehen dem Hippotherapeuten verschiedene geeignete Kleinpferde zur Auswahl als Therapiepferde zur Verfügung (▶ Abschn. 3.2). Günstig ist dabei, wenn die Therapiepferde unterschiedliche Bedingungen in Größe, Rumpfumfang und Bewegungsablauf im Schritt mit sich bringen (■ Abb. 6.1).

6.1.3 Geschulter Pferdeführer

Der Pferdeführer hat bei der Hippotherapie eine sehr verantwortungsvolle und wichtige Aufgabe,

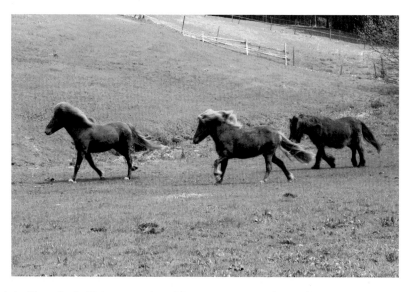

■ **Abb. 6.1** Jedes Therapiepferd bringt von seinem Wesen, seinem Körperbau und seinem Bewegungsablauf unterschiedliche Voraussetzungen mit

für die eine gründliche Ausbildung und Vorbereitung notwendig ist (▶ Abschn. 3.7).

Damit der Pferdeführer sein Therapiepferd gut kennt und einzuschätzen weiß, ist es von Vorteil, wenn sich der Pferdeführer selbst um Training und Ausgleich des Pferdes kümmert (▶ Abschn. 3.5).

Bei der Hippotherapie ist es empfehlenswert, wenn der Pferdeführer das Pferd für die Therapie vorbereitet. Er holt es von der Koppel, putzt es und bringt die notwendigen Sitzhilfen an. Anschließend wird zum Aufwärmen eine entsprechende Strecke im Schritt zurückgelegt. Dabei macht sich der Pferdeführer mit dem Pferd vertraut und bemerkt evtl. Unzulänglichkeiten wie Taktunreinheiten oder Asymmetrien des Pferdeschritts (◘ Abb. 6.2).

Eine der wichtigsten Aufgaben des Pferdeführers ist das Einparken an der Aufsteigerampe. Dabei ist es wichtig, dass das Pferd auf feine Hilfen und Stimmkommandos reagiert. Sind wechselnde Pferdeführer im Einsatz, müssen alle dieselben Hilfen und Kommandos verwenden. Steht das Pferd in der richtigen Position (alle 4 Beine gleichmäßig belastet) an der Rampe, ist es die Aufgabe des Pferdeführers, dafür zu sorgen, dass das Pferd gelassen und ruhig stehen bleibt, bis der Patient nach dem Aufsteigen sitzt und seine Ausgangsstellung korrigiert ist bzw. bis er wieder abgestiegen ist (◘ Abb. 6.3).

Bei der Hippotherapie ist der Pferdeführer alleine für das Pferd und dessen Sicherheit zuständig, während sich der Therapeut um den Patienten kümmert. Dabei ist eine gute Kommunikation zwischen Pferdeführer und Hippotherapeut wichtig, wenn es z. B. um die Veränderung der Schrittgeschwindigkeit und um die Beruhigung oder Aktivierung des Pferdes geht (◘ Abb. 6.4).

Gute und zuverlässige Pferdeführer sind die Grundbedingung für eine effektive Therapie, da sich der Therapeut entspannt auf seinen Patienten konzentrieren kann.

Pferdeführer sind allerdings auch ein Kostenfaktor, der kalkuliert werden muss (▶ Abschn. 6.2).

6.1.4 Geeigneter Patient

Ob sich ein Patient für die Hippotherapie eignet, entscheidet der Hippotherapeut durch den hippotherapiespezifischen Befund (▶ Abschn. 4.1).

6.1.5 Geeignete Hilfsmittel

Eine möglichst große Auswahl an Sätteln, Sitz- und Stützhilfen zur Erleichterung oder auch Erschwerung der Bewegungsübertragung ist von Vorteil (▶ Abschn. 5.1 und 5.2).

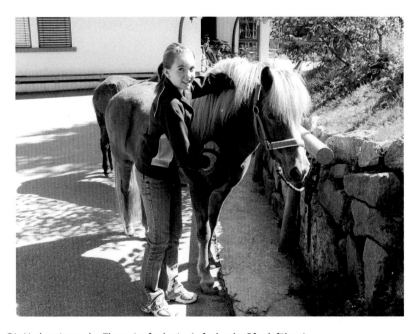

◘ **Abb. 6.2** Die Vorbereitung des Therapiepferdes ist Aufgabe der Pferdeführerin

6

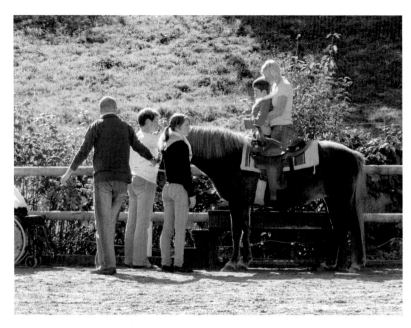

◘ **Abb. 6.3**   Bis die Patientin nach dem Absteigen sicher auf dem Boden steht, sorgt die Pferdeführerin dafür, dass das Therapiepferd absolut ruhig steht

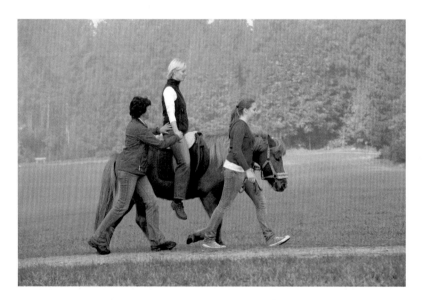

◘ **Abb. 6.4**   Die Pferdeführerin soll nach Bedarf das Tempo erhöhen oder drosseln können

6.1.6 Geeignetes Gelände

(▸ Abschn. 5.3).

6.1.7 Ausreichender Versicherungsschutz

(▸ Abschn. 6.3).

6.1.8 Aufenthaltsraum/Praxis

Bei Wartezeiten oder ungünstiger Witterung ist es günstig, wenn sich Patienten vor und nach der Therapie in einem geschlossenen Raum aufhalten können. Dies ist nicht unbedingt notwendig, wenn Patienten mit Betreuungspersonen oder selbst mit dem Auto kommen und sich dort aufhalten können.

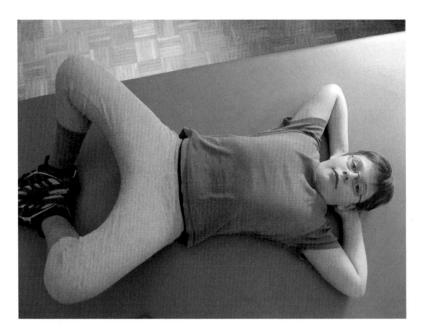

◻ **Abb. 6.5**   Dehnübungen vor der Hippotherapie

Zur Vorbereitung auf die Hippotherapie z. B. mit Dehnübungen (◻ Abb. 6.5) und zur Physiotherapie nach der Hippotherapie, um deren positiven Effekte direkt auszunützen, ist es ideal, wenn die Physiotherapie-Praxis in unmittelbarer Nähe ist (◻ Abb. 6.6 und 6.7). Dadurch können unnötig lange Wegstrecken und -zeiten vermieden werden. Allerdings ist es nicht bei allen Patienten empfehlenswert, direkt im Anschluss an die Hippotherapie eine physiotherapeutische Behandlung durchzuführen. Es ist abhängig von der Belastbarkeit des Patienten und von der benötigten Erholungszeit. Bei Kindern und stark spastischen Patienten ist es in der Regel gut möglich, eine Physiotherapie direkt anzuschließen, bei paretischen, schwachen und schnell ermüdenden Patienten (z. B. durch Fatigue bei MS) ist es meist günstiger, die Physiotherapie an einem anderen Tag zu planen.

6.1.9 WC

Ist kein WC in erreichbarer Nähe vorhanden, müssen Patienten darüber informiert sein, damit sie sich darauf einstellen und sich entsprechend ausrüsten können.

6.1.10 Halle als Ausweichmöglichkeit bei ungünstiger Witterung

Eine Halle als Ausweichmöglichkeit bei starkem Regen, Schnee oder Wind ist immer eine Option, allerdings müssen die Therapiepferde diese gut kennen und gewöhnt sein. Meist ist es schwierig, für die Dauer der Hippotherapie dafür zu sorgen, dass sich keine anderen Reiter oder Zuschauer in der Halle aufhalten. Von manchen Ausbildungsstellen wird die Halle als notwendigen Sicherheitsfaktor gefordert. Man muss sich allerdings die Frage stellen, vor was man sicher sein will – außer vor dem Wetter. Ein Pferd ist dann sicher, wenn es die Umgebung, in der es sich bewegt, mit allen Geräuschen und sonstigen „Störfaktoren" gewöhnt ist und dabei gelassen bleibt.

Nachteile der Hippotherapie in der Halle sind die häufigen Richtungswechsel, da sie die Symmetrie und den Rhythmus stören und dadurch den Patienten verunsichern.

6

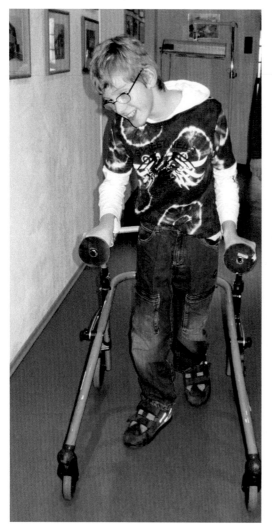

◻ **Abb. 6.6**   Durch die Tonusregulation bei der Hippotherapie gelingt direkt im Anschluss das Gehen besser

6.1.11 Richtlinien für die Durchführung der Hippotherapie

Die verschiedenen Ausbildungsstätten
(▶ Abschn. 1.4) geben unterschiedliche Richtlinien zur Durchführung der Hippotherapie heraus, nach denen sich die dort Ausgebildeten zu
richten haben.

6.1.11.1 Deutsche Hippotherapie-Ausbildung (DHA)

Es gibt eine Checkliste zur Qualitätssicherung in
der Hippotherapie. Diese ist untergliedert in:

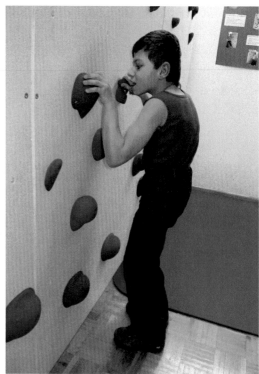

◻ **Abb. 6.7**   Ideal ist es, wenn die positive Wirkung der
Hippotherapie direkt anschließend ausgenutzt werden
kann

1. Strukturqualität
2. Prozessqualität
3. Ergebnisqualität

1. Strukturqualität
   1.1. Eine Pferdehaftpflichtversicherung
        mit Zusatz „Hippotherapie" sollte
        abgeschlossen sein.
   1.2. Eine Verordnung eines Arztes oder
        Heilpraktikers muss vorliegen.
   1.3. Ein in „Hippotherapie" ausgebildeter
        Therapeut muss anwesend sein. Der
        Therapeut muss eine Hippotherapieaus-
        bildung abgeschlossen haben, die von
        der DHA hinsichtlich der Dauer und
        des Inhaltes als ausreichend anerkannt
        ist.
   1.4. Hippotherapie wird als Einzel-
        behandlung durchgeführt.
   1.5. Es muss ein für die Durchführung der
        Hippotherapie geeignetes, entsprechend
        ausgebildetes Pferd verwendet werden
        (Eignung und Ausbildung richtet sich
        nach den Empfehlungen der DHA).

1.6. Die Hippotherapie sollte
   - an Orten stattfinden, die für die therapeutische Zielsetzung geeignet sind
   - auf Wegen stattfinden, auf denen die Sicherheit des Patienten gewährleistet ist
   - in Hallen oder auf Reitplätzen durchgeführt werden, auf denen parallel kein Reitbetrieb stattfindet

1.7. Es muss eine sichere Aufsteigehilfe vorhanden sein.

1.8. Es müssen notwendige therapeutische Hilfsmittel wie Sattel, Decken, Bügel, Gurt, Sicherungsgeräte, Sicherheitssteigbügel vorhanden sein (die notwendigen Hilfsmittel richten sich nach den Empfehlungen der DHA).

1.9. Ein ausgebildeter Pferdeführer soll das Pferd führen.

2. Prozessqualität
   2.1. Die Therapiezeit inkl. Auf- und Absteigen des Patienten sollte in der Regel 20–30 min betragen. Die Behandlungsdauer richtet sich nach dem Zustand des Patienten.
   2.2. Ein Eingangsbefund des Patienten muss erstellt werden.
   2.3. Eine Verlaufskontrolle der Behandlung des Patienten muss erstellt werden.

3. Ergebnisqualität
   3.1. Erfüllt ein Patient die physischen Mindestanforderungen für die Durchführung der Hippotherapie nicht mehr, sollte keine Hippotherapie mehr durchgeführt werden.
   3.2. Wenn der Patient alle hippotherapiespezifischen Anforderungen und Aufgaben erfüllen kann, ist die Hippotherapie nicht mehr indiziert
   Stand 2011.

6.1.11.2 Deutsches Kuratorium für Therapeutisches Reiten (DKThR)

1. Anforderungen an Therapeuten und Mitarbeiter
   1.1. Hippotherapeuten
   Die Therapie darf nur von Therapeuten durchgeführt werden, die eine staatliche Anerkennung als Physiotherapeut/Krankengymnast besitzen und die

Zusatzausbildung Hippotherapie beim DKTHR erfolgreich abgeschlossen haben. Eine Hippotherapielizenz aus Ländern, die einen Kooperationsvertrag mit dem DKTHR abgeschlossen haben, wird gleichwertig behandelt.

   1.2. Pferdeführer
   Als Pferdeführer dürfen nur Personen eingesetzt werden, die den Umgang mit Pferden gewöhnt sind und darüber hinaus durch den Hippotherapeuten ausreichen eingewiesen worden sind.

   1.3. Zusätzliche Helfer
   „Zusätzliche Helfer" können vom Hippotherapeuten hinzugezogen werden, wenn dies von ihm zur Durchführung einer ordnungsgemäßen Therapie für erforderlich gehalten wird. Der Einsatz zusätzlicher Helfer kann insbesondere erforderlich sein, beispielsweise bei Patienten mit stark eingeschränkter Rumpfkontrolle, Patienten mit einer sehr ausgeprägten Behinderung, ängstlichen Patienten und schwergewichtigen Patienten. Die Helfer müssen im Umgang mit Pferden vertraut sein und sind vom Hippotherapeuten in ihre Aufgaben sorgfältig einzuweisen.

2. Ärztliche Verordnung
   Zur Durchführung der Therapiemaßnahmen muss eine ärztliche Verordnung vorliegen. Aus dieser muss hervorgehen, dass eine Therapie auf dem Pferd durchgeführt werden darf. Der Therapieverlauf bzw. -erfolg wird durch den verordnenden Arzt überwacht.

3. Voraussetzungen zur Durchführung der Hippotherapie
   3.1. Anforderungen an die Anlage
      3.1.1. Halle
      Die Therapie soll in einer Halle durchgeführt werden. Die Größe der Halle muss mindestens 15 m × 30 m betragen. Grundsätzlich dürfen in der Halle während der Dauer der Therapie keine anderen Aktivitäten stattfinden. Die Therapie soll grundsätzlich unter Ausschluss der Öffentlichkeit stattfinden. Die Durchführung auf einem eingefriedeten, geeigneten Reitplatz

ist in begründeten Ausnahmefällen zulässig.

3.1.2. Aufstiegshilfen
Es müssen geeignete Aufstiegshilfen vorhanden sein. Dazu
gehören eine Rampe, Treppe
oder Lifter.

3.1.3. Telefon und Erste-Hilfe-
Ausrüstung
Ein Telefon und eine Erste-Hilfe-
Ausrüstung muss in erreichbarer
Nähe sein. Namen, Adressen
und Telefonnummern von
Notruf, Arzt, Tierarzt müssen
bekannt sein.

3.2. Anforderungen an die Ausrüstung
Die Ausrüstung für Pferd und Patient
muss den geltenden Sicherheitsbestimmungen (gemäß FN, DKThR,
Berufsgenossenschaften) entsprechen.
Sie muss sich in einem betriebssicheren
Zustand befinden. Die geeignete Ausrüstung wird für Pferd und Patient
individuell ausgewählt.

3.3. Anforderungen an die Pferde
Gebäude und Bewegungen:
Das Therapiepferd für die Hippotherapie muss gesund sein, soll einen
gut bemuskelten Rücken haben, der
das Reiten ohne Sattel erlaubt und es
ist idealerweise nicht zu groß. Sein
Bewegungsablauf soll taktrein und
geschmeidig sein, wichtig ist vor allem
ein gleichmäßiger, fleißiger Schritt.
Charakter und Temperament:
Temperament und Charakter des
Therapiepferdes müssen seine Zuverlässigkeit und leichte Behandlung ver-
sprechen. Das Pferd soll ausgeglichen
und scheuarm sein, sowie jeder menschlichen Behandlung freundlich gegen-
überstehen. Zudem muss es über eine
gute Aufnahme- und Lernbereitschaft
verfügen.
Ausbildung:
Das Therapiepferd für die Hippotherapie muss über eine Ausbildung
verfügen, die gleichzeitig die Aus-
nützung aller Bewegungsmöglichkeiten
und den höchsten Sicherheitsfaktor für
die Durchführung der Hippotherapie
gewährleistet. Es muss grundsätzlich

problemlos an der Hand, an der Longe,
am Langzügel und unter dem Reiter zu
arbeiten sein.
Haltung:
Eine artgerechte Pferdehaltung
und -fütterung muss für das Therapiepferd gewährleistet sein. Darüber hinaus
muss es ausreichend, gymnastizierend,
korrigierend und abwechslungsreich
bewegt werden.

4. Versicherungen
Neben der gesetzlichen Unfallversicherung
(Berufsgenossenschaft) ist eine angemessene
Haftpflichtversicherung (Betriebshaftpflicht,
Tierhalter- bzw. Tierhüterhaftpflicht, Berufs-
haftpflicht) nachzuweisen.

5. Grundsätzliches zur Durchführung der
Hippotherapie
Vor der Therapie muss das Pferd entsprechend individuell vorbereitet werden.
Die Therapie ist grundsätzlich am Langzügel durchzuführen, sie findet in der
Gangart Schritt, nach genauer Anweisung
des Hippotherapeuten statt. Der Hippotherapeut behandelt den Patienten individuell, mit einem festgelegten Therapieziel.
Die Behandlungseinheit sollte zwischen
20–30 min betragen (natürlich abhängig von
der individuellen Belastbarkeit des Patienten).
Der Patient wirkt während der Therapie nicht
aktiv auf das Pferd ein. Das Therapieteam
setzt sich während der gesamten Therapiedauer zusammen aus einem Therapiepferd
(s. 3.3), einem Hippotherapeuten (s. 1.1),
einem Pferdeführer (s. 1.2), dem Patienten
und eventuell einem weiteren Helfer (s. 1.3).
Ein Hippotherapeut darf nicht gleichzeitig
Therapiemaßnahmen an mehreren Patienten
durchführen oder durchführen lassen.
Stand 2011.

6.1.11.3 Schweizer Gruppe für Hippotherapie-K® (SGH)

Hippotherapie-K® wird vom Arzt verordnet.
Die Physiotherapeutin mit Zusatzausbildung in
HTK ist für die Durchführung zuständig und
verantwortlich. Sie sorgt dafür, dass folgende
Voraussetzungen erfüllt sind:

1. in Bezug auf den Patienten
   – Der Patient entspricht den definierten
   HTK-Anforderungen sowohl in Bezug auf

Sitzverhalten, Beweglichkeit in LWS- und Hüftgelenken, Sensibilität, Kraft in Rumpf und Hüften wie auch in Bezug auf Bereitschaft/Fähigkeit zur Mitarbeit.

— Die HTK kommt beim Patienten entsprechend dem therapeutischen Ziel zur Anwendung, d. h. Globalziel (Förderung der Haltungsreaktionen und Erhaltung der Sitzbalance) oder Lokalziel.

— Dauer der HTK insgesamt: 30–40 min, davon effektive Zeit auf dem Pferd: 20–30 min, je nach Belastbarkeit des Patienten. Das Auf- und Absteigen ist auch Teil der Therapie, da Elemente von Stand und Gangablauf als kontrollierte Bewegungen dabei genutzt werden können.

2. In Bezug auf das Pferd
Das eingesetzte Therapiepferd (unabhängig von der Rasse) muss folgende Anforderungen erfüllen:

a) in Bezug auf Breite:
Das Pferd soll dem Patienten/Kind eine gute und bequeme Sitzposition bieten, der HTK-Sitz mit seinen definierten Merkmalen muss eingenommen werden können.

b) in Bezug auf Grösse:
Das Pferd soll der Therapeutin eine bequeme Arbeitshöhe bieten, sie muss eine effiziente Hilfestellung geben können.

c) in Bezug auf Schrittbewegung:
Das Pferd soll dem Patienten eine adäquate Schrittbewegung mit angemessener Amplitude und Frequenz bieten, damit dieser die Bewegung selektiv aufnehmen kann, d. h.
– die Schrittlänge (Amplitude) soll annähernd dem Schritt eines Nichtgehbehinderten mit derselben Körpergröße wie der des Patienten entsprechen,
– der Schrittrhythmus (Frequenz) soll dem Norm-Schritttempo des Menschen entsprechen (beim Erwachsenen etwa 110–120 Schritte in der Minute, beim Kind etwas höher).
In der HTK ist für die Schulung der Sitzbalance die Schrittbewegung dann adäquat, wenn der Pferdeimpuls keine rückläufige Bewegung des Beckens des Menschen auslöst.

d) in Bezug auf Kondition:
Das Pferd soll einen weichen und symmetrischen Bewegungsablauf bieten, wird

in der Reitersprache oft als „gut gymnasti-ziert" bezeichnet.
Am weichsten sind die Bewegungsimpulse bei einem gelösten, schwingenden, gut bemuskelten Pferderücken.

e) in Bezug auf Anlagen:
Das Pferd soll in sich ruhig und ausgeglichen sein, d. h.
– es soll über eine gute charakterliche Veranlagung und ein zügelbares Temperament verfügen,
– es soll kooperationsbereit und arbeitswillig sein, d. h. gehwillig mit zügigem Schritt vorwärts schreiten.
Diese Anlagen sind teils genetisch vorgegeben, müssen aber durch Aufzucht, Haltung und stetige Ausbildung für den gewünschten Zweck gefördert werden.

f) in Bezug auf Konstitution:
Das Pferd soll über günstige Rumpf-Gliedmassen-Proportionen verfügen, d. h.
– beim Einsatz in der Erwachsenenbehandlung muss es über einen kompakten Körperbau verfügen, der das Tragen eines unbeweglichen und schweren Gewichtes erlaubt.
– beim Einsatz in der Kinderbehandlung kann als spezielle Form der Hilfegebung die Therapeutin hinter dem Kind mit auf dem Pferd sitzen. Das Pferd muss zulassen, dass das Reitergewicht weiter hinten als im tiefsten Punkt des Rückens getragen wird.

3. In Bezug auf die Praxis
— Ein ausgebildeter Pferdeführer führt das ihm vertraute Pferd.
— Die HTK wird abseits von Zuschauern (Schutz der Persönlichkeit) möglichst auf geraden Wegstrecken mit ganz leichtem Gefälle durchgeführt, bei schlechten Witterungsverhältnissen evtl. in einer Halle.
— Es müssen geeignete Hilfsmittel wie Auf- und Absteigehilfe, verschiedene Sättel bzw. Sitzhilfen zur Verfügung stehen.
— Wenn möglich sollte ein Aufenthaltsraum mit WC benützt werden können.
— In Notfällen muss per Telefon Hilfe angefordert werden können.
— Patiententransporte müssen durch einen öffentlichen oder privaten Transportdienst organisiert werden können.

6.1.11.4 ÖKTR

- Voraussetzung zur Durchführung der Hippotherapie ist der positive Abschluss des Hippotherapiekurses. Das Zertifikat wird vom Österr. Verband für Physiotherapie und dem Bundesfachverband für Fahren und Reiten unterzeichnet.
- Für die Sicherheit und die Durchführung der Hippotherapie ist die Therapeutin verantwortlich.
- Voraussetzung für eine sichere Durchführung sind ein geeignetes Therapiepferd und ein angelernter Pferdeführer (nicht unter 16 Jahren).
- Das Therapiepferd muss für die Therapie charakterlich geeignet und ausgebildet sein und einen für das Patientengut geeigneten Körperbau haben.
- Das Pferd muss gezäumt und mit einem Therapiegurt ausgestattet sein.
- Die Arbeit in einer Halle ist sehr zu empfehlen. Die Therapeutin kann auch das freie Gelände für ihre Arbeit nutzen, wenn sie einen therapeutischen Nutzen für ihren Patienten darin sieht. Das Therapiepferd muss an die Arbeit im Gelände gewöhnt sein.
- Der Therapeut muss während der gesamten Therapie in unmittelbarer Nähe seines Patienten sein, d. h., er muss seinen Patienten jederzeit angreifen können.
- Patienten, die man aus verschiedenen Gründen nicht mehr sichern kann (Größe, Gewicht u. a.) kann man für die Therapie ablehnen – diese Einschätzung obliegt dem Therapeuten.
- Die Therapie erfolgt ausschließlich nach ärztlicher Überweisung.
- Patienten müssen keinen Reiterhelm tragen (wird aber empfohlen).

6.2 Betriebswirtschaftlichen Überlegungen

Bei der Hippotherapie wird der Therapeut zum Unternehmer, der nicht von den vorgegebenen Preisen der gesetzlichen Krankenkassen lebt, sondern selbst in die Lage versetzt wird, die Preise für die eigene Leistungen errechnen zu dürfen und dies sollte er auch können.

Lohnt sich Hippotherapie aus wirtschaftlichen Gesichtspunkten nicht, dann wird man spätestens bei der nächsten Betriebsprüfung große Probleme mit dem Finanzamt bekommen. Das Finanzamt wird dann die Hippotherapie-Tätigkeit als „Liebhaberei" bewerten und somit die Ausgaben für die Hippotherapie dem Privatbereich zuordnen. Dies führt unter Umständen zu erheblichen Einkommenssteuernachforderungen.

Wie kann man also den Preis für eine Hippotherapieeinheit berechnen, damit mit der Hippotherapie Gewinne erzielt werden und Probleme mit dem Finanzamt vermieden werden können?

Grundsätzlich gilt: Gewinn wird erzielt, wenn der Ertrag höher ist als der Aufwand (Externes Rechnungswesen). Im internen Rechnungswesen spricht man auch von Erlös und Kosten. In der Buchführung spricht man von Einnahmen und Ausgaben.

Die Einnahmeseite und die Ausgabenseite sind die zwei Stellschrauben, an denen man drehen kann, um (mehr) Gewinn zu erzielen:
- Einnahmen erhöhen
- Kosten verringern

> Um mehr Gewinn zu erzielen, müssen entweder die Einnahmen erhöht oder die Kosten gesenkt werden!

6.2.1 Einnahmen

Die Summe der Einnahmen ist abhängig
- vom Einzelpreis und
- von der Anzahl der abgegebenen Behandlungseinheiten

Der Preis pro Behandlung ist sicher ein schwierig zu beeinflussender Faktor. Die Preisbildung ist abhängig von Angebot und Nachfrage, das heißt wie viele Therapeuten bieten in einem bestimmten Gebiet Hippotherapie an und wie viele potentielle Patienten gibt es.

Die Akzeptanz für einen bestimmten Preis ist individuell unterschiedlich. Wie viel ist ein Patient bereit, für die Leistung „Hippotherapie" zu bezahlen? Bis zu welchem Preis ist der Nutzen für den Patienten groß genug, damit er auch bereit ist, diesen Preis zu bezahlen?

Die Anzahl der möglichen Behandlungseinheiten kann mit einer guten Marketingstrategie gesteigert werden (▶ Abschn. 6.3).

6.2.2 **Kosten**

Betriebswirtschaftlich werden fixe Kosten und variable Kosten unterschieden.

Bei unserer Betrachtung heißt dies:

- Fixe Kosten sind die Kosten, die unabhängig von der Anzahl der abgegebenen Einheiten anfallen
- Variable Kosten sind die Kosten, die abhängig sind von der Anzahl der abgegebenen Leistungseinheiten

6.2.2.1 **Fixkosten**

Das Therapiepferd selbst ist der wichtigste Posten auf der Kostenseite, gefolgt von allen Kosten die mit diesem Therapiepferd direkt im Zusammenhang stehen.

Dies sind u. a. Stallkosten, Tierarzt, Tierhalterversicherung, Berufshaftpflichtversicherung mit Zusatz Hippotherapie und der Hufschmied.

Investitionen wie z. B. Sattel oder Rampe werden wie alle anderen Investitionsgüter in der Physiotherapiepraxis abgeschrieben. Wie die Abschreibung vorgenommen wird, muss mit dem Steuerberater besprochen werden.

> **Beispiel für die Fixkosten bei einem eigenen Pferd**
> 1 Pferd Anschaffungskosten - 7000,- € am 01.01.2010
> 1 Therapiesattel Anschaffung - 1500,- € am 01.01.2010
> Tierarzt - 300,- €
> Versicherung - 180,- €
> Stallkosten - 3000,- €
> Hufschmied - 200,- €
> Sonstiges - 600,- €

Da das Pferd als auch der Therapiesattel der Abschreibung unterliegt, aber aus der AfA-Tabelle keine konkreten Werte für die jeweilige Nutzungsdauer zu entnehmen sind, ist eine Rücksprache mit dem Steuerberater notwendig.

Nutzungsdauer beim Pferd von 7 Jahren und beim Therapiesattel von 5 Jahren wird von den Finanzämtern angenommen.

Das bedeutet, dass für unser Beispiel folgende Kosten angesetzt werden können:

- Pferdekosten - 1000,- €
- Therapiesattel - 300,- €

> ❯ Das bedeutet, dass pro Jahr Fixkosten in Höhe von 5580,- € entstehen.

6.2.2.2 **Variable Kosten**

Bei den variablen Kosten sind die Personalkosten für die Pferdeführer sowie für den/die Therapeuten zu beachten.

Die Kosten für die Pferdeführer werden in den Verträgen zwischen dem Pferdeführer und dem Hippotherapeuten festgelegt. Wenn der Praxisinhaber selber die Hippotherapie durchführt, so sind mindestens die Kosten anzusetzen, die der Praxisinhaber bei einer Tätigkeit in der Praxis erzielen würde. Führt ein angestellter Mitarbeiter die Hippotherapie, sind die Personalkosten pro Therapieeinheit anzusetzen.

> ❯ Annahme
> - Stundenumsatz des Therapeuten in der Praxis 40,00 €
> - Entgelt des Pferdeführers pro Patient 1,00 €
> - 5 Therapieeinheiten in zwei Stunden
> - Hippotherapie an 42 Wochen pro Jahr

Aus diesen Annahmen und den oben errechneten Fixkosten ergibt sich die folgende ◨ Tab. 6.1.

> ❯ Wichtig
> Merke: Hippotherapie muss wirtschaftlich sein.
> Dazu müssen betriebswirtschaftliche Berechnungen angestellt werden.
> Grundsätzlich gilt, je mehr Hippotherapie-Einheiten abgegeben werden, desto eher rechnet sich die Hippotherapie. Denn dann können die fixen Kosten (Kosten Pferd,

◨ **Tab. 6.1** Infrastruktur

E/Woche	E/Jahr	Kosten/Jahr	Kosten/E
1	42	6294	149,86 €
2	84	7008	83,43 €
3	126	7722	61,29 €
4	168	8436	50,21 €
5	210	9150	43,57 €
10	420	12.720	30,29 €
15	630	16.290	25,86 €
20	840	19.860	23,64 €
25	1050	23.430	22,31 €

Sattel, Tierarzt) auf mehr Behandlungseinheiten verteilt werden. Die variablen Kosten (Kosten für Therapeuten und Pferdeführer) steigen parallel mit den Therapieeinheiten.

6.3 Versicherungstechnische Aspekte

6.3.1 Versicherungsrecht in Deutschland

■ Definition „Haftpflicht"

Haftpflicht ist die Pflicht, einen anderen, dem durch eigenes Verhalten oder Unterlassen ein Schaden entstanden ist, durch Schadenersatz zu entschädigen (BGB § 823).

Gegen diesen gesetzlichen Haftpflichtanspruch, kann man sich mit dem Abschluss einer Haftpflichtversicherung versichern. Es werden private (Privathaftpflichtversicherung), berufliche (Berufshaftpflichtversicherung) und betriebliche (Betriebshaftpflichtversicherung) Haftpflichtversicherungen unterschieden. Für spezielle Lebensbereiche werden auch sehr spezifische Haftpflichtversicherungen angeboten (zum Beispiel Wassersporthaftpflichtversicherung oder Tierhalterhaftpflichtversicherung).

6.3.2 Berufshaftpflichtversicherung

Für freiberuflich tätige Physiotherapeuten wird für die Kassenzulassung in der Regel der Nachweis einer Berufshaftpflichtversicherung verlangt. Es müssen auch alle in der Praxis beschäftigten Mitarbeiter und die im Besitz befindlichen Geräte für die Berufsausübungen gemeldet werden. Für bestimmte Berufe ist eine Berufshaftpflichtversicherung gesetzlich vorgeschrieben. (Eine solche Pflichtversicherung ist zum Beispiel die Berufshaftpflichtversicherung für Rechtsanwälte und für Steuerberater).

6.3.3 Gefährdungshaftung

■ Definition der Gefährdungshaftung

Gefährdungshaftung (auch Erfolgshaftung) ist eine Haftung für Schäden, welche sich aus einer erlaubten Gefahr, zum Beispiel dem Betrieb einer gefährlichen Einrichtung, wie Personenkraftwagen oder dem Halten eines Pferdes oder Hundes ergeben. Im Unterschied zur Haftpflicht wegen unerlaubter Handlung kommt es auf die Widerrechtlichkeit einer Schuldnerhandlung nicht an. In Ermangelung eines deliktischen Verhaltens spielt auch das Verschulden des Schädigers keine Rolle für das Eintreten einer Haftung im Schadensfall. Der Begriff der Gefährdungshaftung spielt beim Halten von Pferden eine besondere Rolle. Die Eigenart der Gefährdungshaftung im Zusammenhang mit der Pferdehaltung ist, dass es auf ein Verschulden des Tierhalters nicht ankommt. Allein die Tatsache, dass ein solches Tier gehalten wird, begründet die Haftung für durch das Tier verursachte Schäden.

6.3.4 Tierhalterhaftpflichtversicherung

Als Tierhalterhaftung wird eine Spezialform der Gefährdungshaftung bezeichnet, nach der im Schuldrecht der Tierhalter grundsätzlich für die Schäden haftbar gemacht werden kann, die das Tier verursacht. Die Haftung nach § 833 Satz 1 BGB greift ausdrücklich auch ohne Verschulden des Tierhalters. Die Tierhaltereigenschaft definiert sich – unabhängig vom Eigentum – nach der Sachherrschaft über das Tier und einem eigenen Interesse an der Verwendung oder der Gesellschaft des Tieres.

Diese Gefährdungshaftung ist bedingt durch die spezifische Tiergefahr, die sich verwirklicht, wenn das Tier unberechenbar reagiert.

Eine Ausnahme von der Gefährdungshaftung besteht nur hinsichtlich von Nutztieren, die dem Unterhalt des Tierhalters zu dienen bestimmt sind und bei denen der Halter die Beaufsichtigung mit der erforderlichen Sorgfalt durchgeführt hat.

❯ Empfehlung

Gegen die finanziellen Folgen eines Schadensersatzanspruchs an den Tierhalter sollte unbedingt eine Tierhalterhaftpflichtversicherung abgeschlossen werden!

6.3.4.1 Nutztiere und Haustiere

Das Bürgerliche Gesetzbuch (BGB) formuliert die Haftung des Tierhalters in § 833 wie folgt:

> » „Wird durch ein Tier ein Mensch getötet oder der Körper oder die Gesundheit eines Menschen verletzt oder eine Sache beschädigt, so ist derjenige, welcher das Tier hält, verpflichtet, dem Verletzten den daraus entstandenen Schaden zu ersetzen. Die Ersatzpflicht tritt nicht ein, wenn der Schaden durch ein Haustier verursacht wird, das dem Berufe, der Erwerbstätigkeit oder dem Unterhalt des Tierhalters zu dienen bestimmt ist, und entweder der Tierhalter bei der Beaufsichtigung des Tieres die im Verkehr erforderliche Sorgfalt beobachtet oder der Schaden auch bei Anwendung dieser Sorgfalt entstanden sein würde."

Die verschuldensunabhängige Tierhalterhaftung gilt damit ausdrücklich nicht für Nutztiere. Doch welche Tiere sind Nutztiere? Laut Bundesgerichtshof (BGH) gibt es Tiere, die aus der Natur der Sache immer Nutztiere sind (z. B. Kühe oder Hühner). Ein Bauer, dem die Kuh aus dem Stall und vor ein Auto läuft, haftet nicht für den entstandenen Schaden, wenn er das Tier nachweislich ordnungsgemäß beaufsichtigt hat. Auch das Zirkuspferd darf sich andere Freiheiten leisten als das Pferd eines Privatreiters.

Neben reinen Nutztieren gibt es „potentiell doppelfunktionale" Tiere, die sowohl Nutz- als auch Haustier sein können (zum Beispiel Pferde oder Hunde). Hat ein Tier verschiedene Funktionen, von denen einige dem Erwerbsstreben, andere aber der Freizeitgestaltung zuzurechnen sind, kommt es auf den hauptsächlichen Zweck der Tierhaltung an (Urteil des BGH vom 03.05.2005, Aktenzeichen: VIZR 238/04).

Soll ein Hund eine Zeitungsausträgerin im Nebenerwerb bei ihrer Tätigkeit schützen, reicht das nicht aus, den Hund als Wachhund und damit als Nutztier anzuerkennen, um so der verschuldensunabhängigen Tierhalterhaftung zu entgehen. Ein Hund, der dagegen hauptsächlich zur Bewachung des Reiterhofes dient, kann vom Richter als Nutztier anerkannt werden.

6.3.4.2 Tierhalter

■ Definition des Begriffs „Tierhalter"

Der Bundesgerichtshof (BGH) bezeichnet als Tierhalter, „wer die Bestimmungsmacht über das Tier hat, aus eigenem Interesse für die Kosten des Tieres aufkommt, den allgemeinen Wert

und Nutzen des Tieres für sich in Anspruch nimmt und das Risiko seines Verlustes trägt".

Die Tierhaltereigenschaft ist damit nicht zwingend mit dem Eigentum an dem Tier verbunden. Tierhalter ist zum Beispiel auch der, dem ein Tier nur zugelaufen ist, der es aber über einen längeren Zeitraum hinweg füttert und unterbringt. Auch Minderjährige können Tierhalter sein.

6.3.4.3 Tierhüter

■ Haftung des Tierhüters

Nicht immer befindet sich ein Tier in der Hand des Eigentümers. Beispielsweise werden Hunde und Katzen oft während des Urlaubs bei Bekannten oder in Tierpensionen untergebracht, Pferde werden in Beritt gegeben oder vorübergehend einem anderen Reiter anvertraut. Es stellt sich hier die Frage, wer für Schäden, die das Tier während der „Betreuungszeit" verursacht verantwortlich ist. Der § 834 des Bürgerlichen Gesetzbuches (BGB) sieht hierfür eine „Haftung des Tieraufsehers" vor:

> „Wer für denjenigen, welcher ein Tier hält, die Führung der Aufsicht über das Tier durch Vertrag übernimmt, ist für den Schaden verantwortlich, den das Tier einem Dritten in der im § 833 bezeichneten Weise zufügt. Die Verantwortlichkeit tritt nicht ein, wenn er bei der Führung der Aufsicht die im Verkehr erforderliche Sorgfalt beobachtet oder wenn der Schaden auch bei Anwendung dieser Sorgfalt entstanden sein würde."

Grundlage für die Haftung des Tieraufsehers ist eine Vereinbarung zwischen Tierhalter und Tieraufseher, die rechtlich keiner Form bedarf, also nicht schriftlich abgefasst sein muss. Die Vertragspartner müssen sich aber darüber einig sein, dass der Tierhüter – für eine gewisse Zeit- die Verantwortung für das Tier tragen soll. Grundsätzlich empfiehlt sich jedoch die Schriftform bei solchen Vereinbarungen. Im Haftungsfall sind mündliche Vereinbarungen in der Regel schwer zu beweisen.

Fazit

Anders als der Tierhalter kann sich der Tierhüter durch einen „Entlastungsbeweis" von seiner Haftung befreien, auch wenn es sich bei dem Tier nicht um ein Nutztier handelt. Kann er also nachweisen, dass der Schaden, den das Tier verursacht hat, nicht darauf zurückzuführen ist, dass er bei der Beaufsichtigung des Tieres die im Verkehr erforderliche Sorgfalt nicht beachtet hat, wird er von seiner Haftung frei. Wer als „Tierhüter" etwa den Hund des Freundes ausführt oder ein Pferd im Auftrag des Tierhalters auf eine Koppel bringt, sollte sich wegen der gesetzlichen Haftung des Tierhüters zuvor stets beim Halter erkundigen, ob ein ausreichender Versicherungsschutz besteht.

6.3.4.4 Fremdreiterrisiko

Schwieriger ist die Lage beim Überlassen von Pferden an andere Reiter. Wer ab und zu Andere auf seinem Pferd reiten lässt, sollte darauf achten, dass in seiner Tierhalterhaftpflichtversicherung das Fremdreiterrisiko mitversichert ist. Einige Anbieter kommen aber nur für die Schäden an Dritten auf. Fällt der Fremdreiter vom Pferd und verletzt sich, geht er, bei solchen Versicherungsbedingungen, leer aus. Die abgeschlossenen Versicherungsbedingungen sollten genau geprüft werden, um sich vor allfälligen Schadensersatzansprüchen des Fremdreiters abzusichern.

6.3.4.5 Reitbeteiligungen

Da die Haltung eines Pferdes kostspielig ist, sind Reitbeteiligungen beliebt. Solange jemand nur regelmäßig den Stall ausmistet und dafür kostenlos reiten darf, wird er von den Versicherern meist als Fremdreiter anerkannt und ist abgesichert, wenn das Fremdreiterrisiko in der Versicherung eingeschlossen ist. Sobald er sich aber an den Kosten der Tierhaltung beteiligt und Rechte und Pflichten wie ein Halter hat, gilt er als „Mithalter" des Pferdes und sollte im Vertrag des Halters mit Namen genannt werden. Sonst läuft der Reitbeteiligte Gefahr, dass die Versicherung nicht zahlt und er selbst zur Kasse gebeten wird, wenn das Pferd unter seiner Obhut einen Schaden verursacht.

6.3.4.6 Tierhalterversicherung und Hippotherapie

In den üblichen Pferdehalterversicherungen ist in der Regel nur die private Nutzung der Pferde versichert. Die gewerbliche Nutzung ist meist explizit ausgeschlossen. Wenn das Pferd zur Durchführung der Hippotherapie genutzt wird muss das ausdrücklich im Versicherungsvertrag erwähnt sein. Ist die Nutzung des Pferdes für die Hippotherapie nicht im Vertrag erwähnt, besteht die Gefahr, dass die Versicherung den Ausgleich eines finanziellen Schadens ablehnen kann, weil für die Hippotherapie eine Bezahlung verlangt wurde und somit eine gewerbliche Nutzung vorliegt.

Fazit

Die Tierhalterhaftpflichtversicherung schützt den Tierhalter im Rahmen der vereinbarten Deckungssummen vor Schadensersatzansprüchen Dritter gegen ihn, die aufgrund seiner Tierhaltung entstehen können. Ein Tierhalter haftet im Schadensfall mit seinem gesamten Vermögen. Anspruchsgrundlage gegen den Tierhalter ist vor allem § 833 des Bürgerlichen Gesetzbuches, der besagt, dass ein Tierhalter für Schäden, die sein Tier anrichtet, haftbar gemacht werden kann.

Die Tierhalterhaftpflichtversicherung ist vor allem für Halter von größeren Tieren (z. B. Hunde oder Pferde) von Bedeutung, da kleinere Haustiere, wie Katzen oder Vogeltiere in der Privathaftpflichtversicherung, sofern der Kleintierhalter eine solche Versicherung besitzt, mit eingeschlossen sind. Die Tierhalterhaftpflichtversicherung für Pferdehalter ist freiwillig, nur zirka ein Drittel der etwa eine Million Pferde in Deutschland ist versichert.

6.3.5 Versicherungsrechtliche Grundlagen in anderen Ländern

Die privatrechtlichen Regelungen für die Haftung für Schäden, die durch Tiere verursacht werden, sind weitestgehend gleich wie in der Bundesrepublik Deutschland.

Es ist aber auch für Tierhalter in der Schweiz und Österreich dringend zu empfehlen, eine Tierhalterhaftpflichtversicherung abzuschließen, um allfällige Haftungsansprüche an den Tierhalter wenigstens finanziell abzusichern.

6.4 Rechtliche Grundlagen

6.4.1 Rechtliche Grundlagen in Deutschland für die Ausübung der Heilkunde

Der Begriff Heilkunde bezeichnet umgangssprachlich die Gesamtheit der menschlichen

Kenntnisse und Fähigkeiten über die Heilung von Krankheiten. Er wird teilweise als Synonym für Medizin benutzt. Teilweise, zum Beispiel als „alternative" Heilkunde, Volksheilkunde oder Erfahrungsheilkunde, auch zur Abgrenzung von der sogenannten Schulmedizin verwendet. Eine rechtlich relevante Definition von Heilkunde ergibt sich in Deutschland aus dem „Gesetz über die berufsmäßige Ausübung der Heilkunde ohne Bestallung (Heilpraktikergesetz)" vom 17. Februar 1939.

Es bestimmt in § 1

„Wer die Heilkunde, ohne als Arzt bestallt zu sein, ausüben will, bedarf dazu der Erlaubnis. Im Sinne dieses Gesetzes ist Heilkunde jede berufs- oder gewerbsmäßig vorgenommene Tätigkeit zur Feststellung, Heilung oder Linderung von Krankheiten, Leiden oder Körperschäden beim Menschen, auch wenn sie im Dienste von anderen ausgeübt wird".

Bei buchstäblicher Auslegung würden demnach der Bereich der professionell betriebenen Krankheitsvorsorge (Prophylaxe), kosmetisch motivierte chirurgische Eingriffe und viele Tätigkeiten der nichtärztlichen Heilberufe in Deutschland nicht unter „Heilkunde" fallen. Die Rechtsprechung hat jedoch gelegentlich eine weitergehende Auslegung des Begriffs Heilkunde vorgenommen.

6.4.2 Heil- und Hilfsmittel

- Definitionen

Heil- und Hilfsmittel werden zur Behandlung einer Krankheit eingesetzt und dabei überwiegend äußerlich angewandt, ohne Arzneimittel zu sein.

Heilmittel sind alle ärztlich verordneten Dienstleistungen, die einem Heilzweck dienen oder einen Heilerfolg sichern oder nur von entsprechend ausgebildeten Personen erbracht werden dürfen. Hierzu gehören insbesondere Maßnahmen der physiotherapeutischen und physikalischen Therapie sowie der Sprach- und Beschäftigungstherapie.

Fazit

Physiotherapie, Ergotherapie und damit auch die Hippotherapie, ist in Deutschland ein Heilmittel und muss von einem Arzt oder Heilpraktiker verordnet werden. Prophylaktische Behandlungen durch Physiotherapeuten können ohne Verordnung eines Arztes oder Heilpraktikers durchgeführt werden. Ein Problem ist aber die rechtliche Abgrenzung der Prophylaxe gegenüber einer Behandlung einer Krankheit, wenn es zu einer vermeintlichen Schädigung durch eine Behandlung ohne Verordnung kommt.

6.4.3 Bezahlung des Heilmittels „Hippotherapie"

Die Heilmittel-Richtlinien (HMR) vom 1. Juli 2001 wurden vom damaligen Bundesausschuss der Ärzte und Krankenkassen (jetzt „Gemeinsamer Bundesausschuss") auf der Rechtsgrundlage des § 92 Sozialgesetzbuch Fünftes Buch (SGB 5) erlassen und haben nach der ständigen Rechtsprechung des Bundessozialgerichtes wie alle Richtlinien des Ausschusses normativen Charakter, d. h. sie sind für die gesetzlichen Krankenkassen verbindlich und ebenso – soweit sie von der Ermächtigungsnorm gedeckt sind – auch für die Gerichte. Der Rechtsnormcharakter der Richtlinien wirft Fragen nach der Verfassungsmäßigkeit auf. Das Bundesverfassungsgericht hat diese Frage allerdings noch im einem Beschluss vom 6. Dezember 2005 (1 BvR 347/98) ausdrücklich offen gelassen.

Die HMR regeln die Versorgung der Versicherten mit Heilmitteln durch die Heilmittelerbringer, wie etwa Physiotherapeuten, Ergotherapeuten, Logopäden und Podologen. Vor allem aber regeln sie, welche Art Heilmittel in welchem Umfang und bei welchen Indikationen die gesetzlichen Krankenkassen ihren Versicherten schulden.

Ab dem 1. Juli 2004 gelten die neuen Heilmittelrichtlinien in einer überarbeiteten Version. Statt einzelner Diagnosen sind jetzt Diagnosegruppen benannt. Die Verordnung erfolgt auf Zuordnung einer Diagnose zu einer Diagnosegruppe und Auswahl des Heilmittels nach der Bestimmung von Leitsymptomatik und Therapieziel. Im Heilmittelkatalog sind jeder Leitsymptomatik (bezogen auf die Diagnosegruppe) die verordnungsfähigen Heilmittel und die maximale Verordnungsmenge (Gesamtverordnungsmenge im Regelfall) zugeordnet.

> ❯❯ Die Hippotherapie gehört in Deutschland derzeit nicht zu den verordnungsfähigen Heilmitteln der gesetzlichen Krankenkassen.

Physio- und ergotherapeutische Behandlungen in Deutschland sind jedoch ein Heilmittel und unterliegen damit auch im privaten Bereich der Verordnungspflicht durch einen Arzt oder Heilpraktiker. Für die Verordnungspflicht für ein Heilmittel ist es nicht entscheidend, ob das Heilmittel von einem Kostenträger oder privat bezahlt wird.

Von der Beihilfe (bei starker Spastik oder geistiger Behinderung), den Berufsgenossenschaften, den meisten Privatkassen sowie evtl. den Sozialämtern werden die Kosten für die Hippotherapie übernommen.

6.4.4 Eingeschränkte Heilpraktiker-Zulassung für Physiotherapeuten

Seit 2010 wird in einigen Landratsamtsbezirken in Deutschland eine sogenannte eingeschränkte Heilpraktiker-Zulassung für Physiotherapeuten erteilt. Diese soll ermöglichen, dass Physiotherapeuten ohne ärztliche Verordnung oder Heilpraktiker-Verordnung Behandlungen bei Patienten durchführen dürfen, wenn sie im Rahmen ihrer physiotherapeutischen Kenntnisse eine Behandlungsbedürftigkeit des Patienten erkennen.

Diese Zulassungsbedingungen werden sehr unterschiedlich ausgelegt. Derzeit ist völlig unklar, welche Art von Erkrankungen von Physiotherapeuten als von ihnen behandlungsbedürftig anerkannt werden dürfen. Eine Rechtsprechung zu vermeintlichen Behandlungsfehlern durch Physiotherapeuten, die eine solche eingeschränkte Heilpraktiker-Zulassung besitzen, existiert noch nicht.

Welche rechtlichen Auswirkungen es haben kann, wenn ein Physiotherapeut mit einer „Eingeschränkten Heilpraktiker-Zulassung" zum Beispiel internistische Begleiterkrankungen nicht berücksichtig, oder eine eventuell vorliegende Osteoporose bei langjährigen Rollstuhlpatienten

nicht in Betracht zieht, weil der Physiotherapeut sie nicht diagnostizieren kann, ist nicht geklärt.

6.4.5 Rechtliche Grundlagen in der Schweiz

Die Frage, ob ein Physiotherapeut in der Schweiz ohne ärztliche Verordnung behandeln darf ist je nach Kanton unterschiedlich geregelt.

6.4.6 Rechtliche Grundlagen in Österreich

Eine ärztliche Verordnung für die Behandlung von Pateinten durch Physiotherapeuten muss vorliegen. Die Behandlungen müssen schriftlich dokumentiert und aufbewahrt werden. Die Bezahlung einer ärztlich verordneten Behandlung mit Hippotherapie ist, je nach Bundesland, in Österreich unterschiedlich geregelt.

6.5 Marketing

6.5.1 Was ist Marketing?

Marketing wird sehr oft mit Werbung gleichgesetzt. Es ist aber nur ein Teilaspekt des Gesamtspektrums aller Marketing-Instrumente. Im Fachbegriff „Marketing" steckt das englische Wort Market = Markt. „Marketing" bezeichnet demzufolge jedes unternehmerische Handeln, das sich am Markt orientiert. Marketing ist ein wichtiges Instrument, um eine Dienstleistung, in diesem Fall die Hippotherapie, erfolgreich zu verkaufen.

Wichtig für eine richtige Marketing-Strategie sind unterschiedliche Punkte:

- Welche Ansprüche stellt der Markt an die Hippotherapie?
- Welche Wünsche haben die Kunden?
- Welche Preise sind die Kunden bereit, für die Hippotherapie zu bezahlen?
- Wer bietet im Umkreis ebenfalls Hippotherapie an?
- Welche rechtlichen Rahmenbedingungen sind im Werbegesetz vorgegeben?

Nachdem man herausgefunden hat, wie die Situation am Markt ist, können Ziele formuliert werden. Sie sollten kurz-, mittel- und langfristige Ziele formulieren.

Die Ziele sollen so formuliert werden, dass später auch der Erfolg kontrolliert werden kann.

Welche Marketingmaßnahmen müssen sie ergreifen, um diese Ziele zu erreichen?

Welches ist die Haupthürde, die zu nehmen ist, um diese Ziele zu erreichen? Wenn diese Haupthürde erkannt ist, dann können diese zum Dreh- und Angelpunkt der Marketing-Maßnahmen gemacht werden.

Des Weiteren stellt sich noch die Frage nach der Höhe des Marketing-Etats. Hierbei geht es um Werbung, Verkaufsförderung und Kommunikation mit Kunden. Alle denkbaren Aktivitäten haben eine „natürliche" Grenze: das Marketing-Budget. Eine Orientierungshilfe dafür kann ein bestimmter Prozentanteil des Umsatzes sein. Wichtig ist dabei, den Erfolg der Marketing-Maßnahmen zu messen.

6.5.2 Werbe-Verhalten gegenüber Kunden/Patienten

- Der Nutzen für den Kunden/Patienten muss in den Vordergrund gestellt werden. Man muss genau herausfinden, welches Ziel der Patient verfolgt. Möchte der Patient seine Spastik reduzieren, muss man mit genau dem Argument werben. Diesen Patienten interessieren in dem Moment nicht die vielen anderen wertvollen Wirkungsmöglichkeiten.
- Gegenüber Patienten darf nicht im Fachchinesisch argumentiert werden. Wenn die Ziele des Patienten klar sind, dann muss im gleichen/ähnlichen Vokabular erklärt werden, ob dieses Ziel mit der Hippotherapie erreicht werden kann. Konditionale wie „vielleicht", „ein bisschen" usw. sollten vermieden werden. Der Patient muss dort abgeholt werden, wo er sich sprachlich bzw. intellektuell befindet.
- Mit Bildern werben: „Ein Bild sagt mehr als 1000 Worte!".

6.5.3 Werbe-Möglichkeiten

- Internet ist heute eine wichtige, wenn nicht die wichtigste Plattform. Hier sind die Suchwörter wichtig, Bilder, Aktualität, die Website muss sich schnell aufbauen.
- Social Media wie Facebook und Instagram.
- Flyer sollten primär mit Bildern geschmückt sein. Der Text sollte kurz und nicht mit Fließtext geschrieben sein. Hier gilt, dass das Vokabular dem Zielpersonenkreis angepasst sein muss (Flyer für Ärzte dürfen/müssen Fachausdrücke und ggf. auch Studien beinhalten, Flyer für Patienten sollen allgemein verständlich formuliert sein).
- Mailings sind nicht teuer und sie erreichen gezielt einen bestimmten Personenkreis. Ideal, wenn man über eine große Patientendatei verfügt und diese nach Suchbegriffen selektieren kann, z. B. Pädiatrie, Neurologie, Multiple Sklerose …
- Zeitungsanzeigen sind recht teuer und nützen nur für einen Tag. Sie sprechen zwar eine große Personenmenge an, allerdings nach dem Gießkannenprinzip. Besser ist es, eine Zielgruppe gezielt zu bewerben.
- Kontakt zu Organisationen aufnehmen, z. B. Selbsthilfegruppen, Behindertenverbände, Schulen für Behinderte
- Gutscheine für Patienten anbieten, damit sie die Hippotherapie kennenlernen können(großzügig verteilen!)
- Patienten gezielt auf Hippotherapie ansprechen
- Schnuppertage anbieten
- Gründung eines Fördervereins mit gleichgesinnten (Patienten). Dieser kann viele Vorteile bieten, auch in werbetechnischer Hinsicht.

> **Wichtig**
> - Gezielt werben und dabei auf die Zielgruppe achten!
> - Mit Bildern werben!
> - Mit Nutzenargumentation in verständlicher Sprache werben!
> - Erkennen, welches Ziel der Patient hat!

» Der Wurm muss dem Fisch schmecken nicht dem Angler!

Serviceteil

Glossar

Transversalebene Teilt in einen kranialen und kaudalen Abschnitt, ist auf den Körper bezogen, in ihr finden Rotationen statt.
Besonderheiten: Scheitelebene, Standebene

Frontalebene Teilt in einen ventralen und dorsalen Abschnitt, ist auf den Körper bezogen, in ihr finden Abduktion/Adduktion/Lateralflexion statt.

Sagittalebene Teilt in einen rechtslateralen und linkslateralen Abschnitt, ist auf den Körper bezogen, in ihr finden Flexion/Extension statt.
Besonderheit: Symmetrieebene = mittlere Sagittalebene

Horizontale(bene) Auf den Raum bezogene Ebene, parallel zum Boden
In der Horizontalen befinden sich die Transversalebene, wenn ein Mensch steht, die Frontalebene bei Bauch- oder Rückenlage und die Sagittalebene bei Seitlage.

Vertikale(bene) Auf den Raum bezogene Ebene senkrecht zur Horizontalen

Frontotransversaler Thoraxdurchmesser Schnittlinie der mittleren Frontalebene und der Transversalebene in Höhe des 7. Brustwirbels

Sagittotransversaler Thoraxdurchmesser Schnittlinie der Symmetrieebene und der Transversalebene in Höhe des 7. Brustwirbels

Beckenlängsachse Mittlere Frontalebene und Symmetrieebene des Körperabschnitts Becken

Scheitelpunkt Schnittpunkt zwischen Symmetrieebene, mittlerer Frontalebene und Scheitelebene

funktionelle Körperabschnitte Der menschliche Körper ist in 5 funktionelle Körperabschnitte eingeteilt, die jeweils in Bezug auf Haltung und Bewegung eine Einheit bilden.

Distanzpunkt Derjenige Punkt an Hebeln oder Zeigern, der am weitesten von der Bewegungsachse entfernt ist und somit die größten Bewegungsausschläge zeigt. Er dient dem Beobachten, Beschreiben, Instruieren und Wahrnehmen von Bewegung.

Körperlängsachse Schnittpunkt zwischen Symmetrieebene und mittlerer Frontalebene. Sie geht durch Körpermittelpunkt und Scheitelpunkt. Sie ist eine

virtuelle Achse und verläuft in enger Beziehung zur Wirbelsäule. Sie existiert nur, wenn die Körperabschnitte Becken, Brustkorb und Kopf eingeordnet sind.

Parkierfunktion Aktivitätszustand, in dem ein Körperabschnitt oder ein Teil davon mit einer Unterlage Kontakt hat und auf diese nur mit seinem Eigengewicht Druck ausübt

Stützfunktion Aktivitätszustand, der besteht, wenn ein Extremitätenabschnitt mit einer Unterlage Kontakt hat und auf diese mehr Druck ausübt, als seinem Eigengewicht entspricht

potentielle Bewegungsbereitschaft bzw. Beweglichkeit Leichte Ansprechbarkeit der Muskeln im Sinne einer Veränderung der Gelenkstellungen innerhalb des Körpers

Selektivität Kleine, differenzierte, durch Gegenaktivität begrenzte Bewegung bzw. isolierte Bewegung in einem Drehpunkt

Weiterlaufende Bewegung Fortsetzen eines Bewegungsimpulses durch Bewegungsausschläge in benachbarten Gelenken zur Verwirklichung einer gerichteten Bewegung

aktive Widerlagerung Begrenzung einer weiterlaufenden Bewegung durch Gegenaktivität oder Gegenbewegung

Gesicherte Ebenen Bewegungen in diesen Ebenen sind durch Kontaktflächen gut abgesichert

Primärbewegung Initialbewegung, die zu einem Bewegungsablauf führt, in den mehrere Bewegungsniveaus einbezogen werden können. Wird in der Hippotherapie vom Pferd eingeleitet und überträgt sich weiterlaufend auf den Patienten

Reaktion Automatische Antwort des Körpers auf eine Bewegung oder Gewichtsverschiebung. In der Hippotherapie das automatische Einsetzen von Gleichgewichtsreaktionen als Antwort auf die Primärbewegung des Pferdes.

Brustkorb stabile In der Hippotherapie die Fähigkeit des Körperabschnitts Brustkorb, bei Bewegung der angrenzenden Körperabschnitte Becken und Arme als zentraler stabiler Punkt zu wirken.

Becken mobile Fähigkeit, das Becken rhythmisch und selektiv in den Hüft- und Lendenwirbelgelenken zu bewegen bei dynamisch stabilisiertem KA Brustkorb

Sachverzeichnis

Printed in the United States
By Bookmasters